# 《金匮要略》表解

白长川　闫若庸　主编

中国中医药出版社
·北　京·

图书在版编目（CIP）数据

《金匮要略》表解／白长川，闫若庸主编 . —北京：中国中医药出版社，2017. 1
（2017. 9 重印）

ISBN 978 – 7 – 5132 – 3736 – 9

Ⅰ . ①金…　Ⅱ . ①白…　②闫…　Ⅲ . ①《金匮要略方论》– 研究
Ⅳ . ①R222. 39

中国版本图书馆 CIP 数据核字（2016）第 260904 号

**中国中医药出版社出版**
北京市朝阳区北三环东路 28 号易亨大厦 16 层
邮政编码　100013
传真　010 64405750
河北新华第二印刷有限责任公司印刷
各地新华书店经销

开本 710×1000　1/16　印张 17　字数 314 千字
2017 年 1 月第 1 版　2017 年 9 月第 2 次印刷
书　号　ISBN 978 – 7 – 5132 – 3736 – 9

定价　49. 00 元
网址　www. cptcm. com

**社长热线　010 64405720**
**购书热线　010 64065415　010 64065413**
**微信服务号　zgzyycbs**

**书店网址　csln. net/qksd/**
**官方微博　http：//e. weibo. com/cptcm**

**淘宝天猫网址　http：//zgzyycbs. tmall. com**

本书由大连市人民政府资助出版

The published book is sponsored by the Dalian Municipal Government

# 金匮要略表解

槐卿軍署

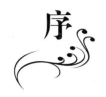

# 序

　　《金匮要略》一书，汉张仲景所著，尊称方书之祖，治杂病之宗。原书散佚，形迹漫漶。迨至北宋，翰林学士王洙拾得残卷，儒臣林亿等删减校订，题名曰《金匮要略方论》，简称《金匮要略》。书中含内、外、妇、儿诸科，合二百六十二方，文辞古朴，义理深奥，若非才高识妙，实难彻悟。

　　白氏长川，聪颖仁孝，少慕医道，熟谙经典，仲景之学，了然于胸，经方之用，融会贯通。业医五十余载，活人无数。自虑医圣之论，妙通造化，证治明白，若用心不专，恐难得端绪，贻害众生。遂将研习《金匮》所悟、经方临证所得，编辑成册，名曰《〈金匮要略〉表解》，以启后学。

　　《〈金匮要略〉表解》凡十万余言，分五个章节，以病名脉证、病因病机为纲，辨证分类、证治方药为目，将庞杂之原文剥茧抽丝，提纲挈领，而达纵横有序，由博返约，使同道者能执简驭繁，洞悉要旨，以助消泳迓和，拯救疾苦之用。诚功德无量也。

　　书成，白君索序于余，业缘所造，欣然受之。

　　泚笔以记事。

首届国医大师

原河南中医学院院长、教授　李振华

丙申金秋良月于郑州

# 前言

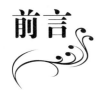

　　《金匮要略》是《伤寒杂病论》的"杂病"部分，论述了内科、外科、妇产科等常见病的辨证论治。开创了辨病与辨证相结合、理法方药完整一体的临床思维模式。后人奉为"医方之祖"，尊仲景为"医圣"。但因成书年代久远，战乱散佚，文古词奥，给后学者带来了诸多困难。我等学习运用仲景学说数十年，也颇感登堂而难以入室。为此，采取归纳类比之方法，曾在 1996 年与关庆增教授，以提纲挈领的表格形式编写出版了《伤寒论纲要》，反响极好。普遍认为该书便于对比记忆，可达事半功倍之效。嗣后，以同样的体例，辛勤笔耕《〈金匮要略〉表解》，几易其稿，二十年终于磨成一剑。

　　目前"读经典，做临床"已蔚然成风，但如何快速提高背记之功，而达到熟谙经典、指导临床之境界，本书可谓"书山一捷径，学海一快舟"。全书共分五个章节：第一章为证治提纲，纵向对原著前二十二篇内容，以提纲、辨证、证治顺序进行列表归纳；第二章至第四章则是横向地以表格形式进行类证鉴别、类方鉴别、症状鉴别；第五章为方药使用、方药用量、方剂煎服法等方面的统计、归类，使原著纷繁的内容条理化、简单化，纲目纵横有序，结构逻辑清晰。条分缕析，跃然纸上，一目了然，记忆心中。化抽象为形象，变"阅读"为"悦读"。

　　本书的原文《金匮要略译释》是以明代赵开美复刻的宋朝林亿校订本为底本，并参考其他刊本补入相关条文，故将赵开美复刻本附于表解之后，以便检索查对。

我们由衷地希望本书能为初学者提供入门的向导；为深造者提供由博返约的阶梯；为临床医生奉献一本实用手册或案头书。但毕竟才学疏漏，不当之处在所难免，诚请广大读者不吝指正。

本书敬请国医大师李振华教授作序，并得到中国中医药出版社和大连市政府的关心及支持，在此一并致谢。

编者

2016 年 11 月

# 目录

## 第一章　证治提纲

脏腑经络先后病脉证第一　　　　　　　　　　　　　　　1

痉湿暍病脉证第二　　　　　　　　　　　　　　　　　　4

百合狐惑阴阳毒病证治第三　　　　　　　　　　　　　　7

疟病脉证并治第四　　　　　　　　　　　　　　　　　　10

中风历节病脉证并治第五　　　　　　　　　　　　　　　12

血痹虚劳病脉证并治第六　　　　　　　　　　　　　　　14

肺痿肺痈咳嗽上气病脉证治第七　　　　　　　　　　　　17

奔豚气病脉证治第八　　　　　　　　　　　　　　　　　20

胸痹心痛短气病脉证治第九　　　　　　　　　　　　　　21

腹满寒疝宿食病脉证治第十　　　　　　　　　　　　　　22

五脏风寒积聚病脉证并治第十一　　　　　　　　　　　　25

痰饮咳嗽病脉证并治第十二　　　　　　　　　　　　　　29

消渴小便不利淋病脉证并治第十三　　　　　　　　　　　33

水气病脉证并治第十四　　　　　　　　　　　　　　　　35

黄疸病脉证并治第十五　　　　　　　　　　　　　　　　40

惊悸吐衄下血胸满瘀血病脉证治第十六　　　　　　　　　43

呕吐哕下利病脉证治第十七                                                           44

疮痈肠痈浸淫病脉证并治第十八                                                       50

趺蹶手指臂肿转筋阴狐疝蛔虫病脉证治第十九                                           51

妇人妊娠病脉证并治第二十                                                           52

妇人产后病脉证并治第二十一                                                         53

妇人杂病脉证并治第二十二                                                           55

## 第二章　类证鉴别

柔痉、刚痉鉴别表                                                                   59

麻黄加术汤证、麻黄杏仁薏苡甘草汤证鉴别表                                           59

阳毒、阴毒鉴别表                                                                   60

桂枝芍药知母汤证、乌头汤证鉴别表                                                   60

酸枣仁汤证、栀子豉汤证鉴别表                                                       60

射干麻黄汤证、厚朴麻黄汤证、越婢加半夏汤证、小青龙加石膏汤证
　　鉴别表                                                                         61

大青龙汤证、小青龙加石膏汤证鉴别表                                                 62

小青龙汤证、苓甘五味姜辛汤证鉴别表                                                 62

桂苓五味甘草汤证、苓甘五味姜辛半夏汤证鉴别表                                       62

肝气奔豚、肾气奔豚鉴别表                                                           63

五苓散证、苓桂甘枣汤证鉴别表                                                       63

枳实薤白桂枝汤证、桂枝生姜枳实汤证鉴别表                                           64

栝蒌薤白半夏汤证、葶苈大枣泻肺汤证、皂荚丸证鉴别表                                 64

栝蒌薤白半夏汤证、乌头赤石脂丸证鉴别表                                             64

附子粳米汤证、大建中汤证鉴别表                                                     65

大乌头煎证、乌头桂枝汤证、当归生姜羊肉汤证鉴别表                                   65

小半夏汤证、小半夏加茯苓汤证鉴别表                                                 66

五苓散证、猪苓汤证鉴别表　　　　　　　　　　　　66

苓桂术甘汤证、泽泻汤证鉴别表　　　　　　　　　　66

五苓散证、栝蒌瞿麦丸证鉴别表　　　　　　　　　　67

血分证与水分证鉴别表　　　　　　　　　　　　　　67

防己黄芪汤证、越婢汤证鉴别表　　　　　　　　　　68

防己黄芪汤证、防己茯苓汤证鉴别表　　　　　　　　68

越婢加术汤证、甘草麻黄汤证鉴别表　　　　　　　　68

枳术汤证、桂枝去芍药加麻辛附子汤证鉴别表　　　　69

茵陈蒿汤证、栀子大黄汤证鉴别表　　　　　　　　　69

半夏麻黄丸证、小半夏加茯苓汤证鉴别表　　　　　　69

黄土汤证、赤小豆当归散证鉴别表　　　　　　　　　70

柏叶汤证、泻心汤证鉴别表　　　　　　　　　　　　70

小半夏汤证、生姜半夏汤证、半夏干姜散证鉴别表　　70

吴茱萸汤证、半夏干姜散证鉴别表　　　　　　　　　71

黄芩加半夏生姜汤证、半夏泻心汤证鉴别表　　　　　71

大半夏汤证、大黄甘草汤证、茯苓泽泻汤证鉴别表　　71

五苓散证、茯苓泽泻汤证鉴别表　　　　　　　　　　72

桃花汤证、白头翁汤证鉴别表　　　　　　　　　　　72

大黄牡丹汤证、薏苡附子败酱散证鉴别表　　　　　　73

附子汤证、当归芍药散证鉴别表　　　　　　　　　　73

当归生姜羊肉汤证、枳实芍药散证、下瘀血汤证鉴别表　73

土瓜根散证、抵当汤证鉴别表　　　　　　　　　　　74

当归芍药散证、当归生姜羊肉汤证鉴别表　　　　　　74

抵当汤证、大黄甘遂汤证鉴别表　　　　　　　　　　75

## 第三章　类方鉴别

桂枝汤、小建中汤                                          76

桂枝汤、桂枝加桂汤                                        76

桂枝加桂汤、苓桂甘枣汤                                    77

苓桂甘枣汤、苓桂术甘汤、桂苓五味甘草汤                    77

苓桂术甘汤、干姜甘草茯苓白术汤                            78

干姜甘草茯苓白术汤、人参汤、甘草干姜汤                    78

栝蒌桂枝汤、葛根汤                                        79

麻黄加术汤、麻黄杏仁薏苡甘草汤                            79

风湿三方                                                  80

桂枝附子汤、麻黄附子汤、桂枝去芍药加麻黄细辛附子汤        80

桂枝加龙骨牡蛎汤、桂枝去芍药加蜀漆牡蛎龙骨救逆汤          81

黄芪芍药桂枝苦酒汤、桂枝加黄芪汤                          81

黄芪建中汤、黄芪桂枝五物汤、桂枝加黄芪汤                  82

小柴胡汤、大柴胡汤、黄芩加半夏生姜汤                      83

半夏泻心汤、甘草泻心汤                                    83

大承气汤、小承气汤                                        84

治实热腹痛四方                                            84

厚朴三物汤、厚朴大黄汤、小承气汤                          85

治百合病诸方                                              85

栝蒌薤白白酒汤、栝蒌薤白半夏汤、枳实薤白桂枝汤            87

橘枳姜汤、桂枝生姜枳实汤                                  87

大建中汤、干姜人参半夏丸、人参汤                          88

当归芍药散、当归散                                        88

五苓散、茯苓泽泻汤                                        89

五苓散、猪苓汤、猪苓散                                    89

橘皮汤、橘皮竹茹汤　　　　　　　　　　　　　　　90

四逆汤、通脉四逆汤　　　　　　　　　　　　　　　90

防己黄芪汤、防己茯苓汤　　　　　　　　　　　　　91

薏苡附子散、薏苡附子败酱散　　　　　　　　　　　91

大黄牡丹汤、抵当汤、下瘀血汤、大黄䗪虫丸　　　92

半夏汤类方　　　　　　　　　　　　　　　　　　　93

干姜甘草茯苓白术汤、苓甘五味姜辛汤　　　　　　94

支饮变证五方　　　　　　　　　　　　　　　　　　94

越婢汤、甘草麻黄汤　　　　　　　　　　　　　　　95

越婢汤、越婢加白术汤、越婢加半夏汤　　　　　　96

厚朴麻黄汤、小青龙加石膏汤　　　　　　　　　　　96

越婢加半夏汤、大青龙汤　　　　　　　　　　　　　97

射干麻黄汤、小青龙汤、苓甘五味姜辛汤　　　　　98

栀子大黄汤、茵陈蒿汤、大黄硝石汤　　　　　　　98

栀子大黄汤、栀子豉汤　　　　　　　　　　　　　　99

乌头类方　　　　　　　　　　　　　　　　　　　　99


第四章　症状鉴别

大便坚鉴别表　　　　　　　　　　　　　　　　　　101

烦躁鉴别表　　　　　　　　　　　　　　　　　　　102

不得眠（不得卧）鉴别表　　　　　　　　　　　　104

不欲（能）食鉴别表　　　　　　　　　　　　　　105

短气鉴别表　　　　　　　　　　　　　　　　　　　106

恶风（恶寒）鉴别表　　　　　　　　　　　　　　108

发热鉴别表　　　　　　　　　　　　　　　　　　　109

汗出鉴别表　　　　　　　　　　　　　　　　　　　113

哕（呃逆）鉴别表      115

厥逆鉴别表      115

咳喘鉴别表      117

口（咽）干燥鉴别表      119

上气（气上冲胸）鉴别表      120

身重鉴别表      121

失血鉴别表      122

咽痛鉴别表      123

腰痛鉴别表      124

身痛鉴别表      124

腹痛鉴别表      126

胁痛鉴别表      127

心胸痛鉴别表      128

头痛鉴别表      129

心下痞满鉴别表      129

心悸鉴别表      130

腹满鉴别表      131

谵语鉴别表      132

口渴鉴别表      133

呕吐鉴别表      134

发黄鉴别表      136

下利鉴别表      137

小便不利鉴别表      139

眩晕鉴别表      141

## 第五章　《金匮要略》方药物使用及方剂煎服法

一、药物及其出现次数表　　　　　　　　　　　　　　143

二、方剂煎服法　　　　　　　　　　　　　　　　　175

## 附　明代赵开美复刻本《金匮要略》原文

脏腑经络先后病脉证第一　　　　　　　　　　　　197

痉湿暍病脉证第二　　　　　　　　　　　　　　　198

百合狐惑阴阳毒病证治第三　　　　　　　　　　　201

疟病脉证并治第四　　　　　　　　　　　　　　　204

中风历节病脉证并治第五　　　　　　　　　　　　205

血痹虚劳病脉证并治第六　　　　　　　　　　　　207

肺痿肺痈咳嗽上气病脉证治第七　　　　　　　　　210

奔豚气病脉证治第八　　　　　　　　　　　　　　212

胸痹心痛短气病脉证治第九　　　　　　　　　　　213

腹满寒疝宿食病脉证治第十　　　　　　　　　　　215

五脏风寒积聚病脉证并治第十一　　　　　　　　　218

痰饮咳嗽病脉证并治第十二　　　　　　　　　　　219

消渴小便不利淋病脉证并治第十三　　　　　　　　223

水气病脉证并治第十四　　　　　　　　　　　　　224

黄疸病脉证并治第十五　　　　　　　　　　　　　228

惊悸吐衄下血胸满瘀血病脉证治第十六　　　　　　230

呕吐哕下利病脉证治第十七　　　　　　　　　　　231

疮痈肠痈浸淫病脉证并治第十八　　　　　　　　　235

趺蹶手指臂肿转筋阴狐疝蛔虫病脉证治第十九　　　236

妇人妊娠病脉证并治第二十　　　　　　　　　　　237

妇人产后病脉证并治第二十一　　　　　　　　　　　239

妇人杂病脉证并治第二十二　　　　　　　　　　　　241

杂疗方第二十三　　　　　　　　　　　　　　　　　243

禽兽鱼虫禁忌并治第二十四　　　　　　　　　　　　246

果实菜谷禁忌并治第二十五　　　　　　　　　　　　250

**参考文献**　　　　　　　　　　　　　　　　　　　254

# 第一章　证治提纲

## 脏腑经络先后病脉证第一

### （一）整体辨证与防患未然

| 分类 | 原文 |
|---|---|
| 天人合一 | 夫人禀五常，因风气而生长，风气虽能生万物，亦能害万物。如水能浮舟，亦能覆舟。若五脏元真通畅，人即安和（2） |
| 天人不合 | 客气邪风，中人多死（2） |
| 未病养慎 | 若人能养慎，不令邪风干忤经络……更能无犯王法、禽兽灾伤，房室勿令竭乏，服食节其冷、热、苦、酸、辛、甘，不遗形体有衰，病则无由入其腠理。腠者，是三焦通会元真之处，为血气所注；理者，是皮肤脏腑之纹理也（2） |
| 已病防传 | 问曰：上工治未病，何也？师曰：夫治未病者，见肝之病，知肝传脾，当先实脾。四季脾王不受邪，即勿补之。中工不晓相传，见肝之病，不解实脾，惟治肝也。夫肝之病，补用酸，助用焦苦，益用甘味之药调之。酸入肝，焦苦入心，甘入脾。脾能伤肾，肾气微弱，则水不行；水不行，则心火气盛；心火气盛，则伤肺；肺被伤，则金气不行；金气不行，则肝气盛，则肝自愈。此治肝补脾之要妙也。肝虚则用此法，实则不在用之（1） |
| 已病早治 | 适中经络，未流传脏腑，即医治之，四肢才觉重滞，即导引、吐纳、针灸、膏摩，勿令九窍闭塞（2） |

### （二）病因病机辨证

| 分类 | | 原文 |
|---|---|---|
| 病因归类 | 发病原因 | 千般疢难，不越三条：一者，经络受邪，入脏腑，为内所因也；二者，四肢九窍，血脉相传，壅塞不通，为外皮肤所中也；三者，房室、金刃、虫兽所伤，以此详之，病由都尽（2） |

续表

| | 分类 | 原文 |
|---|---|---|
| | 反常气候 | 问曰：有未至而至，有至而不至，有至而不去，有至而太过，何谓也？师曰：冬至之后，甲子夜半少阳起，少阳之时，阳始生，天得温和。以未得甲子，天因温和，此为未至而至也；以得甲子，而天未温和，此为至而不至也；以得甲子，而天大寒不解，此为至而不去也；以得甲子，而天温如盛夏五六月时，此为至而太过也（8） |
| | 五邪中人 | 清邪居上，浊邪居下，大邪中表，小邪中里，馨饪之邪，从口入者，宿食也。五邪中人，各有法度，风中于前，寒中于暮，湿伤于下，雾伤于上，风令脉浮，寒令脉急，雾伤皮腠，湿流关节，食伤脾胃，极寒伤经，极热伤络（13） |
| 病机 | 阴阳偏盛 | 问曰：经云："厥阳独行"，何谓也？师曰：此为有阳无阴，故称厥阳（10） |

（三）脏腑经络病位辨证

| | 分类 | 原文 |
|---|---|---|
| 病在经络 | 阳病 | 问曰：阳病十八，何谓也？师曰：头痛，项、腰、脊、臂、脚掣痛（13） |
| | 阴病 | 阴病十八，何谓也？师曰：咳，上气，喘，哕，咽，肠鸣胀满，心痛拘急（13） |
| 病在脏腑 | 五脏 | 五脏病各有十八，合为九十病（13） |
| | 六腑 | 人又有六微，微有十八病，合为一百八病，五劳、七伤、六极、妇人三十六病，不在其中（13） |

（四）四诊

| | 分类 | 原文 |
|---|---|---|
| 望诊 | 鼻头色 | 问曰：病人有气色见于面部，愿闻其说。师曰：鼻头色青，腹中痛，苦冷者死—云腹中冷，苦痛者死；鼻头色微黑色，有水气（3） |
| | 目色 | 其目正圆者痉，不治（3） |
| | 面色 | 色黄者，胸上有寒；色白者，亡血也。设微赤非时者死。又色青为痛，色黑为劳，色赤为风，色黄者便难，色鲜明者有留饮（3） |

续表

| 分类 | | 原文 |
|---|---|---|
| 闻诊 | 闻语声 | 师曰：病人语声寂寂然，喜惊呼者，骨节间病；语声喑喑然不彻者，心膈间病；语声啾啾然细而长者，头中病一作痛（4） |
| | 察呼吸望形态 | 师曰：息摇肩者，心中坚；息引胸中上气者，咳；息张口短气者，肺痿唾沫（5）<br>师曰：吸而微数，其病在中焦，实也，当下之即愈，虚者不治。在上焦者，其吸促；在下焦者，其吸远，此皆难治。呼吸动摇振振者，不治（6） |
| 问诊 | 病人喜恶 | 师曰：五脏病各有所得者愈；五脏病各有所恶，各随其所不喜者为病。病者素不应食，而反暴思之，必发热也（16） |
| 切诊 | 同脉异治 | 师曰：病人脉浮者在前，其病在表；浮者在后，其病在里。腰痛背强不能行，必短气而极也（9） |
| | 色脉合参 | 师曰：寸口脉动者，因其王时而动。假令肝王色青，四时各随其色。肝色青而反色白，非其时色脉，皆当病（7） |
| | 脉症合参 | 问曰：寸脉沉大而滑，沉则为实，滑则为气；实气相搏……此为卒厥，何谓也？师曰：唇口青，身冷，为入脏，即死；如身和，汗自出，为入腑，即愈（11） |

## （五）治则

| 分类 | | 原文 |
|---|---|---|
| 治疗总则 | | 经曰："虚虚实实，补不足，损有余"，是其义也。余脏准此（1） |
| 辨证论治 | | 夫诸病在脏，欲攻之，当随其所得而攻之。如渴者，与猪苓汤，余皆仿此（17） |
| 标本缓急 | 表里同病 | 问曰：病有急当救里、救表者，何谓也？师曰：病，医下之，续得下利清谷不止，身体疼痛者，急当救里；后身体疼痛，清便自调者，急当救表也（14） |
| | 新久同病 | 夫病痼疾，加以卒病，当先治其卒病，后乃治其痼疾也（15） |

## （六）预后

| 预后 | 问曰：脉脱入脏即死，入腑即愈，何谓也？师曰：非为一病，百病皆然。譬如浸淫疮，从口起流向四肢者，可治；从四肢流来入口者，不可治；病在外者，可治；入里者，即死（12） |
|---|---|

# 痉湿暍病脉证第二

## 痉 病

### （一）提纲

| 分类 | 原文 |
|------|------|
| 脉症 | 身热足寒，颈项强急，恶寒，时头热，面赤目赤，独头动摇，卒口噤，背反张（7）<br>夫痉脉，按之紧如弦，直上下行（9） |
| 病因病机 | 外感风寒，邪阻经络，筋脉失养 |
| 病位 | 太阳、阳明筋脉 |
| 治则 | 祛邪兼顾津液 |
| 误治成痉 | 太阳病，发汗太多，因致痉（4）<br>夫风病下之则痉，复发汗，必拘急（5）<br>疮家，虽身疼痛，不可发汗，汗出则痉（6） |
| 预后 | 若发其汗者，寒湿相得，其表益虚，即恶寒甚，发其汗已，其脉如蛇（7）<br>暴腹胀大者，为欲解，脉如故；反伏弦者，痉（8）<br>太阳病，发热，脉沉而细者，名曰痉，为难治（3）<br>痉病有灸疮，难治（10） |
| 治禁 | 大汗 |

| 辨证分型 | 外寒证 | 刚痉 | 太阳病，发热无汗，反恶寒者，名曰刚痉（1） |
|------|------|------|------|
| | | 柔痉 | 太阳病，发热汗出，而不恶寒，名曰柔痉（2） |
| | 里热证 | | 胸满口噤，卧不着席，脚挛急，必齘齿（13） |

### （二）证治

| 分类 | | 性质 | 脉症 | 病机 | 治则 | 方药 |
|------|------|------|------|------|------|------|
| 表证 | 刚痉 | 太阳表实证（无汗）＋痉病症状 | 太阳病，无汗而小便反少，气上冲胸，口噤不得语，欲作刚痉（12） | 寒邪束表，营、卫、三焦之气郁闭，邪阻阳明经脉 | 发汗解肌，生津舒脉 | 葛根汤：桂枝汤加葛根、麻黄 |
| | 柔痉 | 太阳表虚证（有汗）＋痉病症状 | 太阳病，其证备，身体强，几几然，脉反沉迟（11） | 感受风邪，邪阻经脉，又汗出津伤，筋脉失养 | 解肌祛邪，生津止痉 | 栝蒌桂枝汤：桂枝汤加栝蒌根 |

续表

| 分类 | 性质 | 脉症 | 病机 | 治则 | 方药 |
|---|---|---|---|---|---|
| 里证 | 阳明里热证 | 痉为病，胸满口噤，卧不着席，脚挛急，必龂齿（13） | 外邪传入阳明，阳明热盛耗津，筋脉失养 | 通腑泄热，急下存阴 | 大承气汤：大黄、厚朴、芒硝、枳实 |

# 湿 病

## （一）提纲

| 脉症 | 一身尽疼痛，发热，脉浮 | |
|---|---|---|
| 病因 | 此病伤于汗出当风，或久伤取冷所致也 | （18） |
| 病机 | 风湿相搏 | （21） |
| 治则 | 若治风湿者，发其汗，但微微似欲出汗者，风湿俱去也 | |
| 误治变证及预后 | 若下之早则哕，或胸满，小便不利，舌上如胎者，以丹田有热，胸上有寒，渴欲得饮而不能饮，则口燥烦也 | （16） |
| | 法当汗出而解，值天阴雨不止，医云：此可发汗，汗之病不愈者，何也？盖发其汗，汗大出者，但风气去，湿气在，是故不愈也 | （18） |
| | 湿家下之，额上汗出，微喘，小便利者死；若下利不止者，亦死 | （17） |
| 治禁 | 大汗、火攻和下法 | |

## （二）表里辨证

| 分类 | | 脉症 | 病机 | 治则 | 原文 |
|---|---|---|---|---|---|
| 表湿 | 风湿 | 风湿相搏，一身尽疼痛 | 风湿犯表，卫阳痹阻 | 微微发汗 | （18） |
| | 寒湿 | 湿家，其人但头汗出，背强，欲得被复向火 | 寒湿居表 | 散寒除湿 | （16） |
| 里湿 | | 太阳病，关节疼痛而烦，脉沉而细者，此名湿痹。湿痹之候，小便不利，大便反快 | 湿入关节，内合于脾，内外合邪 | 利其小便 | （14） |
| 表里湿病 | | 湿家之为病，一身尽疼，发热，身色如熏黄也 | 表里湿热 | 利湿退黄 | （15） |

（三）证治

| 分类 | 脉症 | 病机 | | 治则 | 方药 | 原文 |
|---|---|---|---|---|---|---|
| 头中寒湿 | 身疼发热，面黄而喘，头痛鼻塞而烦，其脉大，自能饮食，腹中和无病，病在头中寒湿，故鼻塞 | 寒为清邪，居于上，蒙蔽头面之清窍 | | 内药鼻中，轻清散表 | | (19) |
| 寒湿表实 | 湿家，身烦疼 | 寒湿着于肌肉 | | 散寒除湿 | 麻黄加术汤：麻黄汤加白术 | (20) |
| 风湿表实 | 一身尽疼，发热，日晡所剧 | 风湿郁于肌腠 | | 轻宣利湿 | 麻黄杏仁薏苡甘草汤：麻黄、杏仁、薏苡仁、甘草 | (21) |
| 风湿表虚 | 脉浮，身重，汗出恶风 | 表虚而感风寒 | | 益气祛湿 | 防己黄芪汤：防己、黄芪、白术、甘草、生姜、大枣 | (22) |
| 风湿兼表阳虚 | 身体疼烦，不能自转侧，不呕不渴，脉浮虚而涩 | 表阳不足，风湿痹表 | 风偏盛 | 速祛风湿 / 祛风除湿，温经止痛 | 桂枝附子汤：桂枝、附子、生姜、大枣、甘草 | (23) |
| | （身体尚疼，转侧未便）若大便坚，小便自利 | | 湿偏盛 | 健脾燥湿 / 祛风除湿，温经止痛 | 白术附子汤：白术、附子、生姜、大枣、甘草 | |
| 风湿兼表里阳虚 | 骨节疼烦，掣痛不得屈伸，近之则痛剧，汗出短气，小便不利，恶风不欲去衣，或身微肿 | 风湿两盛，表里阳虚 | | 缓祛风湿 | 甘草附子汤：甘草、附子、白术、桂枝 | (24) |

# 暍 病

## （一）提纲

| | | |
|---|---|---|
| 脉症 | 太阳中暍，发热恶寒，身重而疼痛，其脉弦细芤迟，小便已，洒洒然毛耸，手足逆冷，小有劳，身即热，口开前板齿燥 | （25） |
| 病机 | 素体气虚，外感暑湿 | |
| 治则 | 清暑除湿，兼顾气液 | |
| 误治变证 | 误汗：若发其汗，则恶寒甚<br>误温针：加温针，则发热甚<br>误下：数下之，则淋甚 | |
| 治禁 | 忌用汗、下、温针 | |

## （二）证治

| 分类 | 脉症 | 病机 | 治则 | 方药 | 原文 |
|---|---|---|---|---|---|
| 伤暑热盛 | 太阳中热者，暍是也，汗出恶寒，身热而渴 | 暑热偏盛，伤津耗气 | 清暑生津 | 白虎加人参汤：知母、石膏、甘草、粳米、人参 | （26） |
| 伤暑湿盛 | 太阳中暍，身热疼重，而脉微弱 | 此以夏月伤冷水，水行皮中所致也 | 利湿消水 | 一物瓜蒂汤：瓜蒂 | （27） |

# 百合狐惑阴阳毒病证治第三

# 百合病

## （一）提纲

| | |
|---|---|
| 性质 | 心肺阴虚内热证 |
| 脉症 | 意欲食复不能食，常默然，欲卧不能卧，欲行不能行，欲饮食或有美时，或有不用闻食臭时，如寒无寒，如热无热，口苦，小便赤，诸药不能治，得药则剧吐利，如有神灵者，身形如和，其脉微数（1） |

续表

| 病机 | 百合病者，百脉一宗，悉致其病也（1） |
| --- | --- |
| 发病 | 其证或未病而预见，或病四五日而出，或病二十日或一月微见者（1） |
| 治则 | 各随证治之（1）<br>百合病，见于阴者，以阳法救之；见于阳者，以阴法救之（9） |
| 误治 | 见阳攻阴，复发其汗，此为逆；见阴攻阳，乃复下之，此亦为逆（9） |
| 预后 | 每溺时头痛者，六十日乃愈；若溺时头不痛，淅然者，四十日愈；若溺快然，但头眩者，二十日愈（1） |
| 治禁 | 禁用汗、吐、下 |

## （二）证治

| 分类 | | 脉症 | 病机 | 治则 | 方药 | 原文 |
| --- | --- | --- | --- | --- | --- | --- |
| 正治 | | 精神恍惚不定、口苦、小便赤、脉微数 | 心肺阴虚内热，百脉失和 | 养阴清热 | 百合地黄汤：百合、生地黄汁 | （5） |
| 误治 | 汗后 | 心烦、口渴 | 百合病发汗后，津液损伤，虚热加重 | 养阴润燥清热安神 | 百合知母汤：知母、百合 | （2） |
| | 下后 | 小便短赤而涩、大便泄泻、呃逆 | 百合病下之后，津液耗伤，内热加重；苦寒攻下之品伤其正气 | 养阴清热和胃降逆 | 滑石代赭汤：百合、滑石、代赭石 | （3） |
| | 吐后 | 虚烦不安、胃中不和、呕逆 | 百合病，吐之后，肺胃失和，气阴更虚 | 滋养肺胃以安脏气 | 百合鸡子汤：百合、鸡子黄 | （4） |
| 变证 | 变渴 | 百合病，一月不解，变成渴 | 百合病日久不愈，邪热聚肺，热灼津伤 | 滋阴润燥 | 百合洗方：百合（水渍外用） | （6） |
| | | 百合病，渴不差 | | 养阴清热生津止渴 | 栝蒌牡蛎散：栝蒌根、牡蛎 | （7） |
| | 变热 | 百合病，变发热 | 百合病日久不愈，内热壅盛，外达肌肤 | 滋阴润肺清热利尿 | 百合滑石散：百合、滑石 | （8） |

# 狐惑病

## （一）提纲

| | |
|---|---|
| 脉症 | 狐惑之为病，状如伤寒，默默欲眠，目不得闭，卧起不安。蚀于喉为惑，蚀于阴为狐，不欲饮食，恶闻食臭，其面目乍赤、乍黑、乍白（10） |
| 病因病机 | 湿热虫毒，内蕴脾胃，蚀于上下，或成疮疡 |
| 治则 | 清热解毒化湿（内外合治） |

## （二）证治

| 分类 | 脉症 | | 病机 | 治则 | 方药 | 原文 |
|---|---|---|---|---|---|---|
| 蚀于上 | 蚀于上部则声喝 | 湿热内蕴 | 湿热虫毒，随经上蒸 | 清热解毒，化湿安中 | 甘草泻心汤：甘草、人参、干姜、黄芩、半夏、黄连、大枣 | （10） |
| 蚀于下 | 蚀于下部则咽干 | | 湿热虫毒，随经下注 | 解毒，燥湿，杀虫 | 苦参汤：苦参（熏洗） | （11） |
| | 蚀于肛 | | | | 雄黄（熏之） | （12） |
| 脓已成 | 病者脉数，无热，微烦，默默但欲卧，汗出。初得之三四日，目赤如鸠眼；七八日，目四眦黑。若能食者，脓已成也 | | 蓄热不解，湿毒未化，瘀血内积，脓已成熟 | 清热渗湿，活血排脓 | 赤豆当归散：赤小豆、当归 | （13） |

# 阴阳毒病

## （一）提纲

| | |
|---|---|
| 性质 | 急性热病 |
| 脉症 | 咽喉痛、身体发斑 |
| 病因病机 | 感染疫毒 |
| 治则 | 清热解毒，活血化瘀 |
| 分类 | 阴毒、阳毒 |
| 预后 | 五日可治，七日不可治 |

（二）证治

| 分类 | 脉症 | 病机 | 治则 | 方药 |
|------|------|------|------|------|
| 阳毒 | 阳毒之为病，面赤斑斑如锦纹，咽喉痛，唾脓血（14） | 疫毒侵入血分，血分热盛 | 活血解毒散瘀透斑 | 升麻鳖甲汤：升麻、当归、蜀椒、甘草、雄黄、鳖甲 |
| 阴毒 | 阴毒之为病，面目青，身痛如被杖，咽喉痛（15） | 疫毒侵入血脉，血行瘀阻 | | 升麻鳖甲汤去雄黄、蜀椒 |

# 疟病脉证并治第四

# 疟　病

（一）提纲

| 主症 | 恶寒战栗、发热 | 原文 |
|------|------|------|
| 主脉 | 疟脉自弦 | |
| 病因 | 伤于夏季暑热之气而内伏，再感秋季寒凉之风邪而诱发 | |
| 辨脉论治 | 弦数者多热<br>弦迟者多寒<br>弦小紧者下之瘥<br>弦迟者可温之<br>弦紧者可发汗、针灸也<br>浮大者可吐之<br>弦数者风发也，以饮食消息止之 | （1） |
| 辨证分型 | 温疟——无寒但热，骨节疼烦，时呕 | （4） |
| | 瘅疟——但热不寒，少气烦冤，手足热而欲呕，令人消铄脱肉 | （3） |
| | 牡疟——寒多热少 | （5） |
| 变证 | 疟母——疟久不愈，结为癥瘕 | （2） |
| 预后 | 病疟，以月一日发，当以十五日愈；设不差，当月尽解 | |

（二）证治

| 分类 | 脉症 | 病机 | 治则 | 方药 | 原文 |
|---|---|---|---|---|---|
| 温疟 | 其脉如平，身无寒但热，骨节疼烦，时呕 | 热盛于里，外有寒邪，阴虚阳盛 | 清热生津，解肌发表 | 白虎加桂枝汤：知母、甘草、石膏、粳米、桂枝 | （4） |
| 瘅疟 | 热而少气烦冤，手足热而欲呕，名曰瘅疟；若但热不寒者，邪气内藏于心，外舍分肉之间，令人消铄肌肉 | 阴气孤绝，阳气独发 | 清泄热邪，益气生津 | | （3） |
| 牡疟 | 疟多寒者 | 阳虚寒盛 | 祛痰截疟，助阳镇逆 | 蜀漆散：蜀漆、云母、龙骨 | （5） |
| 疟母 | 病疟……如其不差……此结为癥瘕 | 疟久不愈，邪气与瘀血凝结于胁下 | 消坚散结，活血化瘀 | 鳖甲煎丸：鳖甲、乌扇、黄芩、柴胡、鼠妇、干姜、大黄、芍药、桂枝、葶苈、石韦、厚朴、牡丹、瞿麦、紫葳、半夏、人参、䗪虫、阿胶、蜂窠、赤硝、蜣螂、桃仁 | （2） |

【附方】

《外台秘要》方

**牡蛎汤**：治牡疟。

牡蛎 麻黄 甘草 蜀漆

**柴胡去半夏加栝蒌汤**：治疟病发渴者，亦治劳疟。

柴胡 人参 黄芩 甘草 栝蒌根 生姜 大枣

**柴胡桂姜汤**：治疟寒多微有热，或但寒不热。（服一剂如神）

柴胡 桂枝 干姜 黄芩 栝蒌根 牡蛎 甘草

# 中风历节病脉证并治第五

## 中风病

### （一）提纲

| 脉症 | 半身不遂、喝僻不遂<br>脉微而数 |
|---|---|
| 病因 | 内因——脏腑虚弱，气血不足<br>外因——风邪入中 |
| 病机 | 寸口脉浮而紧，紧则为寒，浮则为虚；寒虚相搏，邪在皮肤；浮者血虚，络脉空虚；贼邪不泻，或左或右；邪气反缓，正气即急，正气引邪，喝僻不遂（2）<br>寸口脉迟而缓，迟则为寒，缓则为虚；荣缓则为亡血，卫缓则为中风（内虚邪犯）（3） |
| 治则 | 补正祛邪 |
| 脏腑经络辨证 | 邪在于络，肌肤不仁（2） |
| | 邪在于经，即重不胜（2）<br>邪气中经，则身痒而瘾疹（3） |
| | 邪入于腑，即不识人；邪入于脏，舌即难言，口吐涎（2）<br>心气不足，邪气入中，则胸满而短气（3） |
| 预后 | 邪在经络，易治；邪在脏腑，难治 |
| 鉴别 | 但臂不遂者，此为痹（1） |

## 历节病

### （一）提纲

| 脉症 | 关节剧痛<br>脉浮（沉）而弱 |
|---|---|
| 病因 | 内因——肝肾气血不足<br>外因——外感风寒湿邪 |
| 病机 | 外邪乘虚侵入关节、筋骨之间，痹阻经脉，阻碍气血运行 |

续表

| 治则 | 补益肝肾，兼祛外邪 | |
|---|---|---|
| 病因<br>病机<br>辨证 | 肝肾不足，汗出入水——寸口脉沉而弱，沉即主骨，弱即主筋，沉即为肾，弱即为肝。汗出，入水中，如水伤心，历节黄汗出，故曰历节（4） | |
| | 血虚受风，风血相搏——少阴脉浮而弱，弱则血不足，浮则为风，风血相搏，即疼痛如掣（6） | |
| | 气虚湿盛，饮酒汗出当风——盛人脉涩小，短气，自汗出，历节疼，不可屈伸，此皆饮酒汗出当风所致（7） | |
| | 胃热外蒸，汗出受风——趺阳脉浮而滑，滑则谷气实，浮则汗自出（5） | |
| | 味过酸咸，筋泄骨枯——味酸则伤筋，筋伤则缓，名曰泄；咸则伤骨，骨伤则痿，名曰枯；枯泄相搏，名曰断泄。荣气不通，卫不独行，荣卫俱微，三焦无所御，四属断绝，身体羸瘦，独足肿大，黄汗出，胫冷。假令发热，便为历节也（9） | |

（二）证治

| 分类 | 脉症 | 病机 | 治则 | 方药 | 原文 |
|---|---|---|---|---|---|
| 风湿历节 | 诸肢节疼痛，身体魁羸，脚肿如脱，头眩短气，温温欲吐 | 风湿痹阻关节，渐次化热伤阴 | 祛风除湿，温通和阴 | 桂枝芍药知母汤：桂枝、芍药、甘草、麻黄、生姜、白术、知母、防风、附子 | （8） |
| 寒湿历节 | 病历节不可屈伸，疼痛 | 寒湿痹阻关节 | 温经散寒，除湿止痛 | 乌头汤：麻黄、芍药、黄芪、甘草、川乌 | （10） |

【附方】
**侯氏黑散：**治大风，四肢烦重，心中恶寒不足者。（《外台》治风癫）
菊花　白术　细辛　茯苓　牡蛎　桔梗　防风　人参　矾石　黄芩　当归　干姜　芎䓖　桂枝
**风引汤：**除热瘫痫。
大黄　干姜　龙骨　桂枝　甘草　牡蛎　寒水石　滑石　赤石脂　白石脂　紫石英　石膏
**防己地黄汤：**治病如狂状，妄行，独语不休，无寒热，其脉浮。

防己　桂枝　防风　甘草

**头风摩散方**

大附子　盐

**矾石汤**：治脚气冲心。

矾石

**《古今录验》续命汤**：治中风痱，身体不能自收，口不能言，冒昧不知痛处，或拘急不得转侧。

麻黄　桂枝　当归　人参　石膏　干姜　甘草　芎䓖　杏仁

**《千金》三黄汤**：治中风手足拘急，百节疼痛，烦热心乱，恶寒，经日不欲饮食。

麻黄　独活　细辛　黄芪　黄芩

**《近效方》术附汤**：治风虚头重眩，苦极，不知食味，暖肌补中，益精气。

白术　附子　甘草

**崔氏八味丸**：治脚气上入，少腹不仁。

干地黄　山茱萸　薯蓣　泽泻　茯苓　牡丹皮　桂枝　附子

**《千金方》越婢加术汤**：治肉极，热则身体津脱，腠理开，汗大泄，厉风气，下焦脚弱。

麻黄　石膏　生姜　甘草　白术　大枣

# 血痹虚劳病脉证并治第六

## 血痹病

（一）提纲

| 脉症 | 肌肤麻木不仁<br>脉微涩小紧 |
|---|---|
| 病因 | 夫尊荣人，骨弱肌肤盛，重困疲劳汗出，卧不时动摇，加被微风，遂得之（1） |
| 病机 | 风邪乘虚而入，痹阻阳气，血行不畅 |
| 治则 | 温阳通痹 |
| 预后 | 脉和，紧去则愈（1） |
| 治禁 | 不当独治其血《金匮要略心典》 |
| 鉴别 | 风痹以疼痛为主，痛重麻轻；血痹以麻木为主，麻重痛轻 |

## （二）证治

| 分类 | 脉症 | 病机 | 治则 | 方药 | 原文 |
|------|------|------|------|------|------|
| 轻证 | 但以脉自微涩，在寸口、关上小紧 | 气血不足，风邪外袭，血行滞涩 | 针引阳气 | | （1） |
| 重证 | 血痹，阴阳俱微，寸口关上微，尺中小紧，外证身体不仁，如风痹状 | 阴阳俱微，气虚血滞，营卫不和 | 温阳行痹，益气和营 | 黄芪桂枝五物汤：黄芪、芍药、桂枝、生姜、大枣 | （2） |

# 虚劳病

## （一）提纲

| 脉症 | 夫男子平人，脉大为劳，极虚亦为劳 | 原文 |
|------|----------------------------------|------|
| 病因 | 久虚不复而成劳 | |
| 病机 | 五脏（以脾肾为主）气血阴阳亏虚 | （3） |
| 治则 | 补脾益肾，健运中气，调整阴阳 | |
| 预后 | 病程较长，久病痼疾，多为难治 | |

## （二）病机辨证

| 病机 | | 脉症 |
|------|------|------|
| 精血亏虚 | 阳浮于上 | 男子面色薄者，主渴及亡血，卒喘悸，脉浮者，里虚也（4） |
| | 阳浮于外 | 劳之为病，其脉浮大，手足烦，春夏剧，秋冬瘥，阴寒精自出，酸削不能行（6） |
| | | 人年五六十，其病脉大者，痹侠背行，若肠鸣，马刀侠瘿者，皆为劳得之（10） |
| | 虚寒相搏 | 脉弦而大，弦则为减，大则为芤，减则为寒，芤则为虚，虚寒相搏，此名为革。妇人则半产漏下，男子则亡血失精（12） |
| 气虚血脱 | | 男子脉虚沉弦，无寒热，短气里急，小便不利，面色白，时目瞑，兼衄，少腹满，此为劳使之然（5） |
| 精气虚衰 | | 男子脉浮弱而涩，为无子，精气清冷（7） |
| 阴阳俱虚 | | 男子平人，脉虚弱细微者，喜盗汗也（9） |
| 脾肾阳虚 | | 脉沉小迟，名脱气，其人疾行则喘喝，手足逆寒，腹满，甚则溏泄，食不消化也（11） |

（三）证治

| 分类 | 脉症 | 病机 | 治则 | 方药 | 原文 |
|------|------|------|------|------|------|
| 虚劳失精 | 夫失精家，少腹弦急，阴头寒，目眩一作目眶痛。发落，脉极虚芤迟，为清谷、亡血、失精。脉得诸芤动微紧，男子失精，女子梦交 | 精液耗损过度，阴损及阳，阴阳两虚 | 温阳摄精 | 桂枝加龙骨牡蛎汤：桂枝、芍药、生姜、甘草、大枣、龙骨、牡蛎 天雄散：天雄、白术、桂枝、龙骨 | (8) |
| 虚劳腹痛 | 虚劳里急，悸，衄，腹中痛，梦失精，四肢酸疼，手足烦热，咽干口燥 | 脾肾阴阳两虚 | 甘温健中 | 小建中汤：桂枝、甘草、大枣、芍药、生姜、胶饴 | (13) |
| 虚劳诸不足 | 虚劳里急，诸不足 | 阴阳两虚，气虚尤甚 | 温中补虚 | 黄芪建中汤：小建中汤加黄芪 | (14) |
| 虚劳腰痛 | 虚劳腰痛，少腹拘急，小便不利 | 肾阳不足 | 温补肾气 | 八味肾气丸：干地黄、薯蓣、山茱萸、泽泻、丹皮、茯苓、桂枝、附子 | (15) |
| 虚烦不寐 | 虚劳虚烦，不得眠 | 肝阴不足，心血亏虚 | 养肝清热宁心安神 | 酸枣仁汤：酸枣仁、甘草、知母、茯苓、芎䓖 | (17) |
| 虚劳风气 | 虚劳诸不足，风气百疾 | 气血阴阳不足，兼夹风邪 | 益气养血扶正祛邪 | 薯蓣丸：薯蓣、当归、桂枝、干地黄、豆黄卷、甘草、人参、芎䓖、芍药、白术、麦门冬、杏仁、柴胡、桔梗、茯苓、阿胶、干姜、白敛、防风、大枣 | (16) |
| 虚劳干血 | 五劳虚极，羸瘦，腹满，不能饮食，食伤、忧伤、饮伤、房室伤、饥伤、劳伤、经络荣卫气伤，内有干血，肌肤甲错，两目黯黑 | 五劳七伤，气血亏虚，瘀血内停，久成干血 | 缓中补虚祛瘀生新 | 大黄䗪虫丸：大黄、黄芩、甘草、桃仁、杏仁、芍药、干地黄、干漆、虻虫、水蛭、蛴螬、䗪虫、蜜、酒 | (18) |

【附方】

《千金翼》炙甘草汤—云复脉汤：治虚劳不足，汗出而闷，脉结悸，行动如常，不出百日，危急者十一日死。

甘草　桂枝　生姜　麦门冬　麻仁　人参　阿胶　大枣　生地黄

《肘后》獭肝散：治冷劳，又主鬼疰，一门相染。

獭肝

## 肺痿肺痈咳嗽上气病脉证治第七

## 肺痿、肺痈

（一）提纲

| 分类 | 肺痿 | 肺痈 |
|---|---|---|
| 脉症 | 寸口脉数，其人咳，口中反有浊唾涎沫……脉数虚者为肺痿（1） | 若口中辟辟燥，咳即胸中隐隐痛，脉反滑数，此为肺痈。咳唾脓血……脉数实者为肺痈（1） |
| 病因 | 热在上焦……或从汗出，或从呕吐，或从消渴，小便利数，或从便难，又被快药下利，重亡津液，故得之（1） | 寸口脉微而数，微则为风，数则为热；微则汗出，数则恶寒。风中于卫，呼气不入；热过于荣，吸而不出。风伤皮毛，热伤血脉。风舍于肺，其人则咳，口干喘满，咽燥不渴，时唾浊沫，时时振寒。热之所过，血为之凝滞，蓄结痈脓，吐如米粥（2） |
| 病机 | 津伤阴虚，内热灼肺 | 实热在肺，热聚成痈 |
| 治则 | 生津润肺 | 清肺消痈 |
| 方药 | 麦门冬汤 | 葶苈大枣泻肺汤或桔梗汤 |
| 预后 | | 始萌可救，脓成则死（2） |
| 治禁 | 汗、吐、下 | 吐 |

## （二）证治

| 分类 | | 脉症 | 病机 | 治则 | 方药 | 原文 |
|---|---|---|---|---|---|---|
| 肺痿 | 虚热证 | 大逆上气，咽喉不利 | 虚火上炎，灼肺伤津 | 清养肺胃止逆下气 | 麦门冬汤：麦门冬、半夏、人参、甘草、粳米、大枣 | （10） |
| | 虚寒证 | 吐涎沫而不咳，其人不渴，必遗尿，小便数……必眩，多涎唾 | 肺中虚冷，上虚不能制下 | 温复肺气 | 甘草干姜汤：炙甘草、干姜 | （5） |
| 肺痈 | 肺实气壅 | 肺痈，喘不得卧 | 风热壅肺，痰气阻滞 | 泻肺平喘降逆止咳 | 葶苈大枣泻肺汤：葶苈、大枣 | （11） |
| | | 肺痈，胸满胀，一身面目浮肿，鼻塞清涕出，不闻香臭酸辛，咳逆上气，喘鸣迫塞 | | | | （15） |
| | 血热蓄脓 | 咳而胸满，振寒脉数，咽干不渴，时出浊唾腥臭，久久吐脓，如米粥 | 热毒壅肺，蓄结痈脓 | 排脓解毒 | 桔梗汤：桔梗、甘草 | （12） |

# 咳嗽上气

## （一）提纲

| 含义 | 咳而上气，此为肺胀（13）<br>指症状而言：因气升而咳均可形成咳嗽上气<br>指肺胀而言：肺胀的主要症状是咳嗽上气 | |
|---|---|---|
| 病因 | 内有水饮，外感风寒 | |
| 病机 | 里热与水饮相搏 | |
| 脉证 | 虚证 | 上气，面浮肿，肩息，其脉浮大（3） |
| | 实证 | 上气，喘而燥者，属肺胀（4） |
| 转归预后 | 虚证 | 不治，又加下利，尤甚（3） |
| | 实证 | 欲作风水，发汗则愈（4） |

## （二）证治

| 分类 | 脉症 | 病机 | 治则 | 方药 | 原文 |
|------|------|------|------|------|------|
| 寒饮郁肺 | 咳而上气，喉中水鸡声 | 寒饮郁肺，痰阻气逆 | 散寒宣肺，降逆化痰 | 射干麻黄汤：射干、麻黄、生姜、细辛、紫菀、款冬花、五味子、大枣、半夏 | （6） |
| 浊痰壅肺 | 咳逆上气，时时吐浊，但坐不得眠 | 浊痰壅肺，气逆不利 | 宣壅导滞，利窍涤痰 | 皂荚丸：皂荚 | （7） |
| 水饮迫肺 | 咳而脉浮 | 水饮迫肺，盛于上而近于表 | 散饮降逆，止咳平喘 | 厚朴麻黄汤：厚朴、麻黄、石膏、杏仁、半夏、干姜、细辛、小麦、五味子 | （8） |
| 水饮内停 | 咳而脉沉 | 水饮内停，聚结胸胁而近于里 | 逐水通阳，止咳平喘 | 泽漆汤：半夏、紫参、泽漆、生姜、白前、甘草、黄芩、人参、桂枝 | （9） |
| 寒饮夹热（饮重于热） | 咳而上气，烦躁而喘，脉浮 | 外感风寒，内饮郁热 | 解表化饮，清热除烦 | 小青龙加石膏汤：麻黄、芍药、桂枝、细辛、甘草、干姜、五味子、半夏、石膏 | （14） |
| 饮热迫肺（热重于饮） | 咳而上气，此为肺胀，其人喘，目如脱状，脉浮大 | 外感风热，水饮内作，饮热迫肺 | 宣肺泄热，降逆平喘 | 越婢加半夏汤：麻黄、石膏、生姜、大枣、甘草、半夏 | （13） |
| 虚火灼肺 | 大逆上气，咽喉不利 | 肺胃津伤，虚火上炎 | 滋养肺胃，止逆下气 | 麦门冬汤：麦门冬、半夏、人参、甘草、粳米、大枣 | （10） |

【附方】

《外台》**炙甘草汤**：治肺痿涎唾多，心中温温液液者。方见虚劳中。

《千金》**甘草汤**：甘草

《千金》**生姜甘草汤**：治肺痿咳唾，涎沫不止，咽燥而渴。

　生姜　人参　甘草　大枣

《千金》**桂枝去芍药加皂荚汤**：治肺痿吐涎沫。

　桂枝　生姜　甘草　大枣　皂荚

《外台》桔梗白散：治咳而胸满，振寒，脉数，咽干不渴，时出浊唾腥臭，久久吐脓如米粥者，为肺痈。

桔梗　贝母　巴豆

《千金》苇茎汤：治咳有微热，烦满，胸中甲错，是为肺痈。

苇茎　薏苡仁　桃仁　瓜瓣

# 奔豚气病脉证治第八

## 奔豚气

（一）提纲

| 脉症 | 病从少腹起，上冲咽喉，发作欲死，复还止（2） |
|---|---|
| 成因 | 病有奔豚……从惊发得之<br>奔豚……皆从惊恐得之<br>有从恼怒得之<br>有从发汗后复感寒邪得之<br>有从内有水饮误汗伤阳得之 |
| 病机 | 不外在肝、在肾，且与冲脉有关 |
| 治则 | 平冲降逆 |

（二）证治

| 分类 | | 脉症 | 病机 | 治则 | 方药 | 原文 |
|---|---|---|---|---|---|---|
| 肝气奔豚 | | 气上冲胸，腹痛，往来寒热 | 肝郁气逆，侮脾犯胃 | 养血平肝，和胃降逆 | 奔豚汤：甘草、芎藭、当归、半夏、黄芩、生葛、芍药、生姜、甘李根白皮 | （3） |
| 肾气奔豚 | 奔豚已发 | 发汗后，烧针令其汗，针处被寒，核起而赤者，必发奔豚，气从小腹上至心 | 汗后感寒，阳虚阴承 | 调和阴阳，降逆平冲，外灸散寒 | 内治：桂枝加桂汤（桂枝汤加重桂枝用量至五两）<br>外治：灸其核上各一壮 | （4） |
| | 奔豚欲作 | 发汗后，脐下悸者，欲作奔豚 | 汗后阳虚，水饮内动 | 通阳降逆，培土制水 | 茯苓桂枝甘草大枣汤：茯苓、炙甘草、大枣、桂枝 | （5） |

# 胸痹心痛短气病脉证治第九

## 胸痹心痛短气

（一）提纲

| 分类 | 胸痹 | 心痛 |
|---|---|---|
| 主症 | 喘息咳唾，胸背痛，短气（3） | 心中痞，诸逆心悬痛（8）<br>心痛彻背，背痛彻心（9） |
| 主脉 | 脉当取太过不及，阳微阴弦（1） | |
| 病因 | 上焦阳虚，下焦阴盛 | |
| 病机 | "阳微阴弦"，阴乘阳位，阳气不通 | |
| 治则 | 扶正祛邪，急则治标，缓则治本 | |

（二）证治

| 分类 | | | 脉症 | 病机 | 治则 | 方剂 | 原文 |
|---|---|---|---|---|---|---|---|
| 胸痹 | 主症 | | 喘息咳唾，胸背痛，短气，寸口脉沉而迟，关上小紧数 | 胸阳不振，气滞痰阻 | 宣痹通阳，豁痰利气 | 栝蒌薤白白酒汤：栝蒌实、薤白、白酒 | （3） |
| | 痰饮壅盛 | | 胸痹不得卧，心痛彻背 | 痰饮壅盛，痹阻胸阳 | 通阳散结，祛痰宽胸 | 栝蒌薤白半夏汤：栝蒌实、薤白、白酒、半夏 | （4） |
| | 气机郁滞（胸胃同病） | 实 | 胸痹，心中痞，留气结在胸，胸满，胁下逆抢心 | 阴盛邪实，气滞不通 | 宣痹通阳，泄满降逆 | 枳实薤白桂枝汤：枳实、厚朴、薤白、桂枝、栝蒌 | （5） |
| | | 虚 | | 中焦阳虚，大气不运 | 补中助阳，温振阳气 | 人参汤：人参、甘草、干姜、白术 | |
| | 急症 | | 胸痹缓急（平时痛缓，发时痛急） | 阴寒邪盛，胸阳被遏 | 温阳散痹，缓急止痛 | 薏苡附子散：薏苡仁、大附子 | （7） |

续表

| 分类 | 脉症 | | 病机 | 治则 | 方剂 | 原文 |
|---|---|---|---|---|---|---|
| 轻症 | 胸痹，胸中气塞，短气 | 兼见咳逆、吐涎沫 | 饮阻气滞 | 饮阻偏盛，上犯于肺 | 宣肺化饮，利气降逆 | 茯苓杏仁甘草汤：茯苓、杏仁、甘草 | (6) |
| | | 兼见心下痞满、呕吐气逆 | | 气滞偏盛，饮阻中焦 | 行气散结，和胃降逆 | 橘枳姜汤：橘皮、枳实、生姜 | |
| 心痛 | 寒饮气逆 | 心中痞，诸逆，心悬痛 | | 上焦阳虚，寒饮气逆 | 通阳化饮，平冲降逆 | 桂枝生姜枳实汤：桂枝、生姜、枳实 | (8) |
| | 阴寒痼结 | 心痛彻背，背痛彻心 | | 阴寒痼结，寒气攻冲 | 温阳祛寒，峻逐阴邪 | 乌头赤石脂丸：蜀椒、乌头、附子、干姜、赤石脂 | (9) |
| 短气实证 | 平人无寒热，短气不足以息 | | | 痰食中阻，纯实无虚 | 消导豁痰 | | (2) |

【附方】

**九痛丸：** 治九种心痛。

附子　生狼牙　巴豆　人参　干姜　吴茱萸

# 腹满寒疝宿食病脉证治第十

# 腹　满

（一）提纲

| 分型 | 虚寒腹满 | 实热腹满 |
|---|---|---|
| 脉症 | 趺阳脉微弦，法当腹满。不满者，必便难，两胠疼痛（1）<br>腹满时减，复如故（3）<br>病者腹满，按之不痛为虚（2） | 腹满……舌黄（2）<br>病者腹满，按之……痛者为实（2） |
| 病机 | 脾胃虚寒，气滞不运，肝气上逆 | 胃有实热，燥屎积于肠道 |
| 治则 | 以温药服之 | 宜攻之 |
| 预后 | 病者痿黄，躁而不渴，胸中寒实，而利不止者，死（4） | 舌黄未下者，下之黄自去（2） |

（二）证治

| 分类 | 脉症 | 病机 | 治则 | 方药 | 原文 |
|---|---|---|---|---|---|
| 里实兼太阳证 | 病腹满，发热十日，脉浮而数，饮食如故 | 表未解，里已化热成实 | 解表攻里 | 厚朴七物汤：厚朴、甘草、大黄、大枣、枳实、桂枝、生姜 | (9) |
| 里实兼少阳证 | 按之心下满痛（伴有胸胁苦满等少阳证） | 实邪在里而连及少阳 | 和解清热，攻下里实 | 大柴胡汤：柴胡、黄芩、芍药、半夏、枳实、大黄、大枣、生姜 | (12) |
| 里实胀重于积 | 痛而闭 | 实热内积，气滞不行，气滞重于积滞 | 行气通下 | 厚朴三物汤：厚朴、大黄、枳实 | (11) |
| 里实胀积俱重 | 腹满不减，减不足言，当须下之 | 气滞实热与燥屎积结不行 | 攻下里实 | 大承气汤：大黄、厚朴、枳实、芒硝 | (13) |
| 寒实内结 | 胁下偏痛，发热，其脉紧弦 | 寒实内结，阳气郁滞，营卫失调 | 温下寒结 | 大黄附子汤：大黄、附子、细辛 | (15) |
| 虚寒满痛 | 心胸中大寒痛，呕不能饮食，腹中寒，上冲皮起，出见有头足，上下痛而不可触近 | 脾胃阳衰，中焦寒盛，寒气上冲 | 温中补虚，散寒止痛 | 大建中汤：蜀椒、干姜、人参、饴糖 | (14) |
| 寒湿犯脾 | 腹中寒气，雷鸣切痛，胸胁逆满，呕吐 | 腹中寒湿，上逆犯胃 | 散寒化湿，降逆止痛 | 附子粳米汤：附子、半夏、甘草、大枣、粳米 | (10) |
| 寒饮厥逆 | 寒气厥逆 | 脾肾阳虚，水饮上逆 | 散寒止痛化饮降逆 | 赤丸：茯苓、乌头、半夏、细辛 | (16) |

# 寒　疝

## （一）提纲

| | 脉症 | 腹痛，脉弦而紧，弦则卫气不行，即恶寒；紧则不欲食（17） |
|---|---|---|
| | 病机 | 卫阳与胃阳并衰，外寒与内寒俱盛 |
| | 治则 | 散寒止痛，兼顾阳气 |
| 中寒证 | 表阳虚 | 夫中寒家，喜欠。其人清涕出，发热色和者，善嚏（6） |
| | 里阳虚 | 中寒，其人下利，以里虚也，欲嚏不能，此人肚中寒（7） |
| | 表里皆寒 | 寸口脉弦者，即胁下拘急而痛，其人啬啬恶寒也（5） |
| | 误治变证 | 夫瘦人绕脐痛，必有风冷。谷气不行，而反下之，其气必冲；不冲者，心下则痞也（8） |

## （二）证治

| 分类 | 脉症 | 病机 | 治则 | 方药 | 原文 |
|---|---|---|---|---|---|
| 阴寒痼结（寒疝发作） | 寒疝绕脐痛，若发则白汗出，手足厥冷，其脉沉弦 | 阴寒痼结，疝之偏于寒 | 破积散寒止痛 | 大乌头煎：乌头、蜂蜜 | （17） |
| 寒疝兼表证 | 寒疝腹中痛，逆冷，手足不仁，身疼痛 | 内外皆寒，表里兼病 | 双解表里 | 乌头桂枝汤：乌头加桂枝汤 | （19） |
| 血虚寒疝 | 寒疝腹中痛，及胁痛里急 | 血虚寒盛，疝之偏于虚 | 养血散寒 | 当归生姜羊肉汤：当归、生姜、羊肉 | （18） |
| 阳明寒疝 | 脉数而紧乃弦，状如弓弦，按之不移。脉数弦者，当下其寒；脉紧大而迟者，必心下坚；脉大而紧者，阳中有阴，可下之 | 阳明胃虚，阴木乘之 | 温胃散寒 | | （20） |

# 宿　食

## （一）提纲

| | 脉紧如转索无常（25） |
|---|---|
| 主脉 | 脉数而滑者（22） |
| | 寸口脉浮而大，按之反涩，尺中亦微而涩（21） |
| 病机 | 饮食不节，停滞不化 |

（二）证治

| 分类 | 脉症 | 病机 | 治则 | 方药 | 原文 |
|---|---|---|---|---|---|
| 宿食在下 | 寸口脉浮而大，按之反涩，尺中亦微而涩，故知有宿食 | 积滞停于下 | 荡积除滞 | 大承气汤：大黄、厚朴、芒硝、枳实 | (21) |
| | 脉数而滑者，实也，此有宿食，下之愈 | | | | (22) |
| | 下利不欲食者，有宿食也，当下之 | | | | (23) |
| 宿食在上 | 宿食在上脘，当吐之 | 积滞停于上 | 涌吐宿食 | 瓜蒂散：瓜蒂、赤小豆 | (24) |
| 胃虚食停 | 脉紧，头痛，风寒，腹中有宿食不化也 | 胃阳虚冷，宿食停滞 | 温胃散寒化积 | | (26) |

【附方】

《外台》乌头汤：治寒疝腹中绞痛，赋风入攻五脏，拘急不得转侧，发作有时，使人阴缩，手足厥逆。

《外台》柴胡桂枝汤：治心腹卒中痛者。

柴胡　黄芩　人参　芍药　桂枝　生姜　甘草　半夏　大枣

《外台》走马汤：治中恶，心痛，腹胀，大便不通。

杏仁　巴豆

# 五脏风寒积聚病脉证并治第十一

## 五脏风寒病

（一）五脏风寒辨证

| 五脏 | 风寒 | 脉症 | 原文 |
|---|---|---|---|
| 肺 | 中风 | 口燥而喘，身运而重，冒而肿胀 | (1) |
| | 中寒 | 吐浊涕 | (2) |
| | 死脏脉 | 浮之虚，按之弱如葱叶，下无根者，死 | (3) |

续表

| 五脏 | 风寒 | 脉症 | 原文 |
|------|------|------|------|
| 肝 | 中风 | 头目眩，两胁痛，行常伛，令人嗜甘 | (4) |
| | 中寒 | 两臂不举，舌本燥，喜太息，胸中痛，不得转侧，食则吐而汗出也 | (5) |
| | 死脏脉 | 浮之弱，按之如索不来，或曲如蛇行者，死 | (6) |
| | 肝着 | 其人常欲蹈其胸上，先未苦时，但欲饮热 | (7) |
| 心 | 中风 | 翕翕发热，不能起，心中饥，食即呕吐 | (8) |
| | 中寒 | 其人苦病心如啖蒜状，剧者心痛彻背，背痛彻心，譬如蛊注。其脉浮者，自吐乃愈 | (9) |
| | 死脏脉 | 浮之实如麻豆，按之益躁疾者，死 | (11) |
| | 心伤劳倦 | 其人劳倦，即头面赤而下重，心中痛而自烦，发热，当脐跳，其脉弦，此为心脏伤所致也 | (10) |
| 脾 | 中风 | 翕翕发热，形如醉人，腹中烦重，皮目𥆧𥆧而短气 | (13) |
| | 死脏脉 | 浮之大坚，按之如覆杯，洁洁状如摇者，死 | (14) |
| | 脾约 | 趺阳脉浮而涩，浮则胃气强，涩则小便数，浮涩相搏，大便则坚，其脾为约 | (15) |
| 肾 | 肾着 | 其人身体重，腰中冷，如坐水中，形如水状，反不渴，小便自利，饮食如故，病属下焦，身劳汗出，衣一作表里冷湿，久久得之，腰以下冷痛，腹重如带五千钱 | (16) |
| | 死脏脉 | 浮之坚，按之乱如转丸，益下入尺中者，死 | (17) |

## （二）心脏气血阴阳辨证

| 证型 | 症状 | 原文 |
|------|------|------|
| 心血虚 | 邪哭使魂魄不安 | |
| 心气虚 | 其人则畏，合目欲眠，梦远行，而精神离散，魂魄妄行 | (12) |
| 心阴衰 | 癫 | |
| 心阳衰 | 狂 | |

（三）典型证治

| 分类 | 脉症 | 病机 | 治则 | 方药 | 原文 |
|---|---|---|---|---|---|
| 肝着 | 其人常欲蹈其胸上，先未苦时，但欲饮热 | 肝经气血郁滞，阳气痹结 | 行气活血，通阳散结 | 旋覆花汤 | （7） |
| 心伤 | 其人劳倦，即头面赤而下重，心中痛而自烦，发热，当脐跳，其脉弦 | 劳倦心伤，阴阳两虚 | 甘温健中 | | （10） |
| 脾约 | 趺阳脉浮而涩，浮则胃气强，涩则小便数，浮涩相搏，大便则坚 | 胃热气盛，脾阴不足，燥热伤津 | 泄热润便，缓通大便 | 麻子仁丸：麻子仁、芍药、枳实、大黄、厚朴、杏仁 | （15） |
| 肾着 | 其人身体重，腰中冷，如坐水中，形如水状，反不渴，小便自利，饮食如故，病属下焦，身劳汗出，衣一作表里冷湿，久久得之，腰以下冷痛，腹重如带五千钱 | 过劳伤阳，寒湿侵袭，痹着腰部 | 温中散寒，健脾除湿 | 甘姜苓术汤：甘草、白术、干姜、茯苓 | （16） |

（四）三焦、大小肠寒热虚实辨证

| | | | |
|---|---|---|---|
| 三焦 | 上焦竭 | 上焦受中焦，气未和，不能消谷，故能噫耳 | （18） |
| | 下焦竭 | 即遗溺失便，其气不和，不能自禁制，不须治，久则愈 | |
| | 热在上焦 | 因咳为肺痿 | （19） |
| | 热在中焦 | 则为坚 | |
| | 热在下焦 | 则尿血，亦令淋秘不通 | |
| 大肠 | 大肠有寒 | 多鹜溏 | |
| | 大肠有热 | 便肠垢 | |
| 小肠 | 小肠有寒 | 其人下重便血 | |
| | 小肠有热 | 必痔 | |

# 积聚病

## (一) 提纲

| 分类 | 积 | 聚 | 䅽气 | 原文 |
|------|-----|-----|------|------|
| 症状特点 | 腹中包块，胀痛、刺痛 | 腹中气聚，攻窜胀痛 | 胁下痛 | |
| 病位 | 积病在脏，多属血分 | 聚病在腑，多属气分 | 胃肠 | |
| 病机 | 血凝所结 | 气滞所聚 | 食气内停，土壅木郁，肝气不舒 | (20) |
| 辨证要点 | 痛有定处，推之不移 | 发作有时，展转痛移 | 胁下痛，按之则愈，复发为䅽气 | |
| 治则 | 活血化瘀，软坚散结 | 疏肝理气，行气消聚 | 消谷下气 | |
| 预后转归 | 为难治 | 为可治 | | |

## (二) 积脉辨证

| 积病主脉 | | 脉来细而附骨 | |
|------|------|------|------|
| 脉位 | | 主病 | |
| 寸 | 寸口 | 积在胸中 | |
| | 微出寸口 | 积在喉中 | |
| 关 | 关上 | 积在脐旁 | |
| | 上关上 | 积在心下 | (20) |
| | 微下关 | 积在少腹 | |
| 尺中 | | 积在气冲 | |
| 左右 | 脉出左 | 积在左 | |
| | 脉出右 | 积在右 | |
| | 两出 | 积在中央 | |

# 痰饮咳嗽病脉证并治第十二

## （一）提纲

| 主症 | 必暴喘满（脉浮而细滑，伤饮）……甚者则悸，微者短气（微饮） | （12） |
|------|------------------------------------------------------------------|--------|
| 主脉 | 脉双弦者寒也，皆大下后善虚；脉偏弦者饮也 | （19） |
| 成因 | 夫病人饮水多……凡食少饮多，水停心下 | |

## （二）证治

| 分类 | 痰饮 | 悬饮 | 溢饮 | 支饮 | 原文 |
|------|------|------|------|------|------|
| 脉症 | 其人素盛今瘦，水走肠间，沥沥有声，谓之痰饮 | 咳唾引痛，谓之悬饮 | 身体疼重，谓之溢饮 | 咳逆倚息，短气不得卧，其形如肿，谓之支饮<br>支饮亦喘而不能卧，加短气，其脉平也<br>其脉虚者，必苦冒，其人本有支饮在胸故也 | （2）<br>（14）<br>（34） |
| 病位 | 水走肠间 | 饮后水流在胁下 | 饮水流行，归于四肢 | 饮停胸膈 | |
| 病机 | 脾失健运 | 肝肺气机受阻，水饮射肺 | 肺气失宣，脾阳不运，当汗出而不汗出 | 水饮阻肺 | |
| | 阳气衰微，水饮潴留 | | | | |
| 治则 | 病痰饮者，当以温药和之 | | | | （15） |
| 预后 | 久咳数岁，其脉弱者，可治，实大数者，死 | | | | （34） |
| | 脉弦数，有寒饮，冬夏难治 | | | | （20） |

## （三）痰饮五脏辨证

| 分类 | 辨证要点 | 原文 |
|------|----------|------|
| 水在心 | 心下坚筑，短气，恶水不欲饮 | （3） |
| 水在肺 | 吐涎沫，欲饮水 | （4） |
| 水在脾 | 少气身重 | （5） |
| 水在肝 | 胁下支满，嚏而痛 | （6） |
| 水在肾 | 心下悸 | （7） |

### （四）留饮、伏饮病位辨证

| 分类 | 辨证要点 | | 四饮归属 | 原文 |
|---|---|---|---|---|
| 心下留饮 | 其人背寒冷如手大 | | 痰饮 | （8） |
| 胁下留饮 | 胁下痛引缺盆，咳嗽则辄已 | 脉沉者，有留饮 | 悬饮 | （9） |
| 胸中留饮 | 短气而渴 | | 支饮 | （10） |
| 四肢留饮 | 四肢历节痛 | | 溢饮 | |
| 膈上伏饮 | 满喘咳吐，发则寒热，背痛腰疼，目泣自出，其人振振身瞤剧 | | 支饮 | （11） |
| 肺中之饮 | 不弦，但苦喘短气 | | 类支饮 | （13） |

### （五）证治

| 分类 | | 脉症 | 病机 | 治则 | 方药 | 原文 |
|---|---|---|---|---|---|---|
| 痰饮 | 饮停心下 | 心下有痰饮，胸胁支满，目眩 | 中阳不足，水饮凌心 | 温阳蠲饮，健脾利水 | 苓桂术甘汤：茯苓、桂枝、白术、甘草 | （16） |
| | 微饮短气 | 夫短气，有微饮，当从小便去之 | 脾阳不运，水饮内阻 | 温阳化气，通利小便 | | （17） |
| | | | 肾不纳气，饮泛心下 | 温肾化气，导饮外出 | 八味肾气丸 | |
| | 下焦饮逆 | 脐下有悸，吐涎沫而癫眩 | 水饮积结于中下焦，并犯逆上焦 | 利水渗湿，温阳化气 | 五苓散：泽泻、猪苓、茯苓、白术、桂枝 | （31） |
| | 痰饮呕吐 | 先渴后呕 | 饮停心下，胃失和降 | 蠲饮降逆，导引下行 | 小半夏汤茯苓汤 | （41） |
| | 留饮欲去 | 病者脉伏，其人欲自利，利反快，虽利，心下续坚满 | 正气未虚，有逐留饮外出之力，而新饮仍然日积于心下 | 因势利导，攻逐水饮 | 甘遂半夏汤：甘遂、半夏、芍药、甘草 | （18） |
| | 肠间饮聚成实 | 腹满，口舌干燥 | 肠间有水气，饮热内结，津不上乘 | 荡热涤饮，前后分消 | 己椒苈黄丸：防己、椒目、葶苈、大黄 | （29） |
| | 心下留饮 | 其人背寒冷如手大 | 寒饮灌注心俞，阻遏阳气，不能展布 | 温阳散寒，祛饮 | | （8） |

续表

| 分类 | | 脉症 | 病机 | 治则 | 方药 | 原文 |
|---|---|---|---|---|---|---|
| 悬饮 | | 饮后水流在胁下，咳唾引痛，脉沉而弦 | 水饮悬积胸胁，肝肺气机受阻，水饮射肺 | 破积逐水，祛饮止咳 | 十枣汤：芫花、甘遂、大戟 | (2)(21)(22) |
| 溢饮 | | 饮水流行，归于四肢，当汗出而不汗出，身体疼重，当发其汗 | 外感风寒，内有郁热 | 发汗散水，清热除烦 | 大青龙汤：麻黄、桂枝、甘草、杏仁、生姜、大枣、石膏 | (2)(23) |
| | | | 风寒外束，水饮内停 | 涤饮发汗，温肺行水 | 小青龙汤：麻黄、芍药、五味子、干姜、甘草、细辛、桂枝、半夏 | |
| 支饮 | 膈间支饮 | 膈间支饮，其人喘满，心下痞坚，面色黧黑，其脉沉紧 | 饮积虚结 | 补虚散结，清热利水 | 木防己汤：木防己、石膏、桂枝、人参 | (24) |
| | | | 饮积实结 | 软坚散结，逐饮利水 | 木防己去石膏加茯苓芒硝汤 | |
| | 支饮冒眩 | 心下有支饮，其人苦冒眩 | 脾虚饮泛，蒙蔽清阳 | 利水补脾 | 泽泻汤：泽泻、白术 | (25) |
| | 支饮胸满 | 支饮胸满（大便秘结） | 饮热互结胸胃 | 逐饮荡热，行气开郁 | 厚朴大黄汤：厚朴、大黄、枳实 | (26) |
| | 支饮不得息 | 支饮不得息 | 水饮壅肺，郁而化热 | 泄肺逐饮，开结平喘 | 葶苈大枣泻肺汤：葶苈、大枣 | (27) |
| | 支饮呕吐 | 呕家本渴，渴者为欲解，今反不渴 | 饮停心下，胃失和降 | 散饮降逆，温胃止呕 | 小半夏汤：半夏、生姜 | (28) |
| | | 卒呕吐，心下痞，膈间有水，眩悸 | | 散寒祛饮，降逆止呕 | 小半夏加茯苓汤：半夏、生姜、茯苓 | (30) |

续表

| 分类 | 脉症 | 病机 | 治则 | 方药 | 原文 |
|---|---|---|---|---|---|
| 支饮实证（咳家有水饮） | 咳家其脉弦，为有水 | 水饮冲肺 | 攻下逐水止咳 | 十枣汤：芫花、甘遂、大戟、大枣 | (32) |
| 支饮久咳重证 | 咳烦，胸中痛 | 水饮上凌心肺 | | | (33) |
| 外寒引动内饮 | 咳逆，倚息不得卧 | 外寒引动内饮 | 温饮散寒，止咳平喘 | 小青龙汤 | (35) |
| 支饮变证（阳虚支饮患者服小青龙汤后的五种证候变化） | 青龙汤下已，多唾，口燥，寸脉沉，尺脉微，手足厥逆，气从小腹上冲胸咽，手足痹，其面翕热如醉状，因复下流阴股，小便难，时复冒 | 一变是服小青龙汤后，水停未散，阳气虚衰，发生气冲 | 敛气平冲，通阳化饮 | 桂苓五味甘草汤：茯苓、桂枝、甘草、五味子 | (36) |
| | 冲气即低，而反更咳，胸满 | 再变冲气虽平而寒饮射肺，支饮复发 | 散寒蠲饮，止咳泄满 | 苓甘五味姜辛汤：茯苓、甘草、干姜、细辛、五味子 | (37) |
| | 咳满即止，（呕而不渴） | 三变因水饮内盛，胃中饮气上逆 | 温阳散寒，祛饮降逆 | 苓甘五味姜辛半夏汤：茯苓、甘草、细辛、干姜、五味子、半夏 | (38) |
| | 水去呕止，其人形肿 | 四变由于反复咳喘，表气未宣，肺失通调，水溢皮肤 | 温阳散寒，利肺涤饮 | 苓甘五味加姜辛半夏杏汤：茯苓、甘草、五味、干姜、细辛、半夏、杏仁 | (39) |
| | 面热如醉 | 五变水饮仍未尽，因连服辛温之剂，酿生胃热随脉上冲于面 | 温脾蠲饮，清泄胃热 | 苓甘五味加姜辛半夏杏大黄汤：茯苓、甘草、五味子、干姜、细辛、半夏、杏仁、大黄 | (40) |

【附方】

《外台》茯苓饮：治心胸中有停痰宿水，自吐出水后，心胸间虚，气满不能食，消痰气，令能食。

茯苓　人参　白术　枳实　橘皮　生姜

# 消渴小便不利淋病脉证并治第十三

## 消　渴

（一）提纲

| 厥阴病提纲 | | 厥阴之为病，消渴，气上冲心，心中疼热，饥而不欲食，食即吐蛔。下之不肯止 | |
|---|---|---|---|
| 消渴（中消） | 主证 | 消谷引食、大便必坚、小便即数 | （1）（9）（3） |
| | 上消 | 渴欲饮水、口干舌燥 | |
| | 下消 | 小便反多 | |
| | 主脉 | 趺阳脉浮而数 | |
| | 病因病机 | 胃中有热<br>浮即为气，数即为消谷而大坚，气盛则溲数，溲数即坚，坚数相搏，即为消渴 | |
| 鉴别 | 虚劳 | 寸口脉浮而迟，浮即为虚，迟即为劳，虚则卫气不足，劳则荣气竭 | （2） |

（二）病机辨证与证治

| 病机辨证 | 脉症 | 治则 | 方药 | 原文 |
|---|---|---|---|---|
| 肺胃热盛气津两伤 | 渴欲饮水，口干舌燥者 | 清热止渴，益气生津 | 白虎加人参汤 | （13） |
| 胃热气盛 | 趺阳脉数，胃中有热，即消谷引食，大便必坚，小便即数 | 泄热通便 | | （9） |
| 肾气亏虚 | 男子消渴，小便反多，以饮一斗，小便一斗 | 滋养肾阴，温复肾阳，化气行水 | 肾气丸 | （4） |

# 小便不利

（一）证治

| 分类 | | 脉症 | 病机 | 治则 | 方药 | 原文 |
|---|---|---|---|---|---|---|
| 异病同治 | 表证夹水 | 脉浮，小便不利，微热，消渴 | 表邪未解，郁热不泄，膀胱气化受阻 | 解表发汗，化气行水 | 五苓散：桂枝、泽泻、茯苓、猪苓、白术 | （5） |
| | 水逆证 | 渴欲饮水，水入则吐 | 膀胱气化失职，下焦蓄水，胃中亦停水 | 利水止吐 | | （6） |
| 热饮烦渴 | | 渴欲饮水不止 | 肾水上泛，饮热烫胸 | 清热利湿，止渴除烦 | 文蛤散 | （7） |
| 上燥下寒水停 | | 小便不利者，有水气，其人若渴 | 燥气聚于上，寒气聚于下，脾虚水停 | 润燥生津，温阳化气，益脾利水 | 栝蒌瞿麦丸：栝蒌根、茯苓、薯蓣、附子、瞿麦 | （11） |
| 湿热夹瘀脾肾亏虚 | | 小便不利 | 湿热瘀结于下焦 | 泄热利湿，化瘀利尿 | 蒲灰散：蒲灰、滑石 | （12） |
| | | | 湿热瘀结于下焦血分，偏于阴虚热盛 | 养阴通瘀，利尿止血 | 滑石白鱼散：滑石、乱发、白鱼 | |
| | | | 脾肾两虚，湿盛热轻 | 健脾益肾，渗湿清热 | 茯苓戎盐汤：茯苓、白术、戎盐 | |
| 水热互结伤阴 | | 脉浮发热，渴欲饮水，小便不利 | 水热互结伤阴 | 育阴利水 | 猪苓汤：茯苓、猪苓、泽泻、滑石、阿胶 | （14） |

# 淋病

（一）提纲

| 主证 | 淋之为病，小便如粟状，小腹弦急，痛引脐中 | |
|---|---|---|
| 病机 | 膀胱湿热内盛 | （8） |
| 治则 | 清利湿热 | |
| 治禁 | 淋家不可发汗 | （10） |
| 误治变证 | 发汗必便血 | |

# 水气病脉证并治第十四

## （一）水气病提纲

### 1. 四水与黄汗辨证

| 分类 | 脉症 | 病机 | 原文 |
|---|---|---|---|
| 风水 | 师曰：病有风水，有皮水，有正水，有石水，有黄汗。风水其脉自浮，外证骨节疼痛，恶风 | 风邪阻滞肺卫 | （1） |
| | 寸口脉沉滑者，中有水气，面目肿大有热，名曰风水。视人之目窠上微拥，如蚕新卧起状，其颈脉动，时时咳，按其手足上，陷而不起者，风水 | | （3） |
| | 太阳病，脉浮而紧，法当骨节疼痛，反不疼，身体反重而酸，其人不渴，汗出即愈，此为风水。恶寒者，此为极虚，发汗得之 | | （4） |
| | 恶风则虚，此为风水 | | （2） |
| 皮水 | 皮水其脉亦浮，外证胕肿，按之没指，不恶风，其腹如鼓，不渴，当发其汗 | 水湿阻滞脾肺，脾气失运 | （1） |
| | 渴而不恶寒者，此为皮水 | | （4） |
| 正水 | 正水其脉沉迟，外证自喘 | 肺脾肾三焦气化失常，水气内停 | （1） |
| 石水 | 石水其脉自沉，外证腹满不喘 | 肾阳虚衰，阴寒凝结下焦，不能化水 | （1） |
| 黄汗 | 黄汗其脉沉迟，身发热，胸满，四肢头面肿 | 水湿郁滞营卫 | （1） |
| | 身肿而冷，状如周痹，胸中窒，不能食，反聚痛，暮躁不得眠，此为黄汗，痛在骨节 | | （4） |
| | 不恶风者，小便通利，上焦有寒，其口多涎，此为黄汗 | | （2） |

## 2. 水气病五脏辨证

| 分类 | 辨证要点 | 原文 |
|---|---|---|
| 心水 | 其身重而少气，不得卧，烦而躁，其人阴肿 | (12) |
| 肝水 | 其腹大，不能自转侧，胁下腹痛，时时津液微生，小便续通 | (13) |
| 肺水 | 其身肿，小便难，时时鸭溏 | (14) |
| 脾水 | 其腹大，四肢苦重，津液不生，但苦少气，小便难 | (15) |
| 肾水 | 其腹大，脐肿腰痛，不得溺，阴下湿如牛鼻上汗，其足逆冷，面反瘦 | (16) |

## 3. 病机辨证

| 辨证分类 | 成因与脉症 | 原文 |
|---|---|---|
| 风气相击 | 脉浮而洪，浮则为风，洪则为气，风气相搏，风强则为隐疹，身体为痒，痒为泄风，久为痂癞。气强则为水，难以俯仰 | (2) |
| 沉伏相搏 | 寸口脉浮而迟，浮脉则热，迟脉则潜，热潜相搏，名曰沉。趺阳脉浮而数，浮脉即热，数脉即止，热止相搏，名曰伏。沉伏相搏，名曰水。沉则络脉虚，伏则小便难，虚难相搏，水走皮肤，即为水矣 | (7) |
| 土不制水 | 问曰：病下利后，渴饮水，小便不利，腹满因肿者，何也？答曰：此法当病水 | (11) |
| 肺失通调 | 寸口脉弦而紧，弦则卫气不行，即恶寒，水不沾流，走于肠间 | (8) |
| 肾虚水泛 | 少阴脉紧而沉，紧则为痛，沉则为水，小便即难 | (9) |

## 4. 治则、禁忌辨证

| 通利小便证 | 师曰：诸有水者，腰以下肿，当利小便 | (17) |
|---|---|---|
| 可汗证 | 腰以上肿，当发汗乃愈 | |
| 可下证 | 夫水病人，目下有卧蚕，面目鲜泽，脉伏，其人消渴。病水腹大，小便不利，其脉沉绝者，有水，可下之 | (10) |
| 禁汗证 | 然诸病此者，渴而下利，小便数者，皆不可发汗 | (4) |

### 5. 误治辨证、鉴别与预后

| 分类 | 成因与脉症 | 治则 | 原文 |
|---|---|---|---|
| 误治变证 | 问曰：病者苦水，面目身体四肢皆肿，小便不利，脉之，不言水，反言胸中痛，气上冲咽，状如炙肉，当微咳喘，审如师言，其脉何类？师曰：寸口脉沉而紧，沉为水，紧为寒，沉紧相搏，结在关元，始时当微，年盛不觉，阳衰之后，荣卫相干，阳损阴盛，结寒微动，肾气上冲，喉咽塞噎，胁下急痛，医以为留饮而大下之，气击不去，其病不除。后重吐之，胃家虚烦，咽燥欲饮水，小便不利，水谷不化，面目手足浮肿。又以葶苈丸下水，当时如小差，食饮过度，肿复如前，胸胁苦痛，象若奔豚，其水扬溢，则浮咳喘逆 | 当先攻击冲气，令止，乃治咳，咳止其喘自瘥，先治新病，病当在后 | (19) |
| 误治作水 | 跌阳脉当伏，今反紧，本自有寒，疝瘕，腹中痛，医反下之，下之即胸满短气。跌阳脉当伏，今反数，本自有热，消谷，小便数，今反不利，此欲作水 | | (6) |
| 鉴别 | 黄汗之病，两胫自冷；假令发热，此属历节。食已汗出，又身常暮盗汗出者，此劳气也 | | (27) |
| 预后 | 咳而喘，不渴者，此为脾胀，其状如肿，发汗即愈 | | (4) |
| | 风气相击，身体洪肿，汗出乃愈 | | (2) |
| | 若小便自利及汗出者，自当愈 | | (11) |
| | 脉得诸沉，当责有水，身体肿重，水病脉出者，死 | | (9) |
| | （黄汗）久不愈，必致痈脓 | | (1) |
| | 若汗出已，反发热者，久久其身必甲错；发热不止者，必生恶疮 | | (27) |

## （二）水气病证治

| 分类 | | 脉症 | 病机 | 治则 | 方药 | 原文 |
|---|---|---|---|---|---|---|
| 风水 | 风水在表 | 脉浮 | 风水在表 | 发汗宣肺，除风祛水 | 杏子汤 | (24) |
| | 风水表虚 | 风水，脉浮身重，汗出恶风 | 风水表虚，卫气不固 | 补卫固表，利水除湿 | 防己黄芪汤：防己、黄芪、白术、甘草；腹痛加白芍 | (20) |
| | 风水夹热 | 风水恶风，一身悉肿，脉浮不渴，续自汗出，无大热 | 风水表实，里有郁热 | 发汗散水，清透郁热 | 越婢汤：麻黄、石膏、生姜、大枣、甘草 | (21) |

| | 分类 | 脉症 | 病机 | 治则 | 方药 | 原文 |
|---|---|---|---|---|---|---|
| 皮水 | 皮水表虚 | 四肢肿,水气在皮肤中,四肢聂聂动 | 阳气失宣,水气不行 | 通阳化气,分消水湿 | 防己茯苓汤:防己、黄芪、桂枝、茯苓、甘草 | (22) |
| | 皮水阳郁 | 厥而皮水 | 水气盛于外,湿热壅于内,阳气被郁,不达四末 | 清湿热,利小便 | 蒲灰散 | (25) |
| | 皮水夹热 | 里水者,一身面目黄肿,其脉沉,小便不利 | 皮水夹郁热 | 发汗散水,清热除湿 | 越婢加术汤:越婢汤加白术 | (5) |
| | 皮水表实 | 里水 | 皮水初起,风寒表实,肺气不宣,里无郁热 | 发汗宣肺,散水和中 | 越婢加术汤甘草麻黄汤:甘草、麻黄 | (23) |
| 正水 | | 脉沉(其脉沉迟,外证自喘) | 肾阳虚不能化气行水,水寒冲肺 | 助阳温经,发汗散水 | 麻黄附子汤:麻黄、甘草、附子 | (24) |
| 黄汗 | 主证 | 身体肿,发热汗出而渴,状如风水,汗沾衣,色正黄如药汁,脉自沉 | 汗出入水中浴,水从汗孔入(水寒郁表,为热所蒸) | 解肌固表,驱逐水湿 | 芪芍桂酒汤:黄芪、芍药、桂枝、苦酒 | (26) |
| | 变证 | 身重汗出已辄轻者,久久必身瞤,瞤即胸中痛,又从腰以上必汗出,下无汗,腰髋弛痛,如有物在皮中状,剧者不能食,身疼重,烦躁,小便不利 | 黄汗病日久不愈,营卫失调,水湿郁滞,阳气不宣(上焦阳虚,下焦湿盛) | 调和营卫,宣阳逐湿 | 桂枝加黄芪汤:桂枝、芍药、甘草、生姜、大枣、黄芪 | (27) |

## （三）血分病病机辨证

| 分型 | 成因与脉症 | 病机 | 治则 | 原文 |
|---|---|---|---|---|
| 阳虚血断 | 寸口脉沉而迟，沉则为水，迟则为寒，寒水相搏。趺阳脉伏，水谷不化，脾气衰则鹜溏，胃气衰则身肿。少阳脉卑，少阴脉细，男子则小便不利，妇人则经水不通。经为血，血不利则为水，名曰血分 | 阳虚而经血不行，久之而败血化水 | 温阳通经利水 | （18） |
| 阳实血干 | 寸口脉沉而数，数则为出，沉则为入。出则为阳实，入则为阴结。趺阳脉微而弦，微则无胃气，弦则不得息。少阴脉沉而滑，沉则为在里，滑则为实，沉滑相搏，血结胞门，其瘕不泻，经络不通，名曰血分（注：此条文据元邓珍本仿宋刻本《金匮要略》补入） | 阳实而胞血烧干，久之而血枯吸水 | 祛瘀通经利水 | |

（说明：表中"治血为本，治水为标"为"病机"列与"治则"列之间跨两行居中文字）

## （四）水分病、血分病之辨

| | 辨证要点 | 病机 | 治则 | 预后 |
|---|---|---|---|---|
| 水分 | 先病水，后经水断，名曰水分 | 水病及血——水液阻滞血道 | 利水佐以通经 | 水分浅而易行，故易治 |
| 血分 | 经水前断，后病水，名曰血分 | 血病及水——瘀血阻滞水道 | 通经佐以利水 | 血分深而难通，故难治 |

注：此条文原书已缺佚，兹据王叔和《脉经》补入

## （五）气分病提纲

| 脉症 | 病机 | 治则 | 原文 |
|---|---|---|---|
| 寸口脉迟而涩，迟则为寒，涩为血不足。趺阳脉微而迟，微则为气，迟则为寒，寒气不足，则手足逆冷；手足逆冷，则荣卫不利；荣卫不利，则腹满胁鸣相逐，气转膀胱，荣卫俱劳，阳气不通即身冷，阴气不通即骨疼；阳前通则恶寒，阴前通则痹不仁……实则失气，虚则遗尿，名曰气分 | 荣卫不利，阴阳相失（寒气凝滞或水饮痰结，阳气不运，气分不通） | 阴阳相得，其气乃行，大气一转，其气乃散（调营卫，转大气） | （28） |

## （六）气分病证治

| 分类 | 脉症 | 病机 | 治则 | 方药 | 原文 |
|------|------|------|------|------|------|
| 阳虚阴凝 | 气分，心下坚，大如盘，边如旋杯 | 阳虚阴凝，大气不转，寒饮停聚心下 | 温阳散寒，通利气机，宣发水饮 | 桂枝去芍药加麻辛附子汤：桂枝、生姜、甘草、大枣、麻黄、细辛、附子 | （29） |
| 脾虚气滞 | 心下坚，大如盘，边如旋盘 | 脾虚气滞，水饮痞结于心下 | 行气消痞，健脾利水 | 枳术汤：枳实、白术 | （30） |

**【附方】**

《外台》**防己黄芪汤**：治风水，脉浮为在表，其人或头汗出，表无他病，病者但下重，从腰以上为和，腰以下当肿及阴，难以屈伸（方见风湿中）。

# 黄疸病脉证并治第十五

## （一）提纲

| 主要病机 | 脾色必黄，瘀热以行（1）<br>然黄家所得，从湿得之（8） | |
|------|------|------|
| 治则 | 诸病黄家，但利其小便（16） | |
| 预后 | 黄疸之病，当以十八日为期，治之十日以上瘥，反极为难治（11）<br>疸而渴者，其疸难治；疸而不渴者，其疸可治（12）<br>女劳疸，腹如水状，不治（2） | |
| 病位辨证 | 发于阴部，其人必呕（12） | 阳部，其人振寒而发热也（12） |

## （二）辨证

| 病因辨证 | 分类 | 成因与脉症 | 病机 | 治则 | 原文 |
|------|------|------|------|------|------|
| | 谷疸 | 趺阳脉紧而数，数则为热，热则消谷；紧则为寒，食即为满。尺脉浮为伤肾；趺阳脉紧为伤脾。风寒相搏，食谷则眩，谷气不消，胃中苦浊，浊气下流，小便不通，阴被其寒，热流膀胱，身体尽黄，名曰谷疸 | 脾湿胃热内蕴 | 清热利湿 | （2） |

续表

| 分类 | 成因与脉症 | | 病机 | 治则 | | 原文 |
|---|---|---|---|---|---|---|
| 酒疸 | 心中懊憹而热，不能食，时欲吐，名曰酒疸 | | 嗜酒伤中，湿热内蕴 | | 清热利湿 | （2） |
| | 夫病酒黄疸，必小便不利，其候心中热，足下热，是其证也 | | | | | （4） |
| | 酒黄疸者，或无热，靖言了了，小腹满欲吐，鼻燥 | 脉浮者 | | 先吐之 | | （5） |
| | | 沉弦者 | | 先下之 | | |
| | 酒疸，心中热，欲呕者 | | | 吐之愈 | | （6） |
| 女劳疸 | 额上黑，微汗出，手足中热，薄暮即发，膀胱急，小便自利 | | 肾虚有热 | 补肾清热 | | （2） |
| 湿热发黄 | 寸口脉浮而缓，浮则为风，缓则为痹，痹非中风，四肢苦烦，脾色必黄，瘀热以行 | | 湿热郁滞脾胃 | 清热利湿 | | （1） |
| | 脉沉，渴欲饮水，小便不利者，皆发黄 | | 湿热熏蒸 | | | （9） |
| | 腹满，舌痿黄，燥不得睡，属黄家 | | | | | （10） |
| 寒湿发黄 | 阳明病脉迟者，食难用饱，饱则发烦，头眩，小便必难，此欲作谷疸。虽下之，腹满如故。所以然者，脉迟故也 | | 脾胃虚寒，寒湿中阻 | 温中化湿 | | （3） |
| 火劫发黄 | 师曰：病黄疸，发热烦喘，胸满口燥者，以病发时，火劫其汗，两热所得……一身尽发热而黄，肚热，热在里，当下之 | | 火热相搏，里热炽盛 | 通腑泄热 | | （8） |
| 黑疸（湿热夹瘀） | 酒疸下之，久久为黑疸，目青面黑，心中如啖蒜齑状，大便正黑，皮肤爪之不仁，其脉浮弱，虽黑微黄，故知之 | | 酒疸误下，致湿热内陷血分，营血瘀滞 | 清热消瘀化湿 | | （7） |

（病机辨证）

（三）证治

| 分类 | 脉症 | | 病机 | | 治则 | 方药 | 原文 |
|---|---|---|---|---|---|---|---|
| 湿热黄疸（谷疸、酒疸） | 谷疸之为病，寒热不食，食即头眩，心胸不安，久久发黄，为谷疸 | 湿热内蕴 | 湿热俱盛 | | 清泄湿热 | 茵陈蒿汤：茵陈蒿、栀子、大黄 | (13) |
| | 黄疸病 | | 湿重于热 | | 利湿清热 | 茵陈五苓散：茵陈蒿加五苓散 | (18) |
| | 酒黄疸，心中懊憹，或热痛 | | 热重于湿 | 酒疸热盛病位偏上 | 清心除烦 | 栀子大黄汤：栀子、大黄、枳实、豆豉 | (15) |
| | 黄疸腹满，小便不利而赤，自汗出 | | | 表和里实病居中下 | 通腑泄热 | 大黄硝石汤：大黄、黄柏、硝石、栀子 | (19) |
| 女劳疸兼瘀血 | 黄家，日晡所发热，而反恶寒，此为女劳得之。膀胱急，少腹满，身尽黄，额上黑，足下热，因作黑疸。其腹胀如水状，大便必黑，时溏，此女劳之病，非水也。腹满者难治 | 肾虚有热，兼有瘀血、湿浊 | | | 消瘀化湿 | 硝石矾石散：硝石、矾石 | (14) |
| 虚劳黄疸 | 男子黄，小便自利 | 中焦虚寒，气血不足，肌肤失荣 | | | 补脾健中 | 小建中汤（方见虚劳中） | (22) |
| 燥黄 | 诸黄 | 气血不利，血瘀而燥 | | | 消瘀润燥 | 猪膏发煎：猪膏、乱发 | (17) |
| 黄疸兼证 兼表虚证 | 诸病黄家，但利其小便。假令脉浮，当以汗解之 | 邪气在表 | | | 调和营卫，解肌除湿 | 桂枝加黄芪汤（方见水气中） | (16) |
| 兼少阳证 | 诸黄，腹痛而呕 | 邪在少阳 | | | 和解少阳 | 柴胡汤（方见呕吐中） | (21) |
| 黄疸变哕 | 黄疸病，小便色不变，欲自利，腹满而喘，不可除热，热除必哕 | 寒湿黄疸误用苦寒之剂，伤及中阳，胃失和降 | | | 温胃化饮，降逆止哕 | 小半夏汤(方见痰饮中) | (20) |

【附方】

**瓜蒂汤**：治诸黄。方见喝病中。

《**千金**》**麻黄醇酒汤**：治黄疸。

麻黄　美清酒

<h2 style="text-align:center">惊悸吐衄下血胸满瘀血病脉证治第十六</h2>

## 一、惊悸

### （一）脉象与证治

| 分类 | 脉 | 症 | 病机 | 治则 | 方药 | 原文 |
|---|---|---|---|---|---|---|
| 火劫致惊 | 寸口脉动而弱，动即为惊，弱则为悸 | 惊狂、心悸 | 误用火劫，心阳被伤，神气浮越 | 宣通心气，敛镇心神 | 桂枝去芍药加蜀漆牡蛎龙骨救逆汤：桂枝、甘草、生姜、牡蛎、龙骨、大枣、蜀漆 | （12） |
| 水饮致悸 | | 心下悸 | 水饮内停，上凌心肺，心阳被遏 | 宣通阳气，降逆蠲饮 | 半夏麻黄丸：半夏、麻黄 | （13） |

## 二、吐衄下血

### （一）提纲

| 分类 | 衄血 | 下血 | 吐血 | 原文 |
|---|---|---|---|---|
| 脉症 | 病人面无血色，无寒热 | | | （5） |
| | 脉沉弦者，衄 | 脉浮弱，手按之绝者，下血 | 烦咳者，必吐血 | |
| 治禁 | 衄家不可汗 | | | （4） |
| | 亡血不可发其表 | | | （9） |
| 误治变证 | 汗出必额上陷，脉紧急，直视不能眴，不得眠 | | | （4） |
| | 汗出则寒栗而振 | | | （9） |
| 四时病位辨证 | 从春至夏，衄者，太阳；从秋至冬，衄者，阳明 | | | （3） |
| 预后 | 师曰：夫脉浮，目睛晕黄，衄未止；晕黄去，目睛慧了，知衄今止 | | | （2） |
| | 夫吐血，咳逆上气，其脉数而有热，不得卧者，死 | | | （6） |
| 失血寒虚辨证 | 寸口脉弦而大，弦则为减，大则为芤，减则为寒，芤则为虚，寒虚相击，此名曰革，妇人则半产漏下，男子则亡血 | | | （8） |

（二）证治

| 分类 | 脉症 | 病机 | 治则 | 方药 | 原文 |
|------|------|------|------|------|------|
| 酒客吐血 | 酒客咳者，必致吐血 | 极饮过度，酒热灼伤肺胃 | 清热除湿 | | （7） |
| 虚寒吐血 | 吐血不止 | 中气虚寒，血不归经 | 温中止血 | 柏叶汤：柏叶、干姜、艾叶 | （14） |
| 热盛吐衄 | 心气不足，吐血、衄血 | 心阴不足，阳热独盛，迫血外行 | 苦寒清泄降火止血 | 泻心汤：大黄、黄连、黄芩 | （17） |
| 虚寒便血（远血） | 下血，先便后血 | 脾气虚寒，不能摄血 | 温脾摄血 | 黄土汤：甘草、干地黄、白术、附子、阿胶、黄芩、灶中黄土 | （15） |
| 湿热便血（近血） | 下血，先便后便 | 湿热蕴于大肠，灼伤阴络，迫血外溢 | 清热利湿活血止血 | 赤小豆当归散（方见狐惑中） | （16） |

## 三、瘀血

（一）辨证

| 分类 | 脉症 | 病机 | 治则 | 原文 |
|------|------|------|------|------|
| 单纯瘀血 | 病人胸满，唇痿，舌青，口燥，但欲漱水不欲咽，无寒热，脉微大来迟，腹不满，其人言我满，为有瘀血 | 瘀血内结 | 活血逐瘀 | （10） |
| 瘀血化热 | 病者如热状，烦满，口干燥而渴，其脉反无热，此为阴状，是瘀血也，当下之 | 瘀血阻滞日久，郁而化热伏于阴分 | | （11） |

# 呕吐哕下利病脉证治第十七

## 一、脏腑气绝内外辨证

| 分类 | 脉症 | 原文 |
|------|------|------|
| 六腑气绝于外者 | 手足寒，上气脚缩 | （24） |
| 五脏气绝于内者 | 利不禁，下甚者，手足不仁 | |

## 二、呕吐

### （一）病机辨证

| 分类 | | 成因与脉症 | 病机 | 原文 |
|---|---|---|---|---|
| 宗气不足 | | 寸口脉微而数，微则无气，无气则荣虚，荣虚则血不足，血不足则胸中冷 | 宗气不足，营血亏虚 | （4） |
| 中焦虚寒 | 脾胃两虚 | 趺阳脉浮而涩，浮则为虚，涩则伤脾，脾伤则不磨，朝食暮吐，暮食朝吐，宿谷不化，名曰胃反 | 脾胃两虚，胃寒脾燥，不能腐熟运化水谷 | （5） |
| | 误汗胃反 | 问曰：病人脉数，数为热，当消谷引食，而反吐者，何也？师曰：以发其汗，令阳微，膈气虚，脉乃数。数为客热，不能消谷，胃中虚冷故也 | 误汗伤阳，胃中虚冷 | （3） |
| | 误下胃反 | 脉弦者，虚也。胃气无余，朝食暮吐，变为胃反。寒在于上，医反下之，今脉反弦，故名曰虚 | 误用苦寒攻下，更伤胃中阳气 | |
| 饮邪致呕 | 先呕后渴 | 先呕却渴者 | 此为欲解（饮随呕去） | （2） |
| | 先渴后呕 | 先渴却呕者 | 为水停心下，此属饮家（水饮内停，气机受阻，津不上承） | |
| | 呕而不渴 | 呕家本渴，今反不渴者 | 心下有支饮故也，此属支饮（水饮内盛） | |

### （二）治禁与预后

| 治禁 | 夫呕家有痈脓，不可治呕，脓尽自愈（1） |
|---|---|
| | 病人欲吐者，不可下之（6） |
| 预后 | 胃反，脉紧而涩，其病难治（5） |

## （三）证治

| 分类 | | 脉症 | 病机 | 治则 | 方药 | 原文 |
|---|---|---|---|---|---|---|
| 虚寒呕吐 | 胃虚寒饮 | 呕而胸满 | 胃阳不足，寒饮中阻，胃气上逆 | 温阳和胃散寒降逆 | 茱萸汤：吴茱萸、人参、生姜、大枣 | (8) |
| | 肝寒犯胃 | 干呕，吐涎沫，头痛 | 胃虚停饮，肝之寒气犯胃夹饮循经上冲 | | | (9) |
| | 虚寒胃反 | 胃反呕吐《外台》云：治呕，心下痞硬者 | 胃虚食停，气逆作呕 | 补虚安中和胃降逆 | 大半夏汤：半夏、人参、白蜜 | (16) |
| | 阴盛格阳 | 呕而脉弱，小便复利，身有微热，见厥者难治 | 阴盛格阳，阳气欲脱 | 回阳救逆 | 四逆汤：附子、干姜、甘草 | (14) |
| 实热呕吐 | 胃肠实热 | 食已即吐 | 胃肠实热，腑气不通，胃气上逆 | 泻实清热和胃止呕 | 大黄甘草汤：大黄、甘草 | (17) |
| | 热郁少阳 | 呕而发热 | 热郁少阳，邪热迫胃，胃气上逆 | 清解少阳和胃降逆 | 小柴胡汤：柴胡、黄芩、人参、甘草、半夏、生姜、大枣 | (15) |
| | 干呕热利 | 干呕而利 | 邪热上扰于胃，下迫于肠 | 清肠止利和胃降逆 | 黄芩加半夏生姜汤：黄芩、甘草、芍药、半夏、生姜、大枣 | (11) |
| 寒热错杂 | 上热下寒 | 呕而肠鸣，心下痞 | 寒热互结中焦，脾胃升降失调 | 开结除痞和胃降逆 | 半夏泻心汤：半夏、黄芩、干姜、人参、黄连、大枣、甘草 | (10) |
| | 内热外寒 | 吐后渴欲得水而贪饮者……兼主微风，脉紧，头痛 | 内有热结，外有表邪 | 解表清里 | 文蛤汤：文蛤、麻黄、甘草、生姜、石膏、杏仁、大枣 | (19) |

　　　　　　　　　　　　　　　　　　　　　　　　　　　　　　　续表

|  | 分类 | 脉症 | 病机 | 治则 | 方药 | 原文 |
|---|---|---|---|---|---|---|
| 饮邪呕吐 | 痰停积饮 | 诸呕吐，谷不得下 | 痰饮上逆，胃失和降 | 开痰蠲饮降逆止呕 | 小半夏汤（方见痰饮中） | (12) |
|  | 寒饮内盛 | 干呕吐逆，吐涎沫 | 中阳不足，寒饮内盛 | 温中散寒降逆止呕 | 半夏干姜散：半夏、干姜 | (20) |
|  | 寒饮搏结胸胃 | 胸中似喘不喘，似呕不呕，似哕不哕，彻心中愦愦然无奈 | 寒饮搏结胸胃，闭郁胸阳，气机受阻 | 辛散寒饮舒展阳气 | 生姜半夏汤：半夏、生姜汁 | (21) |
|  | 呕后思水 | 呕吐而病在膈上，后思水 | 吐后思水，饮邪已去，预防新饮 | 健脾利水 | 猪苓散：猪苓、茯苓、白术 | (13) |
|  | 饮阻气逆、呕渴并见 | 胃反，吐而渴欲饮水 | 停饮胃反 | 健脾利水通阳散饮 | 茯苓泽泻汤：茯苓、泽泻、甘草、桂枝、白术、生姜 | (18) |

## 三、哕证治

| 分类 | 脉症 | 病机 | 治则 | 方药 | 原文 |
|---|---|---|---|---|---|
| 实证呃逆 | 哕而腹满，视其前后，知何部不利，利之即愈 | 实邪中阻，气机壅滞 | 通利二便 | 朱肱《活人书》云：前部不利猪苓汤，后部不利调胃承气汤 | (7) |
| 胃寒气逆 | 干呕哕，若手足厥 | 胃寒气逆，寒阻中阳 | 通阳和胃散寒止哕 | 橘皮汤：橘皮、生姜 | (22) |
| 胃虚有热 | 哕逆 | 胃虚有热，气逆不降 | 补虚清热降逆和胃 | 橘皮竹茹汤：橘皮、竹茹、大枣、生姜、甘草、人参 | (23) |

## 四、下利

### （一）预后（未解欲解辨证）

| 分类 | 未解之脉症 | 自愈欲解之脉症 | 原文 |
|---|---|---|---|
| 预后 | 下利，脉沉弦者，下重；脉大者，为未止 | 脉微弱数者，为欲自止，虽发热不死 | (25) |
| | 下利，手足厥冷，无脉者，灸之不温；若脉不还，反微喘者，死 | 少阴负趺阳者，为顺也 | (26) |
| | | 下利，有微热而渴，脉弱者，今自愈 | (27) |
| | 设脉紧，为未解 | 下利脉数，有微热汗出，今自愈 | (28) |
| | 设不差，必清脓血，以有热故也 | 下利，脉数而渴者，今自愈 | (29) |
| | | 下利，脉反弦，发热身汗者，自愈 | (30) |
| | 脉不还者死 | 下利后，脉绝，手足厥冷。晬时脉还，手足温者生 | (35) |

### （二）证治

| 分类 | | 脉症 | 病机 | 治则 | 方药 | 原文 |
|---|---|---|---|---|---|---|
| 虚寒下利 | 表里同病 | 下利，腹胀满，身体疼痛 | 表里同病，里证尤急 | 先温其里，乃攻其表 | 桂枝汤：桂枝、芍药、甘草、生姜、大枣 | (36) |
| | 虚寒勿汗 | 下利清谷，不可攻其表，汗出必胀满 | 误汗伤阳，里阳愈虚，阴寒更盛 | 温运脾阳 | 四逆汤：（方见呕吐中） | (33) |
| | 阴盛格阳（戴阳） | 下利清谷，里寒外热，汗出而厥 | 脾肾阳虚，阴寒内盛，阴盛于内，格阳于外 | 回阳救逆 | 通脉四逆汤：附子、干姜、甘草 | (45) |
| | | 下利脉沉而迟，其人面少赤，身有微热，下利清谷者，必郁冒汗出而解，病人必微厥 | | | | (34) |

续表

| | 分类 | 脉症 | 病机 | 治则 | 方药 | 原文 |
|---|---|---|---|---|---|---|
| 气利 | 虚寒气利 | 气利 | 中焦虚寒，气机不固 | 温涩固肠 | 诃梨勒散：诃梨勒 | (47) |
| | 湿滞气利 | 下利气 | 脾虚不运，湿滞肠道 | 利其小便 | | (31) |
| 实积下利 | | 下利，三部脉皆平，按之心下坚 | 虽利未虚，内有积滞 | 攻下里实 | 大承气汤（见痉病中） | (37) |
| | | 下利，脉迟而滑 | 积滞内阻 | | | (38) |
| | | 下利，脉反滑 | | | | (39) |
| | | 下利已差，至其年月日时复发 | 病邪未尽，伏匿肠间，遇时复发 | | | (40) |
| | | 下利谵语者，有燥屎 | 胃肠实热，燥屎内结 | 通腑泄热 | 小承气汤：大黄、厚朴、枳实 | (41) |
| 下利脓血 | 虚寒下利 | 下利便脓血 | 中焦虚寒，大肠失约，络脉不固 | 温中补虚涩肠止利 | 桃花汤：赤石脂、干姜、粳米 | (42) |
| | 湿热下利 | 热利下重 | 湿热蕴肠，蒸腐血络，壅滞气机 | 清热凉血燥湿止痢 | 白头翁汤：白头翁、黄连、黄柏、秦皮 | (43) |
| | | 下利，寸脉反浮数，尺中自涩者，必清脓血 | | | | (32) |
| | 下利虚烦 | 下利后更烦，按之心下濡者，为虚烦也 | 实热已去，余热扰于心膈 | 透邪泄热解郁除烦 | 栀子豉汤：栀子、香豉 | (44) |
| 下利肺痛 | | 下利肺痛 | 利后下虚，虚热上浮 | 补虚清热止痛 | 紫参汤：紫参、甘草 | (46) |

【附方】

《千金翼》小承气汤：治大便不通，哕，数谵语。方见上。

《外台》黄芩汤：治干呕下利。

黄芩　人参　干姜　桂枝　大枣　半夏

# 疮痈肠痈浸淫病脉证并治第十八

## 一、痈肿辨证

| 分类 | 辨证要点 | | | 病机 | 治则 | 原文 |
|---|---|---|---|---|---|---|
| 痈肿发病 | 诸浮数脉，应当发热，而反洒淅恶寒，若有痛处，当发其痈 | | | 热毒壅塞营卫阻滞 | 清热解毒 | （1） |
| 痈肿之有脓 | 脉洪数者，脓已成，不可下也 | 诸痈肿，欲知有脓无脓，以手掩肿上 | 热者为有脓 | 毒已聚 | 解毒排脓 | （2） |
| 痈肿之无脓 | 脉迟紧者，脓未成，可下之 | | 不热者为无脓 | 毒未聚 | 清热消痈 | （4） |

## 二、浸淫疮预后与金疮亡血辨证

| 浸淫疮预后 | 浸淫疮，从口流向四肢者，可治；从四肢流来入口者，不可治 | （7） |
|---|---|---|
| 金疮亡血辨证 | 问曰：寸口脉浮微而涩，然当亡血，若汗出，设不汗者云何？答曰：若身有疮，被刀斧所伤，亡血故也 | （5） |

## 三、肠痈、浸淫疮、金疮证治

| 分类 | | 脉症 | 病机 | 治则 | 方药 | 原文 |
|---|---|---|---|---|---|---|
| 肠痈 | 脓已成 | 肠痈之为病，其身甲错，腹皮急，按之濡，如肿状，腹无积聚，身无热，脉数，此为肠内有痈脓 | 气血郁滞于里，痈脓内结于肠 | 排脓消脓，振奋阳气 | 薏苡附子败酱散：薏苡仁、附子、败酱草 | （3） |
| | 脓未成 | 肠痈者，少腹肿痞，按之即痛如淋，小便自调，时时发热，自汗出，复恶寒。其脉迟紧者，脓未成，可下之，当有血 | 热毒内聚，营血瘀结，经脉不通 | 清热散结，逐瘀攻下 | 大黄牡丹皮汤：大黄、牡丹皮、桃仁、瓜子、芒硝 | （4） |
| 金疮 | | 病金疮 | 金刃所伤，经脉斩断，营瘀血恶 | 消瘀和营，敛疮生肌 | 王不留行散：王不留行、蒴藋细叶、桑东南根白皮、甘草、川椒、黄芩、干姜、芍药、厚朴 | （6） |

续表

| 分类 | 脉症 | 病机 | 治则 | 方药 | 原文 |
|---|---|---|---|---|---|
| 浸淫疮 | 浸淫疮 | 湿热火毒 | 清热燥湿解毒 | 黄连粉（方未见） | (8) |

**【附方】**

**排脓散方**

枳实　芍药　桔梗

**排脓汤方**

甘草　桔梗　生姜　大枣

## 跌蹶手指臂肿转筋阴狐疝蛔虫病脉证治第十九

（一）证治

| 分类 | 脉症 | 病机 | 治则 | 方药 | 原文 |
|---|---|---|---|---|---|
| 跌蹶 | 病跌蹶，其人但能前，不能却 | 太阳经伤 | 调和气血 | 刺腨入二寸（合阳、承山、飞扬等穴） | (1) |
| 手指臂肿 | 病人常以手指臂肿动，此人身体瞤瞤者 | 风痰阻膈攻走流窜 | 涌吐风痰 | 藜芦甘草汤（方未见） | (2) |
| 转筋 | 转筋之为病，其人臂脚直，脉上下行，微弦，转筋入腹 | 邪冷动筋则转，化热入腹成积 | 下气消积，清热通便 | 鸡屎白散：鸡屎白 | (3) |
| 阴狐疝 | 阴狐疝气者，偏有小大，时时上下 | 肝经寒凝 | 辛温通利 | 蜘蛛散：蜘蛛、桂枝 | (4) |
| 蛔虫 | 腹中痛，其脉当沉，若弦，反洪大，故有蛔虫 | 蛔动气逆 | 杀虫止痛 | 甘草粉蜜汤：甘草、粉、蜜 | (5) |
| | 蛔虫之为病，令人吐涎，心痛，发作有时，毒药不止 | | | | (6) |
| 蛔厥 | 蛔厥者，当吐蛔。令病者静而复时烦，此为脏寒，蛔上入膈，故烦。须臾复止，得食而呕，又烦者，蛔闻食臭出，其人常自吐蛔 | 脏寒蛔动，上扰胸膈 | 温脏安蛔 | 乌梅丸：乌梅、细辛、干姜、黄连、当归、附子、川椒、桂枝、人参、黄柏 | (7)(8) |

# 妇人妊娠病脉证并治第二十

## （一）胎、癥之辨

| 分类 | 鉴别要点 | 原文 |
|------|----------|------|
| 妊娠（胎） | 妊娠六月动者，前三月经水利时胎也 | (2) |
| 癥病 | 妇人宿有癥病，经断未及三月，而得漏下不止，胎动在脐上者，为癥痼害 | |

## （二）证治

| 分类 | | 脉症 | 病机 | 治则 | 方药 | 原文 |
|------|------|------|------|------|------|------|
| 恶阻 | | 妇人得平脉，阴脉小弱，其人渴，不能食，无寒热 | 阴阳气血失调，胎气上逆 | 调阴阳，和脾胃 | 桂枝汤（方见利中） | (1) |
| | | 妊娠呕吐不止 | 胃虚寒饮，气机上逆，胃失和降 | 温中补虚，蠲饮止呕 | 干姜人参半夏丸：干姜、人参、半夏 | (6) |
| 癥病 | | 妇人宿有癥病，经断未及三月，而得漏下不止。胎动在脐上者，为癥痼害……下血者，后断三月，衃也 | 瘀血内结 | 活血化瘀，缓消癥块 | 桂枝茯苓丸：桂枝、茯苓、牡丹、桃仁、芍药 | (2) |
| 妊娠腹痛 | 阳虚寒盛 | 妇人怀妊六七月，脉弦，发热，其胎愈胀，腹痛恶寒者，少腹如扇 | 阳气虚，寒邪重 | 温阳散寒，暖宫安胎 | 附子汤（方未见） | (3) |
| | 肝脾失调 | 妇人怀妊，腹中疠痛 | 肝血不足，脾有湿郁，肝木乘土，气血郁滞 | 养血疏肝，健脾利湿，止痛安胎 | 当归芍药散：当归、芍药、茯苓、白术、泽泻、芎䓖 | (5) |
| 妇人下血 | | 妇人有漏下者，有半产后因续下血都不绝者，有妊娠下血者，假令妊娠腹中痛，为胞阻 | 冲任虚损，阴血不能内守 | 养血止血，调经安胎 | 胶艾汤：芎䓖、阿胶、甘草、艾叶、当归、芍药、干地黄 | (4) |

续表

| 分类 | | 脉症 | 病机 | 治则 | 方药 | 原文 |
|---|---|---|---|---|---|---|
| 妊娠<br>小便难 | | 妊娠小便难，饮食如故 | 血虚气郁，湿热蕴结 | 养血润燥，清热除湿 | 当归贝母苦参丸：当归、贝母、苦参（男子加滑石） | (7) |
| 妊娠水肿 | | 妊娠有水气，身重，小便不利，洒淅恶寒，起即头眩 | 水湿内停，气化受阻 | 利水通窍，渗湿通阳 | 葵子茯苓散：葵子、茯苓 | (8) |
| 养胎 | 血虚有热 | 妇人妊娠，宜常服当归散主之 | 肝血不足，内生胎热 | 养血健脾，清热安胎 | 当归散：当归、黄芩、芍药、芎䓖、白术 | (9) |
| | 脾虚有寒 | 妊娠养胎 | 脾胃虚寒，水湿中阻 | 健脾温中，除湿安胎 | 白术散：白术、芎䓖、蜀椒、牡蛎 | (10) |
| 妇人伤胎 | | 妇人伤胎，怀身腹满，不得小便，从腰以下重，如有水气状，怀身七月，太阴当养不养，此心气实 | 金为火承，肺金受克 | 泻心行水 | 刺泻劳宫及关元，小便微利则愈 | (11) |

# 妇人产后病脉证并治第二十一

## （一）产后三病成因

| 产后三病 | 成因 | 原文 |
|---|---|---|
| 一者病痉 | 新产血虚，多汗出，喜中风，故令病痉 | (1) |
| 二者病郁冒 | 亡血复汗，寒多，故令郁冒 | |
| 三者大便难 | 亡津液胃燥，故令大便难 | |

（二）证治

| 分类 | | 脉症 | 病机 | 治则 | 方药 | 原文 |
|---|---|---|---|---|---|---|
| 产后郁冒 | | 产妇郁冒，其脉微弱，呕不能食，大便反坚，但头汗出 | 血虚而厥，孤阳上出，厥而必冒 | 扶正祛邪，和利枢机 | 小柴胡汤（方见呕吐中） | (1) |
| 郁冒解后转属胃家实 | | 病解能食，七八日更发热者，此为胃实 | 未尽余邪与所食相结 | 苦寒攻下，荡涤实邪 | 大承气汤（方见痉病中） | (2) |
| 产后腹痛 | 血虚而寒 | 产后腹中疠痛……并治腹中寒疝，虚劳不足 | 产后血虚，寒袭血分 | 养血补虚，温中散寒 | 当归生姜羊肉汤（见寒疝中） | (3) |
| | 气血郁滞 | 产后腹痛，烦满不得卧 | 产后气血郁滞 | 行气散结，和血止痛 | 枳实芍药散：枳实、芍药 | (4) |
| | 瘀血内结 | 产妇腹痛，法当以枳实芍药散，假令不愈者，此为腹中有干血着脐下；亦主经水不利 | 腹中有干血着脐下 | 破血逐瘀 | 下瘀血汤：大黄、桃仁、䗪虫 | (5) |
| | 胃实瘀血 | 产后七八日，无太阳证，少腹坚痛，此恶露不尽；不大便，烦躁发热，切脉微实，再倍发热，日晡时烦躁者，不食，食则谵语，至夜即愈 | 热在里，结在膀胱也（阳明腑实，瘀血内结） | 泄热通便，热去血行 | 大承气汤（方见痉病中） | (6) |
| 产后中风 | 正气未虚 | 产后风续之数十日不解，头微痛，恶寒，时时有热，心下闷，干呕，汗出 | 风邪袭表 | 解表祛风调和营卫 | 阳旦汤（即桂枝汤方，见下利中） | (7) |
| | 正气已虚 | 产后中风，发热，面正赤，喘而头痛 | 正虚邪实 | 祛邪扶正散风防痉 | 竹叶汤：竹叶、葛根、防风、桔梗、桂枝、人参、甘草、附子、大枣、生姜 | (8) |

续表

| 分类 | 脉症 | 病机 | 治则 | 方药 | 原文 |
|------|------|------|------|------|------|
| 虚热烦呕 | 妇人乳中虚，烦乱呕逆 | 阴血不足，虚热内扰 | 清热降逆，安中益气 | 竹皮大丸：生竹茹、石膏、桂枝、甘草、白薇 | (9) |
| 热利伤阴 | 产后下利虚极 | 气血已虚，又兼下利，更伤气阴 | 清热止痢，养血益气 | 白头翁加甘草阿胶汤：白头翁、甘草、阿胶、秦皮、黄连、柏皮 | (10) |

**【附方】**

《千金》三物黄芩汤：治妇人草蓐，自发露得风，四肢苦烦热，头痛者，与小柴胡汤；头不痛但烦者，此汤主之。

黄芩　苦参　干地黄

《千金》内补当归建中汤：治妇人产后虚赢不足，腹中刺痛不止，吸吸少气，或苦少腹中急，摩痛引腰背，不能食饮，产后一月，日得服四五剂为善。令人强壮，宜。

当归　桂枝　芍药　生姜　甘草　大枣

# 妇人杂病脉证并治第二十二

(一) 提纲

| 成因 | 妇人之病，因虚、积冷、结气，为诸经水断绝，至有历年，血寒积结胞门，寒伤经络 | |
|------|------|------|
| 三焦辨证 | 凝坚在上：呕吐涎唾，久成肺痈，形体损分<br>在中盘结：绕脐寒疝，或两胁疼痛，与脏相连；或结热中，痛在关元，脉数无疮，肌若鱼鳞，时着男子，非止女身<br>在下未多：经候不匀，冷阴掣痛，少腹恶寒；或引腰脊，下根气街，气冲急痛，膝胫疼烦，奄忽眩冒，状如厥癫，或有忧惨，悲伤多嗔，此皆带下，非有鬼神 | (8) |
| 诊法与治则 | 久则赢瘦，脉虚多寒。三十六病，千变万端。审脉阴阳，虚实紧弦，行其针药，治危得安；其虽同病，脉各异源。子当辨记，勿谓不然 | |

## （二）证治

| 分类 | | 脉症 | 病机 | 治则 | 方药（方法） | 原文 |
|---|---|---|---|---|---|---|
| 梅核气 | | 妇人咽中如有炙脔 | 痰凝气滞 | 开结化痰，顺气降逆 | 半夏厚朴汤：半夏、厚朴、茯苓、生姜、干苏叶 | (5) |
| 脏躁 | | 妇人脏躁，喜悲伤欲哭，象如神灵所作，数欠伸 | 脏阴不足，心脾两虚 | 滋养心脾，宁心安神 | 甘麦大枣汤：甘草、小麦、大枣 | (6) |
| 崩漏 | 瘀留少腹 | 妇人年五十所，病下利数十日不止，暮即发热，少腹里急，腹满，手掌烦热，唇口干燥 | 冲任虚损，瘀血内停 | 温经散寒，祛瘀生新 | 温经汤：吴茱萸、当归、芎䓖、芍药、人参、桂枝、阿胶、生姜、牡丹皮、甘草、半夏、麦门冬 | (9) |
| | 冲任虚寒 | 妇人陷经，漏下黑不解 | 冲任虚寒，不能摄血 | 温补冲任，养血止血 | 胶姜汤（可参考胶艾汤） | (12) |
| 经水不利 | 血瘀 | 带下，经水不利，少腹满痛，经一月再见者 | 瘀血停滞 | 活血通瘀 | 土瓜根散：土瓜根、䗪虫、桂枝、芍药 | (10) |
| | 瘀热内结 | 妇人经水不利下 | 瘀热内结 | 荡热破瘀 | 抵当汤：水蛭、虻虫、桃仁、大黄 | (14) |
| | 水血互结 | 妇人少腹满如敦状，小便微难而不渴 | 水血俱结在血室 | 破血逐水 | 大黄甘遂汤：大黄、甘遂、阿胶 | (13) |
| 带下 | 湿热带下 | 妇人经水闭不利，脏坚癖不止，中有干血，下白物 | 干血内留，兼有湿热带下 | 除湿清热，止带 | 矾石丸：矾石、杏仁 | (15) |
| | 寒湿带下 | 《脉经》本条作"妇人阴寒，温阴中坐药，蛇床子散主之" | 寒湿凝着于下焦 | 暖宫散寒，燥湿杀虫 | 蛇床子散：蛇床子仁 | (20) |

续表

| 分类 | | 脉症 | 病机 | 治则 | 方药（方法） | 原文 |
|---|---|---|---|---|---|---|
| 妇人腹痛 | 瘀血内阻 | 妇人六十二种风，及腹中血气刺痛 | 风邪与血气相搏，血瘀不畅 | 活血止痛 | 红蓝花酒：红蓝花、酒 | （16） |
| | 肝脾失调 | 妇人腹中诸疾痛 | 血虚夹湿，肝脾不调 | 养血柔肝，健脾利水 | 当归芍药散（见前妊娠中） | （17） |
| | 脾胃虚寒 | 妇人腹中痛 | 脾胃虚寒 | 温中补虚，散寒止痛 | 小建中汤（见前虚劳中） | （18） |
| 转胞 | | 妇人病，饮食如故，烦热不得卧，而反倚息者（脐下急痛，小便不通） | 肾阳虚弱，膀胱气化不行 | 温振肾阳，气化通溺 | 肾气丸：干地黄、薯蓣、山茱萸、泽泻、茯苓、牡丹皮、桂枝、附子 | （19） |
| 阴疮 | | 少阴脉滑而数者，阴中即生疮，阴中蚀疮烂者 | 下焦湿热，阴疮蚀烂 | 清热燥湿，杀虫止痒 | 狼牙汤：狼牙 | （21） |
| 阴吹 | | 阴吹而正喧，此谷气之实也 | 胃气下泄，旁走前阴 | 润肠通便 | 膏发煎（见黄疸中） | （22） |
| 热入血室 | 经水适断 | 妇人中风七八日，续来寒热，发作有时，经水适断，此为热入血室，其血必结，故使如疟状，发作有时 | 热入血室，与血相搏，血结不行 | 清解邪热，和利枢机 | 小柴胡汤主之（方见呕吐中） | （1） |
| | 经水适来 | 妇人伤寒发热，经水适来，昼日明了，暮则谵语，如见鬼状者，此为热入血室 | 经水适来，热入血室，里无实而表已罢 | 治之无犯胃气及上二焦，必自愈 | 勿汗吐下，热随经排，可自愈 | （2） |
| | | 妇人中风，发热恶寒，经水适来，得之七八日，热除，脉迟，身凉和，胸胁满，如结胸状，谵语者，此为热入血室也 | 经水适来，热入血室，内承于肝 | 刺取肝募，泻其实热 | 当刺期门，随其实而取之 | （3） |
| | 阳明里热 | 阳明病，下血谵语者，此为热入血室，但头汗出 | 阳明里热，侵入血室，迫血下行 | | 当刺期门，随其实而泻之，濈然汗出者愈 | （4） |

续表

| 分类 | 脉症 | 病机 | 治则 | | 方药（方法） | 原文 |
|---|---|---|---|---|---|---|
| 寒饮误下 | 妇人吐涎沫，医反下之，心下即痞 | 上焦寒饮，误下成痞 | 先治其吐涎沫 | 散寒行饮 | 小青龙汤（见肺痈中） | (7) |
| | | | 涎沫止，乃治痞 | 调中消痞 | 泻心汤（见惊悸中） | |
| 半产漏下 | 寸口脉弦而大，弦则为减，大则为芤，减则为寒，芤则为虚，寒虚相搏，此名曰革，妇人则半产漏下 | 寒虚相搏 | 祛瘀散结 | | 旋覆花汤：旋覆花、葱、新绛 | (11) |

【附录】

**小儿疳虫蚀齿方：**（疑非仲景方）

雄黄　葶苈

# 第二章　类证鉴别

## 柔痉、刚痉鉴别表

| 证名 | 柔痉 | 刚痉 |
|---|---|---|
| 症状 | 太阳病，其证备，身体强，几几然，脉反沉迟 | 太阳病，无汗而小便反少，气上冲胸，口噤不得语 |
| 鉴别要点 | 中风表虚证（有汗）＋身体强，几几然 | 伤寒表实证（无汗）＋气上冲胸，口噤不得语 |
| 病因病机 | 感受风邪，邪阻经脉，又汗出津伤，筋脉失养 | 寒邪束表，营卫三焦之气郁闭，邪阻阳明经脉 |
| 治则 | 解肌祛邪，生津止痉 | 发汗解肌，生津舒脉 |
| 方剂 | 栝蒌桂枝汤 | 葛根汤 |
| 条文 | 二篇11条 | 12条 |

## 麻黄加术汤证、麻黄杏仁薏苡甘草汤证鉴别表

| 证名 | 麻黄加术汤证 | 麻黄杏仁薏苡甘草汤证 |
|---|---|---|
| 症状 | 湿家，身烦疼 | 病者一身尽疼，发热，日晡所剧 |
| 疼痛特征 | 身疼重着而烦扰不宁 | 身痛发热而日晡增剧 |
| 病因病机 | 寒湿在表 | 风湿在表 |
| 治则 | 辛温发散 | 辛凉轻宣 |
| 方剂 | 麻黄加术汤 | 麻黄杏仁薏苡甘草汤 |
| 条文 | 二篇20条 | 21条 |

## 阳毒、阴毒鉴别表

| 证名 | 阳毒 | 阴毒 |
|---|---|---|
| 症状 | 阳毒之为病，面赤斑斑如锦纹，咽喉痛，唾脓血 | 阴毒之为病，面目青，身痛如被杖，咽喉痛 |
| 鉴别要点 | 面赤斑斑如锦纹 | 面目青，身痛如被杖 |
| 病势 | 正气未衰，有驱邪外出之势 | 正气衰弱，邪有内陷之势 |
| 病因病机 | 疫毒侵入血分，血分热盛 | 疫毒侵入营血，血行瘀阻 |
| 治则 | 解毒活血，透斑疏邪 | |
| 方剂 | 升麻鳖甲汤 | 升麻鳖甲汤去雄黄、蜀椒 |
| 条文 | 三篇 14 条 | 15 条 |

## 桂枝芍药知母汤证、乌头汤证鉴别表

| 证名 | 桂枝芍药知母汤证 | 乌头汤证 |
|---|---|---|
| 症状 | 诸肢节疼痛，身体魁羸，脚肿如脱，头眩短气，温温欲吐 | 病历节，不可屈伸，疼痛 |
| 疼痛特征 | 诸关节肿大疼痛 | 关节剧痛不可屈伸 |
| 病因病机 | 风湿痹阻关节，渐次化热伤阴 | 寒湿痹阻关节 |
| 治则 | 祛风除湿，清热行痹 | 温经散寒，除湿止痛 |
| 方剂 | 桂枝芍药知母汤 | 乌头汤 |
| 条文 | 五篇 8 条 | 10 条 |

## 酸枣仁汤证、栀子豉汤证鉴别表

| 证名 | 症状 | 鉴别要点 | 病因病机 | 条文 |
|---|---|---|---|---|
| 酸枣仁汤证 | 虚劳虚烦，不得眠 | 虚烦不得眠 | 肝阴不足，虚热内生 | 六篇 17 条 |

续表

| 证名 | | 症状 | 鉴别要点 | 病因病机 | 条文 |
|---|---|---|---|---|---|
| 栀子豉汤证 | 金匮要略 | 下利后，更烦，按之心下濡 | 虚烦不得眠，心中懊侬，按之心下濡 | （发汗吐）下后，余热郁于胸胃，扰及心神 | 十七篇44条 |
| | 伤寒论 | 发汗吐下后，虚烦不得眠，若剧者，必反复颠倒，心中懊侬；或烦热，胸中窒；或心中结痛；或外有热，手足温，心中懊侬，饥不能食，但头汗出 | | | 第76、77、78、228条 |

## 射干麻黄汤证、厚朴麻黄汤证、越婢加半夏汤证、 小青龙加石膏汤证鉴别表

| 证名 | 射干麻黄汤证 | 厚朴麻黄汤证 | 越婢加半夏汤证 | 小青龙加石膏汤证 |
|---|---|---|---|---|
| 症状 | 咳而上气，喉中水鸡声 | 咳而脉浮（喘而胸满） | 咳而上气，其人喘，目如脱状，脉浮大 | 咳而上气，烦躁而喘，脉浮 |
| 病机 | 寒饮射肺 | 饮邪迫肺 | 饮热郁肺，热重于饮 | 外寒内饮郁而化热，饮重于热 |
| 治则 | 散寒开肺，化痰降逆 | 逐饮降逆 | 宣肺泄热，降逆平喘 | 解表散饮，清热除烦 |
| 方剂 | 射干麻黄汤 | 厚朴麻黄汤 | 越婢加半夏汤 | 小青龙加石膏汤 |
| 条文 | 七篇6条 | 8条 | 13条 | 14条 |

## 大青龙汤证、小青龙加石膏汤证鉴别表

| 证名 | | 症状 | 鉴别要点 | 病因病机 | 条文 |
|---|---|---|---|---|---|
| 大青龙汤证 | 伤寒论 | 太阳中风，脉浮紧，发热恶寒，身疼痛，不汗出而烦躁者；或伤寒脉浮缓，身不疼，但重，乍有轻时，无少阴证者 | 太阳伤寒兼烦躁 | 风寒束表内有郁热 | 第38、39条 |
| | 金匮要略 | 病溢饮者，当发其汗 | 溢饮 | 水溢于表而夹热 | 十二篇23条 |
| 小青龙加石膏汤证 | | 咳而上气，烦躁而喘，脉浮，心下有水 | 太阳伤寒兼烦躁而咳喘 | 风寒束表内有水饮兼之郁热 | 七篇14条 |

## 小青龙汤证、苓甘五味姜辛汤证鉴别表

| 证名 | | 症状 | 鉴别要点 | 病机 | 条文 |
|---|---|---|---|---|---|
| 小青龙汤证 | 伤寒论 | 伤寒表不解，心下有水气，干呕，发热而咳；或咳而微喘，发热不渴 | 太阳伤寒兼喘咳、干呕 | 外寒束表内有水饮 | 第40、41条 |
| | 金匮要略 | 病溢饮者，当发其汗 | 溢饮 | 饮溢于表 | 十二篇23条 |
| | | 咳逆倚息不得卧 | 支饮 | 内饮夹表 | 十二篇35条 |
| 苓甘五味姜辛汤证 | | 服前汤（桂苓五味甘草汤）已，冲气即低，而反更咳，胸满 | 寒饮复动而咳、胸满 | 阳气素虚水饮内停 | 十二篇37条 |

## 桂苓五味甘草汤证、苓甘五味姜辛半夏汤证鉴别表

| 证名 | 症状 | 鉴别要点 | 病因病机 | 条文 |
|---|---|---|---|---|
| 桂苓五味甘草汤 | 青龙汤下已，多唾，口燥，寸脉沉，尺脉微，手足厥逆，气从小腹上冲胸咽，手足痹，其面翕热如醉状，因复下流阴股，小便难，时复冒 | 肾阳不足之气冲，常口渴而不呕 | 服小青龙汤后，寒饮将去，阳虚肾气动而发生气冲 | 十二篇36条 |

续表

| 证名 | 症状 | 鉴别要点 | 病因病机 | 条文 |
|---|---|---|---|---|
| 苓甘五味姜辛半夏汤 | 服前汤（苓甘五味姜辛汤）已，咳满即止（当遂渴），而渴反止者，为支饮也，法当冒，冒者必呕 | 支饮饮气上逆之冲气，口不渴而必呕 | 胃中支饮，饮气上逆 | 十二篇 38 条 |

## 肝气奔豚、肾气奔豚鉴别表

| 证名 | 肝气奔豚 | 肾气奔豚 | |
|---|---|---|---|
| | | 桂枝加桂汤证 | 苓桂甘枣汤证 |
| 症状 | 气上冲胸，腹痛，往来寒热 | 发汗后，气从小腹上至心 | 发汗后，脐下悸，欲作奔豚 |
| 特征 | 已发奔豚 | | 欲作奔豚 |
| 病机 | 肝气郁结，化热上逆 | 汗后感寒，心阳虚而肾气上冲 | 汗后心阳虚，水饮欲动 |
| 治则 | 疏肝清热，降逆止痛 | 温阳散寒，固卫平冲 | 通阳行水，补土缓冲 |
| 方剂 | 奔豚汤 | 桂枝加桂汤 | 苓桂甘枣汤 |
| 条文 | 八篇 3 条 | 4 条 | 5 条 |
| 备注 | | 无水饮 | 有水饮 |

## 五苓散证、苓桂甘枣汤证鉴别表

| 证名 | | 五苓散证 | 苓桂甘枣汤证 |
|---|---|---|---|
| 症状 | 相同点 | 脐下悸 | |
| | 不同点 | 吐涎沫而癫眩（小便不利） | 欲作奔豚（有气从少腹上冲之势） |
| 病机 | | 下焦饮逆 | 汗后阳虚，水饮欲动 |
| 治则 | | 化气行水，通利三焦 | 通阳利水，平冲降逆 |
| 方剂 | | 五苓散 | 苓桂甘枣汤 |
| 条文 | | 十二篇 31 条 | 八篇 5 条 |

## 枳实薤白桂枝汤证、桂枝生姜枳实汤证鉴别表

| 证名 | | 枳实薤白桂枝汤证 | 桂枝生姜枳实汤证 |
|---|---|---|---|
| 症状 | 相同点 | 心中痞，气逆 | |
| | 不同点 | 胸痹（留气结在胸，胸满，胁下逆抢心） | （诸逆）心悬痛 |
| 病位 | | 重心在于胸部胁下 | 重心在于胃脘 |
| 病机 | | 胸阳不振，胁下阴寒之气上逆，与痰饮、水气互结胸中 | 痰饮客邪从胃上逆 |
| 治则 | | 通阳行痹，泄满降逆 | 温阳散饮，降逆消痞 |
| 方剂 | | 枳实薤白桂枝汤 | 桂枝生姜枳实汤 |
| 条文 | | 九篇 5 条 | 8 条 |

## 栝蒌薤白半夏汤证、葶苈大枣泻肺汤证、
## 皂荚丸证鉴别表

| 证名 | | 栝蒌薤白半夏汤证 | 葶苈大枣泻肺汤证 | 皂荚丸证 |
|---|---|---|---|---|
| 症状 | 相同点 | 不得卧（眠） | | |
| | 不同点 | 胸痹，心痛彻背 | 肺痈，喘 | 咳逆上气，时时吐浊，但坐 |
| 病机 | | 痰饮壅盛，痹阻胸阳 | 风热邪毒壅塞于肺，气机受阻 | 痰浊壅肺，气道不利 |
| 治则 | | 通阳散结，祛痰宽胸 | 泻肺平喘 | 宣壅导滞，利窍涤痰 |
| 方剂 | | 栝蒌薤白半夏汤 | 葶苈大枣泻肺汤 | 皂荚丸 |
| 条文 | | 九篇 4 条 | 七篇 11 条 | 七篇 7 条 |

## 栝蒌薤白半夏汤证、乌头赤石脂丸证鉴别表

| 证名 | 栝蒌薤白半夏汤证 | 乌头赤石脂丸证 |
|---|---|---|
| 症状 | 胸痹不得卧，心痛彻背 | 心痛彻背，背痛彻心 |

续表

| 病情 | 重 | 更重 |
|---|---|---|
| 病机 | 胸中阳气不宣，痰涎壅滞 | 阴寒内盛，寒气攻心 |
| 治则 | 通阳散结，祛痰宽胸 | 温阳散寒，峻逐阴邪 |
| 方剂 | 栝蒌薤白半夏汤 | 乌头赤石脂丸 |
| 条文 | 九篇4条 | 九篇9条 |

## 附子粳米汤证、大建中汤证鉴别表

| 证名 | | 附子粳米汤证 | 大建中汤证 |
|---|---|---|---|
| 症状 | | 腹中寒气，雷鸣切痛，胸胁逆满，呕吐 | 心胸中大寒痛，呕不能饮食，腹中寒，上冲皮起，出见有头足，上下痛而不可触近 |
| 鉴别要点 | | 均有腹痛 | |
| | | 主症在于腹中雷鸣 | 攻冲之势较甚 |
| 病机 | 相同点 | 脾胃虚寒 | |
| | 不同点 | 阴乘阳位，寒湿泛脾，发病之因在下焦 | 偏于中焦寒甚，发病之因在中焦 |
| 治则 | | 化湿降逆，散寒止痛 | 温中补虚，散寒止痛 |
| 方剂 | | 附子粳米汤 | 大建中汤 |
| 条文 | | 十篇10条 | 十篇14条 |

## 大乌头煎证、乌头桂枝汤证、当归生姜羊肉汤证鉴别表

| 证名 | | 大乌头煎证 | 乌头桂枝汤证 | 当归生姜羊肉汤证 |
|---|---|---|---|---|
| 症状 | 相同点 | 寒疝绕脐痛 | 寒疝腹中痛 | 寒疝腹中痛 |
| | | 若发则白汗出，手足厥冷，其脉沉弦 | 逆冷，手足不仁 | |
| | 不同点 | | 身疼痛 | 胁痛里急 |
| 病性 | | 里寒 | 表里皆寒 | 里寒兼血虚 |
| 病机 | | 阴寒内盛，疝之偏于寒 | 内外皆寒，表里兼病 | 血虚寒盛，疝之偏于虚 |

续表

| 治则 | 驱寒止痛 | 解表温里 | 养血散寒 |
|---|---|---|---|
| 方剂 | 大乌头煎 | 乌头桂枝汤 | 当归生姜羊肉汤 |
| 条文 | 十篇 17 条 | 十篇 19 条 | 十篇 18 条 |

## 小半夏汤证、小半夏加茯苓汤证鉴别表

| 证名 | 小半夏汤证 | 小半夏加茯苓汤证 |
|---|---|---|
| 症状 | 呕家本渴，渴者为欲解，今反不渴 | 先渴后呕 |
| | 诸呕吐，谷不得下 | 卒呕吐，心下痞，膈间有水，眩悸 |
| 鉴别要点 | 呕而不渴 | 先渴后呕兼眩悸 |
| 病机 | 饮停心下，逆胃则呕 | 凌心则悸，蔽阳则眩 |
| 治则 | 逐饮降逆 | 逐饮降逆兼行水 |
| 方剂 | 小半夏汤 | 小半夏加茯苓汤 |
| 条文 | 十二篇 28 条、十七篇 12 条 | 十二篇 30、41 条 |

## 五苓散证、猪苓汤证鉴别表

| 证名 | 五苓散证 | 猪苓汤证 |
|---|---|---|
| 症状 | 脉浮，小便不利，微热，消渴 | 脉浮发热，渴欲饮水，小便不利 |
| | 渴欲饮水，水入则吐 | |
| 特征 | 属寒，重在阳气不足 | 属热，重在阴液不足 |
| 病机 | 膀胱气化不利，水气内停 | 里热阴虚，水气不利 |
| 治则 | 化气行水 | 育阴利水 |
| 方剂 | 五苓散 | 猪苓汤 |
| 条文 | 十三篇 5、6 条 | 十三篇 14 条 |

## 苓桂术甘汤证、泽泻汤证鉴别表

| 证名 | | 苓桂术甘汤证 | 泽泻汤证 |
|---|---|---|---|
| 症状 | 相同点 | 目眩 | 苦冒眩 |
| | 不同点 | 胸胁支满 | 小便不利 |

续表

| 病机 | 心下有痰饮 | 心下有支饮 |
|---|---|---|
| | 停饮上泛，气机升降受阻，清阳不升 | |
| 治则 | 温阳利水 | 健脾行水 |
| 方剂 | 苓桂术甘汤 | 泽泻汤 |
| 条文 | 十二篇 16 条 | 十二篇 25 条 |
| 备注 | 重 | 轻 |

## 五苓散证、栝蒌瞿麦丸证鉴别表

| 证名 | | 五苓散证 | 栝蒌瞿麦丸证 |
|---|---|---|---|
| 症状 | 相同点 | 小便不利，渴欲饮水 | 小便不利，其人若渴 |
| | 不同点 | 脉浮，微热消渴；水入则吐 | |
| 病机 | 相同点 | 皆属水气不化 | |
| | 不同点 | 膀胱气化不利，水气内停，或兼有表邪不解 | 下焦阳气虚冷，水寒积于下；下寒而上燥 |
| 治则 | | 通阳化气行水，兼以解表 | 温阳化气行水，兼以润燥 |
| 方剂 | | 五苓散 | 栝蒌瞿麦丸 |
| 条文 | | 十三篇 5、6 条 | 十三篇 11 条 |

## 血分证与水分证鉴别表

| 证名 | 水分证 | 血分证 | 气分证 |
|---|---|---|---|
| 鉴别要点 | 先病水，后经水断，名曰水分 | 经水前断，后病水，名曰血分 | 先大气不转，后病水 |
| 病机 | 水病及血——水液阻滞血道 | 血病及水——瘀血阻滞水道 | 阳气不运，气分不通，寒饮停聚或水饮痰结 |
| 病位 | 浅，在水分 | 深，在血分 | 气分阳位 |
| 治则 | 利水佐以通经 | 通经佐以利水 | 阴阳相得，其气乃行，大气一转，其气乃散 |
| | | | 宣通气机，祛邪利水 |
| 预后 | 水分浅而易行，故易治 | 血分深而难通，故难治 | 气分清阳之位，易治 |
| 条文 | 此条文原书已缺佚，兹据王叔和《脉经》补入 | | 十四篇 28 条 |

## 防己黄芪汤证、越婢汤证鉴别表

| 证名 | | 防己黄芪汤证 | 越婢汤证 |
|---|---|---|---|
| 症状 | 相同点 | 脉浮,汗出,恶风 | 脉浮,续自汗出,恶风 |
| | 不同点 | 身重 | 一身悉肿,不渴,无大热 |
| 病机 | | 风水表虚兼水滞肌肤 | 风水表实而夹郁热 |
| 治则 | | 益气行水 | 发越水气,兼清里热 |
| 方剂 | | 防己黄芪汤 | 越婢汤 |
| 条文 | | 十四篇20条 | 十四篇21条 |

## 防己黄芪汤证、防己茯苓汤证鉴别表

| 证名 | 防己黄芪汤证 | 防己茯苓汤证 |
|---|---|---|
| 症状 | 风水,脉浮,身重,汗出恶风 | 皮水,四肢肿,四肢聂聂动 |
| 鉴别要点 | 汗出,恶风 | 无汗,不恶风 |
| 病位 | 外风内水 | 水在皮中 |
| 病机 | 风水在表,卫虚不固 | 水溢肌表 |
| 治则 | 调和营卫,固表行水 | 专祛肌表之水 |
| 方剂 | 防己黄芪汤 | 防己茯苓汤 |
| 条文 | 十四篇20条 | 十四篇22条 |

## 越婢加术汤证、甘草麻黄汤证鉴别表

| 证名 | 越婢加术汤证 | 甘草麻黄汤证 |
|---|---|---|
| 症状 | 里水 | |
| | 一身面目黄肿,脉沉,小便不利 | |
| 鉴别要点 | 无汗,多口渴 | 无汗,不渴 |
| 病机 | 皮水表实,兼有郁热 | 皮水表实,但无郁热 |
| 治则 | 发越水气,兼清郁热 | 发汗消水 |
| 方剂 | 越婢加术汤 | 甘草麻黄汤 |
| 条文 | 十四篇5、23条 | 十四篇23条 |
| 备注 | 《脉经》与《外台》皆注"里水"作"皮水" | |

## 枳术汤证、桂枝去芍药加麻辛附子汤证鉴别表

| 证名 | 枳术汤证 | 桂枝去芍药加麻辛附子汤证 |
|---|---|---|
| 症状 | 心下坚，大如盘，边如旋盘 | 心下坚，大如盘，边如旋杯 |
| 病机 | 脾虚气滞，水饮痞结于心下 | 阳虚阴凝，寒饮停聚心下 |
| 病性 | 偏于饮 | 偏于寒 |
| 治则 | 消痞散结，健脾利水 | 通阳开结，逐饮散寒 |
| 方剂 | 枳术汤 | 桂枝去芍药加麻辛附子汤 |
| 条文 | 十四篇 30 条 | 十四篇 29 条 |

## 茵陈蒿汤证、栀子大黄汤证鉴别表

| 证名 | 茵陈蒿汤证 | 栀子大黄汤证 |
|---|---|---|
| 症状 | 谷疸之为病，寒热不食，食即头眩，心胸不安，久久发黄 | 酒黄疸，心中懊侬，或热痛 |
| 鉴别要点 | 腹满 | 心中懊侬或热痛 |
| 病位 | 重心在腹部 | 重心在心下 |
| 病机 | 湿热内蕴 | 酒热蕴结 |
| 特征 | 湿热俱盛 | 热重于湿 |
| 治则 | 通利湿热 | 泄热除烦 |
| 方剂 | 茵陈蒿汤 | 栀子大黄汤 |
| 条文 | 十五篇 13 条 | 十五篇 15 条 |

## 半夏麻黄丸证、小半夏加茯苓汤证鉴别表

| 证名 | 半夏麻黄丸证 | 小半夏加茯苓汤证 |
|---|---|---|
| 症状 | 心下悸 | 卒呕吐，心下痞，眩悸 |
| 病位 | 饮在心肺 | 饮在膈间 |
| 病机 | 水饮内停，上凌心肺，心阳被遏 | 膈间饮停，逆泛于上 |
| 治则 | 宣通阳气，降逆蠲饮 | 散寒祛饮，降逆止呕 |
| 方剂 | 半夏麻黄丸 | 小半夏加茯苓汤 |
| 条文 | 十六篇 13 条 | 十二篇 30 条 |

## 黄土汤证、赤小豆当归散证鉴别表

| 证名 | 黄土汤证 | 赤小豆当归散证 |
|---|---|---|
| 症状 | 下血 | |
| 鉴别要点 | 先便后血 | 先血后便 |
| 病机 | 脾气虚寒，不能摄血 | 湿热蕴于大肠 |
| 病性 | 属虚寒 | 属湿热 |
| 治则 | 温阳健脾以摄血 | 清热利湿以止血 |
| 方剂 | 黄土汤 | 赤小豆当归散 |
| 适应证 | 远血 | 近血 |
| 条文 | 十六篇 15 条 | 十六篇 16 条 |

## 柏叶汤证、泻心汤证鉴别表

| 证名 | 柏叶汤证 | 泻心汤证 |
|---|---|---|
| 症状 | 吐血不止 | 心气不足，吐血衄血 |
| 病性 | 属虚属寒 | 属实属热 |
| 病机 | 中气虚寒，血不归经 | 心火亢盛，迫血外行 |
| 治则 | 温中止血 | 苦寒清泄，降火止血 |
| 方剂 | 柏叶汤 | 泻心汤 |
| 条文 | 十六篇 14 条 | 十六篇 17 条 |

## 小半夏汤证、生姜半夏汤证、半夏干姜散证鉴别表

| 证名 | 小半夏汤证 | 生姜半夏汤证 | 半夏干姜散证 |
|---|---|---|---|
| 症状 | 诸呕吐，谷不得下 | 胸中似喘不喘，似呕不呕，似哕不哕，彻心中愦愦然无奈 | 干呕吐逆，吐涎沫 |
| 病机 | 胃中停饮上逆 | 寒饮结于胸胃 | 胃中虚寒上逆 |
| 病性 | 偏于饮 | 偏于寒 | 偏于虚 |
| 治则 | 逐饮止呕 | 辛散寒饮，舒展阳气 | 温胃止呕 |
| 方剂 | 小半夏汤 | 生姜半夏汤 | 半夏干姜散 |
| 条文 | 十七篇 12 条 | 十七篇 21 条 | 十七篇 20 条 |

## 吴茱萸汤证、半夏干姜散证鉴别表

| 证名 | | 吴茱萸汤证 | 半夏干姜散证 |
|---|---|---|---|
| 症状 | 相同 | 干呕，吐涎沫 | 干呕吐逆，吐涎沫 |
| | 相异 | 头痛，呕而胸满 | |
| 病机 | 相同 | 同为虚寒 | |
| | 相异 | 胃寒夹肝气上逆 | 胃中虚寒，胃气上逆 |
| 病位 | | 肝胃同病 | 病位在胃 |
| 治则 | | 温肝和胃，散寒降逆 | 温中散寒，降逆止呕 |
| 方剂 | | 吴茱萸汤 | 半夏干姜散 |
| 条文 | | 十七篇8、9条 | 十七篇20条 |

## 黄芩加半夏生姜汤证、半夏泻心汤证鉴别表

| 证名 | 黄芩加半夏生姜汤证 | 半夏泻心汤证 |
|---|---|---|
| 症状 | 干呕而利 | 呕而肠鸣，心下痞 |
| 鉴别要点 | 热利腹痛为主，兼见干呕 | 呕而心下痞为主，兼见肠鸣下利 |
| 病机 | 肠热而胃不和 | 胃热肠寒 |
| 治则 | 清肠止利，降逆止呕 | 和胃降逆，散寒除痞 |
| 治疗侧重 | 治肠而兼和胃 | 治胃而兼治肠 |
| 方剂 | 黄芩加半夏生姜汤 | 半夏泻心汤 |
| 条文 | 十七篇11条 | 十七篇10条 |

## 大半夏汤证、大黄甘草汤证、茯苓泽泻汤证鉴别表

| 证名 | 大半夏汤证 | 大黄甘草汤证 | 茯苓泽泻汤证 |
|---|---|---|---|
| 症状 | 胃反呕吐 | 食已即吐 | 胃反，吐而渴欲饮水 |
| 鉴别要点 | 朝食暮吐，暮食朝吐 | 食入即吐 | 呕渴并见 |
| 病性 | 虚寒 | 实热 | 停饮 |

续表

| 病机 | 胃虚脾伤，腐运失权 | 胃肠实热，腑气不通，胃气上逆 | 停饮胃反 |
|---|---|---|---|
| 治则 | 补虚安中 | 泄热通便 | 健脾利水，化饮和胃 |
| 方剂 | 大半夏汤 | 大黄甘草汤 | 茯苓泽泻汤 |
| 条文 | 十七篇 16 条 | 十七篇 17 条 | 十七篇 18 条 |

## 五苓散证、茯苓泽泻汤证鉴别表

| 证名 | 五苓散证 | 茯苓泽泻汤证 |
|---|---|---|
| 症状 | 脉浮，小便不利，微热消渴；渴欲饮水，水入则吐 | 胃反，吐而渴欲饮水 |
| 鉴别要点 | 以小便不利为主 | 呕渴并见，不已 |
| 病机 | 水停于下，津不上承 | 饮停于胃，津不上承 |
| 治则 | 化气行水 | 健脾利水，化饮和胃 |
| 方剂 | 五苓散 | 茯苓泽泻汤 |
| 条文 | 十三篇 5、6 条 | 十七篇 18 条 |

## 桃花汤证、白头翁汤证鉴别表

| 证名 | 桃花汤证 | 白头翁汤证 |
|---|---|---|
| 症状 | 下利，便脓血 | 热利下重 |
| 特征 | 下利不止，滑脱不禁，脓血色暗不鲜 | 里急后重，滞下不爽，脓血色泽鲜明 |
| 病性 | 虚寒 | 湿热 |
| 病机 | 中焦虚寒，大肠失约，络脉不固 | 湿热蕴肠，蒸腐血络，壅滞气机 |
| 适应证 | 久痢 | 初痢 |
| 治则 | 温中补虚，涩肠止痢 | 清热凉血，燥湿止痢 |
| 方剂 | 桃花汤 | 白头翁汤 |
| 条文 | 十七篇 42 条 | 十七篇 43 条 |

## 大黄牡丹汤证、薏苡附子败酱散证鉴别表

| 证名 | 大黄牡丹汤证 | 薏苡附子败酱散证 |
|---|---|---|
| 症状 | 肠痈者，少腹肿痞，按之即痛如淋，小便自调，时时发热，自汗出，复恶寒。其脉迟紧者，脓未成，可下之，当有血 | 肠痈之为病，其身甲错，腹皮急，按之濡，如肿状，腹无积聚，身无热，脉数，此为肠内有痈脓 |
| 鉴别要点 | 脓未成 | 已成脓而未溃 |
| 特征 | 里热实证 | 里虚而热不盛 |
| 病机 | 热毒内聚，营血瘀结，经脉不通 | 痈脓内结于肠，气血郁滞于里 |
| 适应证 | 急性肠痈 | 慢性肠痈 |
| 治则 | 清热散结，逐瘀攻下 | 排脓消肿，振奋阳气 |
| 方剂 | 大黄牡丹汤 | 薏苡附子败酱散 |
| 条文 | 十八篇 4 条 | 十八篇 3 条 |

## 附子汤证、当归芍药散证鉴别表

| 证名 | 附子汤证 | 当归芍药散证 |
|---|---|---|
| 症状 | 妇人怀妊六七月，脉弦，发热，其胎愈胀，腹痛恶寒者，少腹如扇 | 妇人怀妊，腹中疠痛 |
| 特征 | 少腹冷痛 | 少腹拘急，绵绵作痛 |
| 病机 | 阳虚阴寒之气内盛 | 血虚兼夹水气内停 |
| 治则 | 温脏回阳 | 养血利水 |
| 方剂 | 附子汤 | 当归芍药散 |
| 条文 | 二十篇 3 条 | 二十篇 5 条 |

## 当归生姜羊肉汤证、枳实芍药散证、下瘀血汤证鉴别表

| 证名 | 当归生姜羊肉汤证 | 枳实芍药散证 | 下瘀血汤证 |
|---|---|---|---|
| 症状 | 产后腹中疠痛 | 产后腹痛，烦满不得卧 | 产妇腹痛，治当以枳实芍药散，假令不愈者 |

续表

| 腹痛鉴别 | 腹中拘急，绵绵作痛，喜温喜按 | 腹痛胀痛，痛连脘腹，烦满不安 | 少腹刺痛，痛而拒按，痛处固定不移 |
|---|---|---|---|
| 病机 | 产后血虚，寒动于中 | 产后气血郁滞 | 干血内结于脐下 |
| 病性 | 血虚兼寒 | 气郁血滞 | 久瘀陈血 |
| 治则 | 补虚养血，散寒止痛 | 破气散结，行血止痛 | 攻坚破结，逐瘀止痛 |
| 方剂 | 当归生姜羊肉汤 | 枳实芍药散 | 下瘀血汤 |
| 条文 | 二十一篇 3 条 | 二十一篇 4 条 | 二十一篇 5 条 |

## 土瓜根散证、抵当汤证鉴别表

| 证名 | | 土瓜根散证 | 抵当汤证 |
|---|---|---|---|
| 症状 | | 带下，经水不利，少腹满痛，经一月再见 | 妇人经水不利下 |
| 病机 | 相同 | 皆由瘀血所致 | |
| | 相异 | 经行不畅 | 经水闭阻不通 |
| 病情 | | 轻 | 重 |
| 治则 | | 活血通瘀 | 攻瘀破血 |
| 方剂 | | 土瓜根散 | 抵当汤 |
| 条文 | | 二十二篇 10 条 | 二十二篇 14 条 |

## 当归芍药散证、当归生姜羊肉汤证鉴别表

| 证名 | 当归芍药散证 | 当归生姜羊肉汤证 |
|---|---|---|
| 症状 | 妇人怀妊，腹中㽲痛 | 产后腹中㽲痛 |
| 病机 | 血虚而湿扰于内 | 血虚而寒动于中 |
| 治则 | 养血疏肝，健脾利湿 | 补虚养血，散寒止痛 |
| 方剂 | 当归芍药散 | 当归生姜羊肉汤 |
| 条文 | 二十篇 5 条 | 二十一篇 3 条 |

## 抵当汤证、大黄甘遂汤证鉴别表

| 证名 | | 抵当汤证 | 大黄甘遂汤证 |
|---|---|---|---|
| 症状 | | 妇人经水不利下 | 妇人少腹满如敦状，小便微难而不渴 |
| 鉴别要点 | | 下腹硬满，小便自利 | 少腹满如敦状，小便微难而不渴 |
| 病机 | 相同 | 瘀血内阻 | |
| | 相异 | 瘀血与邪热搏结下焦 | 水与血俱结血室 |
| 治则 | | 攻瘀荡热 | 破瘀逐水 |
| 方剂 | | 抵当汤 | 大黄甘遂汤 |
| 条文 | | 二十二篇 14 条 | 二十二篇 13 条 |

# 第三章　类方鉴别

## 桂枝汤、小建中汤

| 方名 | 药物用量 | | | | | | 功用 | | 症状 | 病机 |
|---|---|---|---|---|---|---|---|---|---|---|
| | 桂枝 | 芍药 | 甘草 | 生姜 | 大枣 | 饴糖 | 共同点 | 不同点 | | |
| 桂枝汤 | 三两 | 三两 | 二两炙 | 三两 | 十二枚 | | 调脾胃，和阴阳 | 主调解和肌营发表，卫为 | 头痛发热，汗出恶风，鼻鸣干呕，舌苔薄白，脉浮缓 | 风寒束表营卫不和 |
| 小建中汤 | 三两 | 六两 | 三两炙 | 三两 | 十二枚 | 一升 | | 建中补脾，调和气血为主 | 虚劳里急，悸，衄，腹中痛，梦失精，四肢酸疼，手足烦热，咽干口燥 | 中焦虚寒气血不足 |

## 桂枝汤、桂枝加桂汤

| 方名 | 药物用量 | | | | | 功用 | | 症状 | 病机 |
|---|---|---|---|---|---|---|---|---|---|
| | 桂枝 | 芍药 | 甘草 | 生姜 | 大枣 | 共同点 | 不同点 | | |
| 桂枝汤 | 三两 | 三两 | 二两炙 | 三两 | 十二枚 | 温通阳气，调和阴阳 | 主调解和肌营发表，卫为 | 头痛发热，汗出恶风，鼻鸣干呕，舌苔薄白，脉浮缓 | 风寒束表营卫不和 |
| 桂枝加桂汤 | 五两 | 三两 | 二两炙 | 三两 | 十二枚 | | 温通心阳，平冲降逆为主 | 心下悸，气从少腹上冲胸咽，发作欲死，舌淡苔白 | 心阳虚弱，肾之寒气上冲，已作奔豚 |

## 桂枝加桂汤、苓桂甘枣汤

| 方名 | 药物用量 | | | | | | 功用 | | 症状 | 病机 |
|---|---|---|---|---|---|---|---|---|---|---|
| | 桂枝 | 芍药 | 生姜 | 甘草 | 大枣 | 茯苓 | 共同点 | 不同点 | | |
| 桂枝加桂汤 | 五两 | 三两 | 三两 | 二两炙 | 十二枚 | | 温通心阳 | 平冲降逆 | 心下悸，气从少腹上冲胸咽，发作欲死，舌淡苔白 | 汗后感寒，心阳虚弱，肾之寒气上冲，已作奔豚 |
| 苓桂甘枣汤 | 四两 | | | 二两炙 | 十五枚 | 半斤 | | 化气行水 | 脐下悸，欲作奔豚，伴有心下悸，欲得按，小便不利 | 发汗过多，损伤心阳，水饮内作，欲作奔豚 |

## 苓桂甘枣汤、苓桂术甘汤、桂苓五味甘草汤

| 方名 | 药物用量 | | | | | | 功用 | | 症状 | 病机 |
|---|---|---|---|---|---|---|---|---|---|---|
| | 茯苓 | 桂枝 | 甘草 | 大枣 | 白术 | 五味子 | 共同点 | 不同点 | | |
| 苓桂甘枣汤 | 半斤 | 四两 | 二两炙 | 十五枚 | | | 温阳化气行水 | 补土泻水 | 脐下悸，欲作奔豚，伴有心下悸，欲得按，小便不利 | 发汗过多，损伤心阳，水饮内作，欲作奔豚 |
| 苓桂术甘汤 | 四两 | 三两 | 二两 | | 三两 | | | 健脾降逆 | 胸胁支满，目眩，脉沉紧 | 脾胃阳虚，饮停心下 |
| 桂苓五味甘草汤 | 四两 | 四两 | 三两炙 | | | 半升 | | 敛气平冲 | 多唾口燥，手足厥逆，气从小腹上冲胸咽，手足痹，其面翕热如醉状，小便难，时复冒，寸脉沉，尺脉微 | 汗后伤阳，阳虚水饮随冲气上下妄动 |

## 苓桂术甘汤、干姜甘草茯苓白术汤

| 方名 | 药物用量 | | | | | 功用 | | 症状 | 病机 |
|---|---|---|---|---|---|---|---|---|---|
| | 茯苓 | 桂枝 | 白术 | 甘草 | 干姜 | 共同点 | 不同点 | | |
| 苓桂术甘汤 | 四两 | 三两 | 三两 | 二两 | | 健脾利湿 | 温阳化饮 | 胸胁支满，目眩，脉沉紧 | 脾胃阳虚，饮停心下 |
| 甘姜苓术汤 | 四两 | | 二两 | 二两 | 四两 | | 温中散寒 | 其人身体重，腰中冷，如坐水中，形如水状，反不渴，小便自利，饮食如故，身劳汗出，衣里冷湿，久久得之，腰以下冷痛，腹重如带五千钱 | 过劳伤阳，寒湿侵袭，痹着腰部 |

## 干姜甘草茯苓白术汤、人参汤、甘草干姜汤

| 方名 | 药物用量 | | | | | 功用 | | 症状 | 病机 |
|---|---|---|---|---|---|---|---|---|---|
| | 干姜 | 甘草 | 茯苓 | 白术 | 人参 | 共同点 | 不同点 | | |
| 甘姜苓术汤 | 四两 | 二两 | 四两 | 二两 | | 温中助阳 | 祛寒除湿 | 其人身体重，腰中冷，如坐水中，形如水状，反不渴，小便自利，饮食如故，身劳汗出，衣里冷湿，久久得之，腰以下冷痛，腹重如带五千钱 | 过劳伤阳，寒湿侵袭，痹着腰部 |
| 人参汤 | 三两 | 三两 | | 三两 | 三两 | | 补中益气 | 胸痹，心中痞，留气结在胸，胸满，胁下逆抢心，兼见四肢不温，倦怠少气，语声低微，大便溏泄，舌淡，脉迟无力 | 中焦阳虚，大气不运，寒凝气滞 |
| 甘草干姜汤 | 二两炮 | 四两炙 | | | | | 补益肺气 | 吐涎沫，不咳，不渴，遗尿，小便数，头眩 | 上焦阳虚，肺寒气怯 |

# 栝蒌桂枝汤、葛根汤

| 方名 | 药物用量 | | | | | | | | 功用 | | 症状 | 病机 |
|------|------|------|------|------|------|------|------|------|------|------|------|------|
| | 栝蒌根 | 葛根 | 麻黄 | 桂枝 | 芍药 | 甘草 | 生姜 | 大枣 | 共同点 | 不同点 | | |
| 栝蒌桂枝汤 | 二两 | | | 三两 | 三两 | 二两 | 三两 | 十二枚 | 解表祛邪 | 调和营卫，津止痉为主，生 | 太阳病，发热汗出而不恶寒，身体强，几几然，脉反沉迟 | 感受风邪，邪阻经脉，又汗出津伤，筋脉失养 |
| 葛根汤 | | 四两 | 三两 | 二两 | 二两 | 二两炙 | 三两 | 十二枚 | | 发汗解肌，津舒脉为主，生 | 太阳病，发热无汗，反恶寒，无汗而小便反少，气上冲胸，口噤不得语，脉紧弦 | 寒邪束表，营卫、三焦之气郁闭，邪阻阳明经脉 |

# 麻黄加术汤、麻黄杏仁薏苡甘草汤

| 方名 | 药物用量 | | | | | | 功用 | | 症状 | 病机 |
|------|------|------|------|------|------|------|------|------|------|------|
| | 麻黄 | 杏仁 | 甘草 | 桂枝 | 白术 | 薏苡仁 | 共同点 | 不同点 | | |
| 麻黄加术汤 | 三两 | 七十个 | 一两炙 | 二两 | 四两 | | 微发其汗 | 辛温散寒祛湿 | 发热，恶寒，无汗，身烦疼 | 寒湿着于肌肉 |
| 麻黄杏仁薏苡甘草汤 | 半两 | 十个 | 一两炙 | | | 半两 | | 辛凉轻宣利湿 | 一身尽疼，发热，日晡所剧 | 风湿郁于肌腠 |

## 风湿三方

| 方名 | 药物用量 | | | | | | 功用 | | 症状 | 病机 |
|---|---|---|---|---|---|---|---|---|---|---|
| | 桂枝 | 生姜 | 附子 | 甘草 | 大枣 | 白术 | 共同点 | 不同点 | | |
| 桂枝附子汤 | 四两 | 三两 | 三枚炮 | 二两炙 | 十二枚 | | 祛风除湿，温经止痛 | 速祛风湿 | 身体疼烦，不能自转侧，不呕不渴，脉浮虚而涩 | 表阳不足，风湿痹表，留于肌肉 |
| 去桂加白术汤 | | 一两半 | 一枚半炮 | 一两炙 | 六枚 | 二两 | | 健脾燥湿 | 上证基础上，若大便坚，小便自利 | 外风已祛，津液偏渗，病势趋里 |
| 甘草附子汤 | 四两 | | 二枚炮 | 二两炙 | | 二两 | | 助阳化湿 | 骨节疼烦，掣痛，不得屈伸，近之则痛剧，汗出短气，小便不利，恶风不欲去衣，或身微肿 | 表里阳虚，风湿两盛，着于关节 |

## 桂枝附子汤、麻黄附子汤、桂枝去芍药加麻黄细辛附子汤

| 方名 | 药物用量 | | | | | | | 功用 | | 症状 | 病机 |
|---|---|---|---|---|---|---|---|---|---|---|---|
| | 桂枝 | 麻黄 | 附子 | 甘草 | 生姜 | 大枣 | 细辛 | 共同点 | 不同点 | | |
| 桂枝附子汤 | 四两 | | 三枚炮 | 二两炙 | 三两 | 十二枚 | | 助阳温经 | 祛风化湿 | 身体疼烦，不能自转侧，不呕不渴，脉浮虚而涩 | 表阳不足，风湿痹表 |
| 麻黄附子汤 | | 三两 | 一枚炮 | 二两 | | | | | 发汗消肿 | 正水其脉沉小，外证自喘（兼有腰以上及眼睑浮肿，恶寒，四肢不温，小便清白） | 肾阳虚，不能化气行水，水寒冲肺 |
| 桂枝去芍药加麻黄细辛附子汤 | 三两 | 二两 | 一枚炮 | 二两 | 三两 | 十二枚 | 二两 | | 逐饮通利散气机寒 | 气分，心下坚，大如盘，边如旋杯（手足逆冷，腹满肠鸣，恶寒身冷，舌淡苔白，脉沉迟） | 阳虚阴凝，大气不转，水饮停聚心下 |

## 桂枝加龙骨牡蛎汤、桂枝去芍药加蜀漆牡蛎龙骨救逆汤

| 方名 | 药物用量 | | | | | | | | 功用 | | 症状 | 病机 |
|---|---|---|---|---|---|---|---|---|---|---|---|---|
| | 桂枝 | 芍药 | 甘草 | 生姜 | 大枣 | 龙骨 | 牡蛎 | 蜀漆 | 共同点 | 不同点 | | |
| 桂枝加龙骨牡蛎汤 | 三两 | 三两 | 二两 | 三两 | 十二枚 | 三两 | 三两 | | 温阳潜镇固涩 | 主潜镇涩精为交通阴阳 | 夫失精家，少腹弦急，阴头寒，目眩，发落，脉得诸芤动微紧，男子失精，女子梦交 | 虚劳失精，阴损及阳，阴阳两虚 |
| 桂枝去芍药加蜀漆牡蛎龙骨救逆汤 | 三两 | | 二两炙 | 三两 | 十二枚 | 四两 | 五两 | 三两 | | 安神为主，温通心阳，镇惊 | 惊狂，卧起不安，脉来疾数 | 误用火劫，心阳被伤，神气浮越 |

## 黄芪芍药桂枝苦酒汤、桂枝加黄芪汤

| 方名 | 药物用量 | | | | | | 功用 | | 症状 | 病机 |
|---|---|---|---|---|---|---|---|---|---|---|
| | 黄芪 | 桂枝 | 芍药 | 甘草 | 生姜 | 大枣 | 苦酒 | 共同点 | 不同点 | | |
| 黄芪芍药桂枝苦酒汤 | 五两 | 三两 | 三两 | | | | 一升 | 宣达阳气，排除水湿 | 补气固表，兼清郁热 | 脉沉迟，身发热，胸满，四肢头面肿，发热汗出而渴，状如风水，汗沾衣，色正黄如药汁 | 汗出入水，外湿郁表，湿热交蒸（卫郁营热，表虚湿遏） |
| 桂枝加黄芪汤 | 二两 | 三两 | 三两 | 二两 | 三两 | 十二枚 | | | 调和营卫 | 黄汗之病，两胫自冷，若身重，汗出已辄轻者，久久必身瞤，瞤即胸中痛，又从腰以上必汗出，下无汗，腰髋弛痛，如有物在皮中状，剧者不能食，身疼重，烦躁，小便不利 | 黄汗病日久不愈，营卫失调，水湿郁滞，阳气不宣（上焦阳虚，下焦湿盛） |

# 黄芪建中汤、黄芪桂枝五物汤、桂枝加黄芪汤

| 方名 | 药物用量 | | | | | | 功用 | | 症状 | 病机 |
|---|---|---|---|---|---|---|---|---|---|---|
| | 黄芪 | 桂枝 | 芍药 | 甘草 | 生姜 | 大枣 | 饴糖 | 共同点 | 不同点 | | |

| 方名 | 黄芪 | 桂枝 | 芍药 | 甘草 | 生姜 | 大枣 | 饴糖 | 共同点 | 不同点 | 症状 | 病机 |
|---|---|---|---|---|---|---|---|---|---|---|---|
| 黄芪建中汤 | 一两半 | 三两 | 六两 | 三两炙 | 二两 | 十二枚 | 一升 | 甘温益气、调和阴阳 | 温中补虚为主 | 虚劳里急，诸不足（自汗或盗汗，身重或不仁，脉虚大） | 阴阳两虚，气虚尤甚 |
| 黄芪桂枝五物汤 | 三两 | 三两 | 三两 | | 六两 | 十二枚 | | | 温阳行痹，调和营卫为主 | 血痹，阴阳俱微，寸口关上微，尺中小紧，外证身体不仁，如风痹状 | 阴阳俱微，气虚血滞，营卫不和 |
| 桂枝加黄芪汤 | 二两 | 三两 | 三两 | 二两 | 三两 | 十二枚 | | | 调和营卫，宣阳逐湿为主 | 黄汗之病，两胫自冷，若身重，汗出已辄轻者，久久必身瞤，瞤即胸中痛，又从腰以上，必汗出，下无汗，腰髋弛痛，如有物在皮中状，剧者不能食，身疼重，烦躁，小便不利 | 黄汗病日久不愈，营卫失调，水湿郁滞，阳气不宣（上焦阳虚，下焦湿盛） |

## 小柴胡汤、大柴胡汤、黄芩加半夏生姜汤

| 方名 | 药物用量 | | | | | | | | | | 功用 | | 症状 | 病机 |
|---|---|---|---|---|---|---|---|---|---|---|---|---|---|---|
| | 柴胡 | 黄芩 | 半夏 | 生姜 | 人参 | 大枣 | 甘草 | 芍药 | 枳实 | 大黄 | 共同点 | 不同点 | | |
| 小柴胡汤 | 半斤 | 三两 | 半升 | 三两 | 三两 | 十二枚 | 三两 | | | | 和解少阳 | 和胃降逆 | 呕而发热（伴有口苦、咽干、胸胁苦满等症） | 热郁少阳，邪热迫胃，胃气上逆 |
| 大柴胡汤 | 半斤 | 三两 | 半升 | 五两 | | 十二枚 | | 三两 | 四枚炙 | 二两 | | 泻下里实 | 腹满，按之心下满痛，并旁及两胁（尚可见郁郁微热，胸胁苦满，寒热往来，舌苔黄，脉弦有力等症） | 实邪在里而连及少阳（少阳阳明合病） |
| 黄芩加半夏生姜汤 | | 三两 | 半升 | 三两 | | 十二枚 | 二两炙 | 二两 | | | | 清热止痢 | 干呕而利（症兼身热口苦、舌红苔黄者） | 邪热上扰于胃，下迫于肠（太阳少阳合病，热痢兼呕者） |

## 半夏泻心汤、甘草泻心汤

| 方名 | 药物用量 | | | | | | | 功用 | | 症状 | 病机 |
|---|---|---|---|---|---|---|---|---|---|---|---|
| | 半夏 | 甘草 | 黄芩 | 人参 | 干姜 | 黄连 | 大枣 | 共同点 | 不同点 | | |
| 半夏泻心汤 | 半升 | 三两炙 | 三两 | 三两 | 三两 | 一两 | 十二枚 | 和胃降逆 | 主平调寒热为，辛开苦降 | 呕而肠鸣，心下痞 | 寒热互结中焦，气机痞塞，升降失调 |
| 甘草泻心汤 | 半升 | 四两 | 三两 | 三两 | 三两 | 一两 | 十二枚 | | 安中为主，清热解毒，化湿 | 口咽蚀烂，声音嘶哑，（状如伤寒，默默欲眠，目不得闭，卧起不安，不欲饮食，恶闻食臭，面目乍赤、乍黑、乍红） | 脾胃湿热，热毒蕴结，随经上蒸 |

## 大承气汤、小承气汤

| 方名 | 药物用量 | | | | 功用 | | 症状 | 病机 |
|---|---|---|---|---|---|---|---|---|
| | 大黄 | 厚朴 | 枳实 | 芒硝 | 共同点 | 不同点 | | |
| 大承气汤 | 四两酒洗 | 半斤炙 | 五枚炙 | 三合 | 苦寒攻下 | 泄热存阴 | 痉为病，胸满口噤，卧不着席，脚挛急，必齘齿 | 外邪传入阳明，阳明热盛耗津，筋脉失养 |
| | | | | | | 通因通用／攻下里实 | 下利，按之心下坚，泻而不爽，大便臭秽，腹胀腹痛，苔厚脉实 | 实积胃肠 |
| 小承气汤 | 四两 | 二两炙 | 大者三枚炙 | | | 通因通用／通腑泄热 | 下利谵语，潮热汗出，腹满拒按，下利臭秽不畅，舌红苔黄燥，脉滑 | 实积下利／胃肠实热，燥屎内结 |

## 治实热腹痛四方

| 方名 | 药物用量 | | | | | | | | | | | | 功用 | | 症状 | 病机 |
|---|---|---|---|---|---|---|---|---|---|---|---|---|---|---|---|---|
| | 厚朴 | 大黄 | 枳实 | 桂枝 | 甘草 | 生姜 | 大枣 | 柴胡 | 半夏 | 芍药 | 黄芩 | 芒硝 | 共同点 | 不同点 | | |
| 厚朴七物汤 | 半斤 | 三两 | 五枚 | 二两 | 三两 | 五两 | 十枚 | | | | | | 攻下里实 | 表里双解 | 病腹满，发热十日，脉浮而数，饮食如故 | 表未解，腑中已有实邪（太阳阳明合病） |
| 大柴胡汤 | | 二两 | 四枚炙 | | | 五两 | 十二枚 | 半斤 | 半升 | 三两 | 三两 | | | 和解攻里 | 腹满，按之心下满痛，并旁及两胁 | 实邪在里而连及少阳（少阳阳明合病） |
| 厚朴三物汤 | 八两 | 四两 | 五枚 | | | | | | | | | | | 行气除满 | 腹满，痛而闭者 | 实热内积，气机壅滞（胀重于积） |
| 大承气汤 | 半斤炙 | 四两酒洗 | 五枚炙 | | | | | | | | | 三合 | | 攻下积滞 | 腹满不减，减不足言 | 燥屎坚结于肠道（积胀俱重） |

## 厚朴三物汤、厚朴大黄汤、小承气汤

| 方名 | 药物用量 | | | 功用 | | 症状 | | 病机 | | 煎服法 |
|---|---|---|---|---|---|---|---|---|---|---|
| | 厚朴 | 大黄 | 枳实 | 共同点 | 不同点 | 共同点 | 不同点 | 共同点 | 不同点 | |
| 厚朴三物汤 | 八两 | 四两 | 五枚 | 泄热行气 | 泄热止痛，行气除满 | 大便秘结，腹胀痛，脉实 | 腹满疼痛，大便闭结 | 热结气滞 | 气滞热结于肠 | 左三味，以水一斗二升，先煮二味，取五升，内大黄，煮取三升，温服一升，以利为度 |
| 厚朴大黄汤 | 一尺 | 六两 | 四枚 | | 荡涤实热，逐饮消满 | | 支饮胸满（疑作腹满） | | 饮热互结于胸胃 | 左三味，以水五升，煮取二升，分温再服 |
| 小承气汤 | 二两炙 | 四两 | 大者三枚炙 | | 通因通用，荡热导滞 | | 下利谵语，潮热燥屎 | | 实滞阳明，热结旁流 | 左三味，以水四升，煮取一升二合，去滓，分温二服，得利则止 |

## 治百合病诸方

| 方名 | 药物用量 | | | | | | | 功用 | 症状 | 病机 |
|---|---|---|---|---|---|---|---|---|---|---|
| | 百合 | 生地黄 | 知母 | 鸡子黄 | 滑石 | 代赭石 | 栝蒌根 | 牡蛎 | 同为养阴清热 | | |
| 百合地黄汤 | 七枚 | 一升汁 | | | | | | | 清热凉血，润养心肺 | 意欲食，复不能食，常默默，欲卧不能卧，欲行不能行，如寒无寒，如热无热，口苦，小便赤，脉微数 | 心肺阴虚内热，百脉失和 |

续表

| 方名 | 药物用量 | | | | | | | | 功用 | | 症状 | 病机 |
|---|---|---|---|---|---|---|---|---|---|---|---|---|
| | 百合 | 生地黄 | 知母 | 鸡子黄 | 滑石 | 代赭石 | 栝蒌根 | 牡蛎 | 同为养阴清热 | | | |
| 百合知母汤 | 七枚 | | 三两 | | | | | | 养阴清热，润燥止汗 | 主证基础上 | 心烦，口燥，汗出 | 百合病汗后，伤津化燥 |
| 滑石代赭汤 | 七枚 | | | | 三两 | 一枚 | | | 养阴通溺，镇逆止泻 | | 小便不利，下利 | 百合病下后，阴伤欲下 |
| 百合鸡子汤 | 七枚 | | | 一枚 | | | | | 养阴安中，降逆止呕 | | 呕吐 | 百合病吐后，胃失和降，气阴更虚 |
| 百合洗方 | 一升 | | | | | | | | 清凉解热 | | 口渴 | 百合病日久不愈，邪热聚肺，热灼津伤 |
| 栝蒌牡蛎散 | | | | | | | 等分 | 等分 | 养阴清热，生津止渴 | | | |
| 百合滑石散 | 一两炙 | | | | 三两 | | | | 滋阴润肺，利尿退热 | | 发热 | 百合病日久不愈，内热壅盛，外达肌肤 |

## 栝蒌薤白白酒汤、栝蒌薤白半夏汤、枳实薤白桂枝汤

| 方名 | 药物用量 | | | | | | | 功用 | | 症状 | 病机 |
|---|---|---|---|---|---|---|---|---|---|---|---|
| | 栝蒌 | 薤白 | 白酒 | 半夏 | 枳实 | 桂枝 | 厚朴 | 共同点 | 不同点 | | 阳微阴弦 |
| 栝蒌薤白白酒汤 | 一枚 | 半斤 | 七升 | | | | | 宣痹通阳，行气祛痰 | 豁痰利气并施 | 喘息咳唾，胸背痛，短气，寸口脉沉而迟，关上小紧数（胸痹主证） | 胸阳不振，气滞痰阻 |
| 栝蒌薤白半夏汤 | 一枚 | 三两 | 一斗 | 半升 | | | | | 重于祛痰散结 | 胸痹主证＋不得卧，心痛彻背 | 痰饮壅盛，痹阻胸阳 |
| 枳实薤白桂枝汤 | 一枚 | 半斤 | | | 四枚 | 一两 | 四两 | | 重于泄满降逆 | 胸痹主证＋心中痞，留气结在胸，胸满，胁下逆抢心 | 阴盛邪实，气滞不通 |

## 橘枳姜汤、桂枝生姜枳实汤

| 方名 | 药物用量 | | | | 功用 | | 症状 | 病机 |
|---|---|---|---|---|---|---|---|---|
| | 桂枝 | 橘皮 | 生姜 | 枳实 | 共同点 | 不同点 | | |
| 橘枳姜汤 | | 一斤 | 半斤 | 三两 | 温中化饮，行气泄满 | 专于理气散结 | 胸中气塞，短气（兼见心下痞满，呕吐气逆） | 痰饮积气，阻于胸膈 |
| 桂枝生姜枳实汤 | 三两 | | 三两 | 五枚 | | 功在通阳降逆 | 心中痞，诸逆心悬痛（气逆抢心，干呕气塞，心窝部牵引疼痛） | 胃中饮停气逆，上冲于心胸之位 |

## 大建中汤、干姜人参半夏丸、人参汤

| 方名 | 药物用量 | | | | | | | 功用 | | 症状 | 病机 |
|---|---|---|---|---|---|---|---|---|---|---|---|
| | 干姜 | 人参 | 蜀椒 | 饴糖 | 半夏 | 甘草 | 白术 | 共同点 | 不同点 | | |
| 大建中汤 | 四两 | 二两 | 二合 | 一升 | | | | 温中补虚 | 散寒止痛 | 心胸中大寒痛，呕不能饮食，腹中寒，上冲皮起，出见有头足，上下痛而不可触近 | 脾胃阳衰，中焦寒盛，寒气上冲 |
| 干姜人参半夏丸 | 一两 | 一两 | | | 二两 | | | | 蠲饮止呕 | 妊娠呕吐不止（呕吐清水或涎沫，伴有口淡不渴，头眩心悸，倦怠嗜卧，舌淡苔白滑，脉弦或细滑） | 胃虚寒饮，气机上逆，胃失和降 |
| 人参汤 | 三两 | 三两 | | | | 三两 | 三两 | | 振奋阳气 | 胸痹，心中痞，留气结在胸，胸满，胁下逆抢心（兼见四肢不温，倦怠少气，语声低微，大便溏泄，舌淡，脉迟无力） | 中焦阳气衰减，寒凝气滞 |

## 当归芍药散、当归散

| 方名 | 药物用量 | | | | | | | 功用 | | 症状 | 病机 |
|---|---|---|---|---|---|---|---|---|---|---|---|
| | 当归 | 芍药 | 川芎 | 白术 | 茯苓 | 泽泻 | 黄芩 | 共同点 | 不同点 | | |
| 当归芍药散 | 三两 | 一斤 | 半斤 | 四两 | 四两 | 半斤 | | 养血疏肝，健脾利湿 | 活血利水为主，止痛安胎 | 妇人怀妊，腹中㽲痛 | 肝脾失调，气血郁滞，兼有水气 |
| 当归散 | 一斤 | 一斤 | 一斤 | 半斤 | | | 一斤 | | 养血健脾，清热养胎为主 | 妇人妊娠，宜常服当归散 | 肝血不足，胎热内生 |

## 五苓散、茯苓泽泻汤

| 方名 | 药物用量 | | | | | | | 功用 | | 症状 | 病机 |
|---|---|---|---|---|---|---|---|---|---|---|---|
| | 茯苓 | 泽泻 | 猪苓 | 白术 | 桂枝 | 生姜 | 甘草 | 共同点 | 不同点 | | |
| 五苓散 | 三分 | 一两一分 | 三分 | 三分 | 二分 | | | 通阳利水化气 | 小便偏于通利 | 脉浮，小便不利，微热消渴；渴欲饮水，水入则吐 | 表邪未解，郁热不泄，膀胱气化不行 |
| | | | | | | | | | | 脐下有悸，吐涎沫而癫眩 | 饮停下焦 |
| 茯苓泽泻汤 | 半斤 | 四两 | | 三两 | 二两 | 四两 | 二两 | | 止呕偏于温胃化饮 | 胃反，吐而渴欲饮水 | 饮停中焦 |

## 五苓散、猪苓汤、猪苓散

| 方名 | 药物用量 | | | | | | | 功用 | | 症状 | 病机 |
|---|---|---|---|---|---|---|---|---|---|---|---|
| | 泽泻 | 茯苓 | 猪苓 | 白术 | 桂枝 | 滑石 | 阿胶 | 共同点 | 不同点 | | |
| 五苓散 | 一两一分 | 三分 | 三分 | 三分 | 二分 | | | 利水渗湿 | 兼以解表化气利水， | 脉浮，小便不利，微热消渴；渴欲饮水，水入则吐 | 膀胱气化不利，水气内停（阳气不足） |
| 猪苓汤 | 一两 | 一两 | 一两 | | | 一两 | 一两 | | 清热利水育阴润燥， | 脉浮发热，渴欲饮水，小便不利（小便短赤，心烦不得眠） | 阴虚里热，水与热结（阴液不足） |
| 猪苓散 | | | 各等分 | | | | | | 健脾利水 | 呕吐而病在膈上，吐后思水 | 停饮致呕，吐后思水，饮邪已去，预防新饮 |

## 橘皮汤、橘皮竹茹汤

| 方名 | 药物用量 | | | | | | 功用 | | 症状 | 病机 |
|---|---|---|---|---|---|---|---|---|---|---|
| | 橘皮 | 竹茹 | 大枣 | 人参 | 生姜 | 甘草 | 共同点 | 不同点 | | |
| 橘皮汤 | 四两 | | | | 半斤 | | 和胃降逆 | 通阳和胃，散寒，止哕为主 | 干呕哕，手足厥冷 | 中阳阻遏，胃寒气逆 |
| 橘皮竹茹汤 | 二升 | 二升 | 三十枚 | 一两 | 半斤 | 五两 | | 补虚清热，和胃，降逆为主 | 哕逆（伴有虚烦不安，少气口干，手足心热，脉虚数） | 胃虚有热，气逆不降 |

## 四逆汤、通脉四逆汤

| 方名 | 药物用量 | | | 功用 | | 症状 | 病机 |
|---|---|---|---|---|---|---|---|
| | 附子 | 干姜 | 甘草 | 共同点 | 不同点 | | 阴盛格阳 |
| 四逆汤 | 一枚生 | 一两半 | 二两炙 | 回阳救逆 | 通脉四逆汤为四逆汤倍干姜，以增强回阳止利之功 | 呕而脉弱，小便复利，身有微热，见厥者 | 脾肾阳虚，阴寒内盛 |
| 通脉四逆汤 | 大者一枚生 | 强人可用四两　三两 | 二两炙 | | | 下利清谷，里寒外热，汗出而厥 | 阴寒极盛，格阳于外 |

## 防己黄芪汤、防己茯苓汤

| 方名 | 药物用量 | | | | | | | | 功用 | | 症状 | 病机 |
|---|---|---|---|---|---|---|---|---|---|---|---|---|
| | 防己 | 黄芪 | 甘草 | 白术 | 生姜 | 大枣 | 桂枝 | 茯苓 | 共同点 | 不同点 | | |
| 防己黄芪汤 | 一两 | 一两一分 | 半两炙 | 风湿七钱半 | 风水三分 | 四片 | 一枚 | | 走表行水 | 补卫固表，利水除湿 | 风湿（风水），脉浮，身重，汗出恶风 | （风湿、风水）表虚，卫气不固 |
| 防己茯苓汤 | 三两 | 三两 | 二两 | | | | 三两 | 六两 | | 通阳化气，分消水湿 | 皮水为病，四肢肿，水气在皮肤中，四肢聂聂动 | （皮水）阳郁不宣，水气过盛 |

## 薏苡附子散、薏苡附子败酱散

| 方名 | 药物用量 | | | 相同药物不同功效 | | 功用 | 症状 | 病机 |
|---|---|---|---|---|---|---|---|---|
| | 薏苡仁 | 附子 | 败酱草 | 薏苡仁 | 附子 | | | |
| 薏苡附子散 | 十五两 | 十枚炮 | | 除湿宣痹 | 散寒止痛 | 散寒除湿，缓急止痛 | 胸痹缓急（喘息咳唾，胸背疼痛剧烈或心痛彻痛，筋脉拘挛） | 寒湿之邪壅盛，胸阳被遏 |
| 薏苡附子败酱散 | 十分 | 二分 | 五分 | 清热排脓 | 振奋阳气 | 排脓消痈，振奋阳气 | 肠痈之为病，其身甲错，腹皮急，按之濡，如肿状，腹无积聚，身无热，脉数 | 痈脓内结于肠，气血郁滞于里 |

## 大黄牡丹汤、抵当汤、下瘀血汤、大黄蟅虫丸

| 方名 | 药物用量 | | | | | | | | | | | | | | | 功用 | | 症状 | 病机 |
|---|---|---|---|---|---|---|---|---|---|---|---|---|---|---|---|---|---|---|---|
| | 大黄 | 桃仁 | 牡丹 | 芒硝 | 瓜子 | 水蛭 | 虻虫 | 蟅虫 | 黄芩 | 甘草 | 杏仁 | 芍药 | 干地黄 | 干漆 | 蛴螬 | 共同点 | 不同点 | | |
| 大黄牡丹汤 | 四两 | 五十枚 | 一两 | 三合 | 半升 | | | | | | | | | | | 活血逐瘀 | 荡热散结，逐瘀活血 | 肠痈者，少腹肿痞，按之即痛如淋，小便自调，时时发热，自汗出，复恶寒，其脉迟紧者，脓未成，可下之，当有血 | 热毒内聚，营血瘀结肠中，经脉不通 |
| 抵当汤 | 三两酒 | 二十个 | | | | 三十个 | 三十枚 | | | | | | | | | | 下血逐瘀 | 妇人经水不利下（少腹硬满，或腹不满，小便自利，舌有瘀斑，脉沉涩） | 瘀血内结成实 |
| 下瘀血汤 | 三两 | 二十枚 | | | | | | 二十枚 | | | | | | | | | 攻瘀破血 | 产妇腹痛，产后恶露不下，少腹刺痛，痛而拒按，痛处固定不移，舌紫暗有瘀斑 | 干血着于脐下 |
| 大黄蟅虫丸 | 十分 | 一升 | | | | 百枚 | 一升 | 半升 | 二两 | 三两 | 一升 | 四两 | 十两 | 一两 | 一升 | | 祛瘀生新，缓中补虚 | 五劳虚极羸瘦，腹满不能饮食，肌肤甲错，两目黯黑 | 五劳所致，血内停，久成干血；气血亏虚，瘀 |

# 半夏汤类方

| 方名 | 药物用量 | | | | | | 功用 | | 症状 | 病机 |
|---|---|---|---|---|---|---|---|---|---|---|
| | 半夏 | 干姜 | 生姜 | 茯苓 | 人参 | 白蜜 | 共同点 | 不同点 | | |
| 小半夏汤 | 一升 | | 半斤 | | | | | 散寒逐饮 | 呕而不渴 | 痰饮为重 |
| | | | | | | | | | 呕吐，谷不得下 | 停饮上逆，胃失和降 |
| 小半夏茯苓汤 | 一升 | | 半斤 | 三两 | | | | 祛寒利水 | 先渴后呕 | 水饮为患 |
| | | | | | | | | | 卒呕吐，心下痞，眩悸 | |
| 大半夏汤 | 二升 | | | | 三两 | 一升 | 降逆止呕 | 和胃补虚 | 胃反呕吐（尚可见心下痞硬，神疲乏力，大便燥结） | 胃虚气逆，肠燥津亏 |
| 半夏干姜散 | 等分为散 | 等分为散 | | | | | | 温中散寒 | 干呕吐逆，吐涎沫 | 中阳不足，寒饮上逆 |
| 生姜半夏汤 | 半升 | | 一升汁 | | | | | 辛散寒饮，畅胸阳，舒 | 胸中似喘不喘，似呕不呕，似哕不哕，彻心中愦愦然无奈 | 寒饮搏结胸阳，闭郁胸阳 |
| 干姜人参半夏丸 | 二两 | 一两 | | | 一两 | | | 温胃补虚，蠲饮降逆 | 妊娠呕吐不止（呕吐清水或涎沫，伴有口淡不渴，头眩心悸，倦怠嗜卧，舌淡苔白滑，脉弦或细滑） | 胃气虚寒，痰饮上逆 |

## 干姜甘草茯苓白术汤、苓甘五味姜辛汤

| 方名 | 药物用量 | | | | | | 功用 | | 症状 | 病机 |
|---|---|---|---|---|---|---|---|---|---|---|
| | 甘草 | 干姜 | 茯苓 | 白术 | 五味子 | 细辛 | 共同点 | 不同点 | | |
| 甘姜苓术汤 | 二两 | 四两 | 四两 | 二两 | | | 散寒除湿 | 除湿中散寒为主，健脾 | 其人身体重，腰中冷，如坐水中，形如水状，反不渴，小便自利，饮食如故，腰以下冷痛，腹重如带五千钱 | 过劳伤阳，寒湿侵袭，痹着腰部 |
| 苓甘五味姜辛汤 | 三两 | 三两 | 四两 | | 半升 | 三两 | | 散寒蠲饮，泄满为主，止咳 | 冲气即低，而反更咳胸满（痰稀色白，舌苔白滑） | 冲气虽平而阳虚阴盛，寒饮射肺，支饮复发 |

## 支饮变证五方

| 方名 | 药物用量 | | | | | | | | | 功用 | 症状 | 病机 |
|---|---|---|---|---|---|---|---|---|---|---|---|---|
| | 桂枝 | 茯苓 | 甘草 | 五味子 | 干姜 | 细辛 | 半夏 | 杏仁 | 大黄 | | | |
| 桂苓五味甘草汤 | 四两 | 四两 | 三两炙 | 半升 | | | | | | 平冲敛气 | 青龙汤下已，多唾口燥，手足厥逆，气从小腹上冲胸咽，手足痹，其面翕热如醉状，小便难，时复冒，寸脉沉，尺脉微 | 一变是服小青龙汤后，寒饮渐散，阳气素虚，引动肾气，发生气冲 |
| 苓甘五味姜辛汤 | | 四两 | 三两 | 半升 | 三两 | 三两 | | | | 蠲饮止咳 | 冲气即低，而反更咳，胸满 | 再变冲气虽平而阳虚阴盛，寒饮复动 |

续表

| 方名 | 药物用量 | | | | | | | | | 功用 | 症状 | 病机 |
|---|---|---|---|---|---|---|---|---|---|---|---|---|
| | 桂枝 | 茯苓 | 甘草 | 五味子 | 干姜 | 细辛 | 半夏 | 杏仁 | 大黄 | | | |
| 苓甘五味姜辛半夏汤 | | 四两 | 二两 | 半升 | 二两 | 二两 | 半升 | | | 蠲饮止呕 | 咳满即止（呕而不渴） | 三变因水饮内盛，胃中饮气上逆 |
| 苓甘五味姜辛半夏杏仁汤 | | 四两 | 三两 | 半升 | 三两 | 三两 | 半升 | 半升 | | 蠲饮宣肺 | 水去呕止，其人形肿 | 四变心下之水暂去，而肺气已衰，饮气外溢 |
| 苓甘五味姜辛半杏大黄汤 | | 四两 | 三两 | 半升 | 三两 | 三两 | 半升 | 半升 | 三两 | 蠲饮清热 | 面热如醉 | 五变水饮仍未尽，因连服辛温之剂，酿生胃热随饮上冲于面 |

# 越婢汤、甘草麻黄汤

| 方名 | 药物用量 | | | | | 功用 | | 症状 | 病机 |
|---|---|---|---|---|---|---|---|---|---|
| | 麻黄 | 甘草 | 石膏 | 生姜 | 大枣 | 共同点 | 不同点 | | |
| 越婢汤 | 六两 | 二两 | 半斤 | 三两 | 十五枚 | 发汗行水 | 兼清透郁热 | 风水恶风，一身悉肿，脉浮不渴（《心典》作"脉浮而渴"），续自汗出，无大热 | 风水表实，内有郁热 |
| 甘草麻黄汤 | 四两 | 二两 | | | | | | 里水，其脉亦浮，外证胕肿，按之没指，不恶风，不渴（无汗无热） | 皮水表实，里无郁热 |

## 越婢汤、越婢加白术汤、越婢加半夏汤

| 方名 | 药物用量 | | | | | | | 功用 | 症状 | 病机 |
|---|---|---|---|---|---|---|---|---|---|---|
| | 麻黄 | 石膏 | 生姜 | 大枣 | 甘草 | 白术 | 半夏 | | | |
| 越婢汤 | 六两 | 半斤 | 三两 | 十五枚 | 二两 | | | 发汗散水，清透郁热 | 风水恶风，一身悉肿，脉浮不渴（《心典》作"脉浮而渴"），续自汗出，无大热 | 风水表实，内有郁热 |
| 越婢加白术汤 | 六两 | 半斤 | 三两 | 十五枚 | 二两 | 四两 | | 发汗散水，清透郁热，兼以除湿 | 里水，一身面目黄肿，脉沉，小便不利 | 皮水表实，里有郁热 |
| 越婢加半夏汤 | 六两 | 半斤 | 三两 | 十五枚 | 二两 | | 半升 | 发汗散水，清透郁热，降逆平喘 | 咳而上气，其人喘，目如脱状，脉浮大 | 外感风热，水饮内作，饮热迫肺 |

## 厚朴麻黄汤、小青龙加石膏汤

| 方名 | 药物用量 | | | | | | | | | | 功用 | | 症状 | 病机 |
|---|---|---|---|---|---|---|---|---|---|---|---|---|---|---|
| | 厚朴 | 麻黄 | 石膏 | 半夏 | 细辛 | 五味子 | 甘草 | 杏仁 | 干姜 | 小麦 | 桂枝 | 芍药 | 共同点 | 不同点 | | |
| 厚朴麻黄汤 | 五两 | 四两 | 鸡子大 | 半升 | 二两 | 半升 | | 半升 | 二两 | 一升 | | | 宣肺平喘，温化寒饮，清热除烦 | 宣肺降逆，化饮平喘为主 | 咳而脉浮，喘而胸满 | 寒饮迫肺，邪盛于上而近于表 |

续表

| 方名 | 药物用量 | | | | | | | | | | | | 功用 | | 症状 | 病机 |
|------|------|------|------|------|------|------|------|------|------|------|------|------|------|------|------|------|
| | 厚朴 | 麻黄 | 石膏 | 半夏 | 细辛 | 五味子 | 甘草 | 杏仁 | 干姜 | 小麦 | 桂枝 | 芍药 | 共同点 | 不同点 | | |
| 小青龙加石膏汤 | | 三两 | 二两 | 半升 | 三两 | 半升 | 三两 | | 三两 | | 三两 | 三两 | | 解表散饮，清热除烦为主 | 肺胀，咳而上气，烦躁而喘，脉浮 | 表寒较重，内夹水饮，兼有郁热 |

## 越婢加半夏汤、大青龙汤

| 方名 | 药物用量 | | | | | | | 功用 | | 症状 | 病机 |
|------|------|------|------|------|------|------|------|------|------|------|------|
| | 麻黄 | 石膏 | 生姜 | 大枣 | 甘草 | 半夏 | 杏仁 | 桂枝 | 共同点 | 不同点 | | |
| 越婢加半夏汤 | 六两 | 半斤 | 三两 | 十五枚 | 二两 | 半升 | | | 发越水饮，清透郁热 | 重在宣肺泄热；降逆平喘 | 肺胀，咳而上气，其人喘，目如脱状，脉浮大 | 外热内饮，饮热迫肺，热重于饮 |
| 大青龙汤 | 六两 | 鸡子大 | 三两 | 十二枚 | 二两炙 | | 四十个 | 二两 | | 重在发汗散饮；清热除烦 | 溢饮，兼见恶寒发热，不汗出而烦躁，身疼痛，脉浮紧 | 外寒内热，表证重兼郁热，饮盛溢于肌表 |

## 射干麻黄汤、小青龙汤、苓甘五味姜辛汤

| 方名 | 药物用量 | | | | | | | | | | | | | | 功用 | | 症状 | 病机 |
|---|---|---|---|---|---|---|---|---|---|---|---|---|---|---|---|---|---|---|
| | 麻黄 | 射干 | 生姜 | 大枣 | 半夏 | 细辛 | 五味子 | 紫菀 | 款冬花 | 甘草 | 干姜 | 桂枝 | 芍药 | 茯苓 | 共同点 | 不同点 | | |
| 射干麻黄汤 | 四两 | 十三枚 | 四两 | 七枚 | 大者八枚 | 三两 | 半升 | 三两 | 三两 | | | | | | 散寒祛饮 | 散降逆化痰宣肺 | 咳而上气，喉中水鸡声 | 寒痰阻肺肺气不宣 |
| 小青龙汤 | 三两 | | | | 半升 | 三两 | 半升 | | | 三两炙 | 三两 | 三两 | 三两 | | | 解温表化散里寒饮 | 溢饮，（恶寒，背部怕冷，或喘咳痰稀量多，脉浮紧或弦滑） | 表寒里饮饮溢肌表 |
| 苓甘五味姜辛汤 | | | | | | 三两 | 半升 | | | 三两 | 三两 | | | 四两 | | 散止寒咳祛除饮满 | 咳，胸满，（痰清稀色白量多，舌苔白滑，脉弦滑） | 支饮内盛寒饮射肺 |

## 栀子大黄汤、茵陈蒿汤、大黄硝石汤

| 方名 | 药物用量 | | | | | | | 功用 | | 症状 | 病机 |
|---|---|---|---|---|---|---|---|---|---|---|---|
| | 大黄 | 栀子 | 枳实 | 豆豉 | 茵陈蒿 | 黄柏 | 硝石 | 共同点 | 不同点 | | |
| 栀子大黄汤 | 一两 | 十四枚 | 五枚 | 一升 | | | | 清热利湿退黄 | 清心除烦 | 酒黄疸，心中懊恼，或热痛 | （酒疸）热重于湿，病位偏于上 |
| 茵陈蒿汤 | 二两 | 十四枚 | | | 六两 | | | | 清泄湿热 | 谷疸，寒热不食，食即头眩，心胸不安 | （谷疸）湿热俱盛，病在中焦 |
| 大黄硝石汤 | 四两 | 十五枚 | | | | 四两 | 四两 | | 通腑泄热 | 黄疸腹满，小便不利而赤，自汗出 | （黄疸）里热成实，病位偏于下 |

## 栀子大黄汤、栀子豉汤

| 方名 | 药物用量 | | | | 功用 | | 症状 | 病机 |
|---|---|---|---|---|---|---|---|---|
| | 栀子 | 大黄 | 枳实 | 豆豉 | 共同点 | 不同点 | | |
| 栀子大黄汤 | 十四枚 | 一两 | 五枚 | 一升 | 清热除烦 | 泄热退黄 | 酒黄疸，心中懊恼，或热痛 | 酒疸热盛，湿热积于中焦，上蒸于心 |
| 栀子豉汤 | 十四枚 | | | 四合 | | 宣透余热 | 下利后，更烦，按之心下濡 | 实热下利后，实邪已祛，无形余邪郁于胸膈，扰及心神 |

## 乌头类方

| 方名 | 药物用量 | | | | | | | | | | | | | | 功用 | | 症状 | 病机 |
|---|---|---|---|---|---|---|---|---|---|---|---|---|---|---|---|---|---|---|
| | 乌头 | 桂枝汤 | 麻黄 | 芍药 | 黄芪 | 炙甘草 | 茯苓 | 半夏 | 细辛 | 蜀椒 | 炮附子 | 干姜 | 赤石脂 | 蜜 | 共同点 | 不同点 | | |
| 大乌头煎 | 大者五枚 | | | | | | | | | | | | | 二升 | 祛寒止痛 | 破逐寒积 | 寒疝绕脐痛，若发则白汗出，手足厥冷，其脉沉弦 | 寒气内结，阳气不行 |
| 乌头桂枝汤 | 未见枚数 | 桂枝汤五合 | | | | | | | | | | | | 二斤 | | 表里双解 | 寒疝，腹中痛，逆冷，手足不仁，身疼痛 | 内外皆寒，表里兼病 |
| 乌头汤 | 川乌五枚 | | 三两 | 三两 | 三两 | 三两炙 | | | | | | | | 二升 | | 除湿宣痹 | 病历节，不可屈伸，疼痛 | 寒湿之邪痹阻关节 |

续表

| 方名 | 药物用量 | | | | | | | | | | | | | | 功用 | | 症状 | 病机 |
|---|---|---|---|---|---|---|---|---|---|---|---|---|---|---|---|---|---|---|
| | 乌头 | 桂枝汤 | 麻黄 | 芍药 | 黄芪 | 炙甘草 | 茯苓 | 半夏 | 细辛 | 蜀椒 | 炮附子 | 干姜 | 赤石脂 | 蜜 | 共同点 | 不同点 | | |
| 乌头赤石脂丸 | 一分炮 | | | | | | | | | 一两 | 半两炮 | 一两 | 一两 | 炼蜜为丸 | | 温阳逐邪 | 心痛彻背；背痛彻心 | 阴寒痼结，寒气攻冲 |
| 赤丸 | 二两炮 | | | | | | 四两 | 四两 | 一两 | | | | | 炼蜜为丸 | | 化饮降逆 | 寒气厥逆 | 脾肾虚寒，水饮上逆 |

# 第四章　症状鉴别

## 大便坚鉴别表

| 分类 | 症状 | 病机 | 治法 | 方剂 |
|---|---|---|---|---|
| 脾约 | 趺阳脉浮而涩，小便数，大便坚 | 胃强脾弱 | 泄热润燥攻下通便 | 麻子仁丸 |
| 热在中焦 | 大便燥结坚硬 | 中焦热邪结聚成实 | 泻下里实 | |
| 消渴 | 趺阳脉浮而数，消谷，溲数，大便坚 | 胃热气盛 | 泄热通便 | |
| 产后大便难 | 产后失血汗多，亡津液，胃燥，大便难 | 血虚津伤大肠失润 | 养血润便 | |
| 产后郁冒兼大便坚 | 脉微弱，呕不能食，大便反坚，但头汗出 | 产后血虚孤阳上厥津液下亏 | 扶正达邪和利阴阳 | 小柴胡汤 |
| 产后瘀血内阻兼阳明里实 | 产后七八日，少腹坚痛，不大便，烦躁发热，切脉微实，再倍发热，日晡时烦躁者不食，食则谵语，至夜即愈 | 产后停瘀兼阳明里实 | 泄热通便热去血行 | 大承气汤 |
| 风湿里阳虚 | 风湿相搏，身体疼烦，不能自转侧，不呕不渴，脉浮虚而涩，大便坚，小便自利 | 里阳不足湿在皮中津液偏渗 | 温中逐湿 | 白术附子汤 |
| 里寒误下变证 | 瘦人绕脐痛，必有风冷，谷气不行，而反下之，其气必冲，不冲者，心下则痞 | 感受风冷误下伤阳 | 通阳敛气和中消痞 | |

# 烦躁鉴别表

| 分类 | 症状 | 病机 | 治法 | 方剂 |
|------|------|------|------|------|
| 湿痹 | 太阳病，关节疼痛而烦，脉沉而细，小便不利，大便反快 | 湿流关节阻遏阳气 | 利其小便 | |
| 寒湿在表 | 湿家，身烦疼 | 寒湿在表 | 发汗解表健脾利湿 | 麻黄加术汤 |
| 风湿表里阳虚 | 骨节疼烦，掣痛不得屈伸，近之则痛剧，汗出短气，小便不利，恶风不欲去衣，或身微肿 | 风湿夹寒痹于关节表里阳虚 | 温经助阳散风祛湿 | 甘草附子汤 |
| 寒湿在表误下变证 | 其人但头汗出，背强，欲得被覆向火。若下之早则哕，或胸满，小便不利，舌上如胎者，渴欲得饮而不能饮，则口燥烦也 | 湿家误下阳气内陷胸上有寒 | 升阳举陷散寒逐湿 | |
| 狐惑酿脓 | 脉数，无热，微烦，默默但欲卧，汗出；初得之三四日，目赤如鸠眼；七八日，四目眦黑，若能食者，脓已成 | 蓄热不解湿毒不化瘀血内积 | 清热除湿排脓解毒 | 赤小豆当归散 |
| 瘅疟 | 热而少气烦冤，手足热而欲呕，若但热不寒者，令人消铄脱肉 | 阳盛阴竭邪热伤气 | 清泄热邪益气生津 | |
| 温疟 | 脉如平，身无寒，但热，骨节疼烦，时呕 | 里热炽盛兼夹表寒 | 清热生津解肌发表 | 白虎加桂枝汤 |
| 阴虚虚劳 | 脉浮大，手足烦，春夏剧，秋冬瘥，阴寒精自出，酸削不能行 | 阴虚阳亢阳气外浮 | 滋阴潜阳 | |
| 虚劳里急 | 虚劳里急，悸，衄，腹中痛，梦失精，四肢酸疼，手足烦热，咽干口燥 | 阴阳两虚心营不足 | 建中缓急通阳和营 | 小建中汤 |
| 虚劳 | 虚劳虚烦不得眠 | 肝阴不足心血亏虚 | 养阴清热安神宁心 | 酸枣仁汤 |
| 肺胀 | 肺胀，咳而上气，烦躁而喘，脉浮 | 外寒内饮兼有郁热 | 解表化饮清热除烦 | 小青龙加石膏汤 |
| 心伤劳倦 | 心伤者，其人劳倦，即头面赤而下重，心中痛而自烦，发热，当脐跳，其脉弦 | 心液虚耗邪热自盛 | 补益心气养阴清热 | |

续表

| 分类 | | 症状 | 病机 | 治法 | 方剂 |
|---|---|---|---|---|---|
| 支饮 | | 咳烦，胸中痛，不卒死，至一百日或一岁 | 水饮停积上凌心胸 | 破积逐水 | 十枣汤 |
| 心水 | | 身重而少气，不得卧，烦而躁，其人阴肿 | 心阳虚衰水气凌心 | 温阳利水 | |
| 黄汗 | | 黄汗，两胫自冷，身重汗出已辄轻者，久久必身瞤，瞤即胸中痛，又从腰以上，必汗出，下无汗，腰髋弛痛，如有物在皮中状，剧者不能食，身疼重，烦躁，小便不利 | 上焦阳虚下焦湿盛营卫失调 | 调和营卫走表逐湿 | 桂枝加黄芪汤 |
| 酒疸 | | 心中懊侬，或热痛，心中热，小腹满欲吐，鼻燥 | 湿热内蕴上熏于心 | 清泄实热 | 栀子大黄汤 |
| 谷疸 | 太阴寒湿 | 脉迟，食难用饱，饱则发烦，头眩，小便必难，虽下之，腹满如故 | 脾气虚寒湿浊上逆 | 温中化湿 | |
| | 阳明瘀热 | 寒热不食，食即头眩，心胸不安，久久发黄 | 湿热俱盛上蒸于心 | 清泄湿热 | 茵陈蒿汤 |
| 火劫发黄 | | 发热、烦喘、胸满、口燥，一身尽发热而黄，肚热 | 火劫误治两阳相结 | 当下之 | |
| 黄家 | | 腹满，舌痿黄，躁不得睡 | 湿热相搏 | 清热利湿 | |
| 瘀血 | | 病者如热状，烦满，口干燥而渴，其脉反无热 | 热伏阴分而成瘀血 | 当下之 | |
| 寒饮搏结胸胃 | | 胸中似喘不喘，似呕不呕，似哕不哕，彻心中愦愦然无奈 | 寒饮搏结胸阳受阻 | 辛散寒饮舒展阳气 | 生姜半夏汤 |
| 下利虚烦 | | 下利后，更烦，按之心下濡 | 余邪未尽扰于心膈 | 清热除烦 | 栀子豉汤 |
| 蛔厥 | | 吐蛔，病者静而复时烦，得食而呕又烦者，蛔闻食臭出，其人常自吐蛔 | 内脏虚寒蛔动不安 | 寒温并用安蛔止厥 | 乌梅丸 |
| 产后腹痛 | | 产后腹痛，烦满不得卧 | 气血郁滞 | 行气和血 | 枳实芍药散 |
| 产后瘀血内阻兼阳明里实 | | 产后七八日，无太阳证，少腹坚痛，不大便，烦躁发热，切脉微实，再倍发热，日晡时烦躁者不食，食则谵语，至夜即愈 | 产后停瘀兼阳明里实 | 泄热通便热去血行 | 大承气汤 |

续表

| 分类 | 症状 | 病机 | 治法 | 方剂 |
|------|------|------|------|------|
| 虚热烦呕 | 妇人乳中虚, 烦乱呕逆 | 阴血不足虚火内扰 | 安中益气 | 竹皮大丸 |
| 妇人脏躁 | 妇人脏躁, 喜悲伤欲哭, 象如神灵所作, 数欠伸 | 肝郁化火心血不足 | 养心安神止躁缓急 | 甘麦大枣汤 |
| 带下崩漏 | 妇人年五十所, 病下利数十日不止, 暮即发热, 少腹里急, 腹满, 手掌烦热, 唇口干燥 | 瘀血内停新血不生 | 温经散寒养血祛瘀 | 温经汤 |
| 妇人转胞 | 饮食如故, 烦热倚息不得卧, 小便不通 | 膀胱气化不利, 水气上逆 | 振奋元阳气化水行 | 肾气丸 |

# 不得眠(不得卧)鉴别表

| 分类 | 症状 | 病机 | 治法 | 方剂 |
|------|------|------|------|------|
| 百合病 | 意欲食, 复不能食, 常默默, 欲卧不能卧, 欲行不能行, 如寒无寒, 如热无热, 口苦, 小便赤, 脉微数 | 心肺阴虚内热 | 润养心肺凉血清热 | 百合地黄汤 |
| 虚劳 | 虚劳虚烦不得眠 | 肝阴不足心血亏虚 | 养阴清热安神宁心 | 酸枣仁汤 |
| 胸痹 | 胸痹不得卧, 心痛彻背 | 痰涎壅盛 | 通阳散结涤痰逐饮 | 栝蒌薤白半夏汤 |
| 黄汗 | 身肿而冷, 状如周痹, 胸中窒, 不能食, 反聚痛, 暮躁不得眠, 骨节疼痛 | 寒湿阻郁阳气不舒 | 温阳逐湿散寒止痛 | |
| 心水 | 身重而少气, 不得卧, 烦而躁, 其人阴肿 | 心阳虚衰水气凌心 | 温阳利水 | |
| 黄家 | 腹满, 舌痿黄, 躁不得睡 | 湿热相搏 | 清热利湿 | |
| 产后腹痛 | 产后腹痛, 烦满不得卧 | 气血郁滞 | 行气和血 | 枳实芍药散 |
| 妇人转胞 | 饮食如故, 烦热不得卧, 而反倚息, 不得溺 | 气化不利水气上冲 | 振奋元阳气化水行 | 肾气丸 |

| 分类 | 症状 | 病机 | 治法 | 方剂 |
|------|------|------|------|------|
| 肺痈 | 喘不得卧；胸满胀，一身面目浮肿，鼻塞清涕出，不闻香臭酸辛，咳逆上气，喘鸣迫塞 | 肺实气闭 | 开肺泻实 | 葶苈大枣泻肺汤 |
| 咳逆上气 | 咳逆上气，时时吐浊，但坐不得眠 | 痰浊壅肺 | 涤痰宣壅 | 皂荚丸 |
| 支饮 | 喘而不能卧，短气，脉平 | 支饮阻肺 | 温化水饮解表散寒 | 小青龙汤 |
| | 咳逆倚息不得卧 | 内饮外寒 | | |
| 衄家误汗 | 衄家不可汗，汗出必额上陷，脉紧急，直视不能眴，不得眠 | 误汗亡阴阴不潜阳 | | |
| 吐血预后 | 吐血，咳逆上气，脉数而有热，不得卧者，死 | 阴血耗损有阳无阴 | | |

## 不欲（能）食鉴别表

| 分类 | 症状 | 病机 | 治法 | 方剂 |
|------|------|------|------|------|
| 腹中寒痛 | 心胸中大寒痛，呕不能饮食，腹中寒，上冲皮起，出见有头足，上下痛而不可触近 | 脾胃阳衰寒气冲逆 | 大建中气温中散寒 | 大建中汤 |
| 寒疝 | 腹痛，脉弦而紧，恶寒，不欲食，寒疝绕脐痛，若发则白汗出，手足厥冷，脉沉弦 | 寒气内结阳气不行 | 破积散寒止痛 | 大乌头煎 |
| 厥阴病 | 消渴，气上冲心，心中疼热，饥而不欲食，食即吐蛔，下之不肯止 | 上热下寒 | 清上温下 | |
| 黄汗 | 黄汗，两胫自冷，身重汗出已辄轻者，久久必身𤺊，𤺊即胸中痛，又从腰以上，必汗出，下无汗，腰髋弛痛，如有物在皮中状，剧者不能食，身疼重，烦躁，小便不利 | 上焦阳虚下焦湿盛营卫失调湿伤于脾 | 调和营卫走表逐湿 | 桂枝加黄芪汤 |
| | 身肿而冷，状如周痹，胸中窒，不能食，反聚痛，暮躁不得眠，骨节疼痛 | 寒湿困脾流注关节 | 温阳逐湿散寒止痛 | |

续表

| 分类 | 症状 | 病机 | 治法 | 方剂 |
|------|------|------|------|------|
| 谷疸 | 寒热不食,食即头眩,心胸不安,久久发黄 | 湿热交蒸脾胃失运 | 清泄湿热 | 茵陈蒿汤 |
| 酒疸 | 心中懊侬而热,不能食,时欲吐 | 酒热伤胃 | 清热利湿 | |
| 狐惑 | 状如伤寒,默默欲眠,目不得闭,卧起不安,蚀于喉为惑,蚀于阴为狐,不欲饮食,恶闻食臭,其面目乍赤、乍黑、乍白,蚀于上部则声喝 | 湿热化毒扰胃困脾 | 清热化湿安中解毒 | 甘草泻心汤 |
| 瘀血虚劳 | 羸瘦,腹满不能饮食,肌肤甲错,两目黯黑 | 五劳虚极脾胃失常 | 缓中补虚祛瘀生新 | 大黄蟅虫丸 |
| 宿食下利 | 下利,不欲食 | 食伤脾胃 | 攻下宿食 | 大承气汤 |
| 妊娠恶阻 | 妇人得平脉,阴脉小弱,其人渴,不能食,无寒热 | 胎妊方成胃逆不降 | 调和阴阳化气和胃 | 桂枝汤 |
| 产后郁冒 | 产后郁冒,脉微弱,呕不能食,大便反坚,但头汗出 | 血虚而厥阳气独盛胃气上逆 | 损阳救阴调和脾胃 | 小柴胡汤 |
| 产后瘀血内阻兼阳明里实 | 产后七八日,无太阳证,少腹坚痛,不大便,烦躁发热,切脉微实,再倍发热,日晡时烦躁者不食,食则谵语,至夜即愈 | 产后停瘀兼阳明里实 | 泄热通便热去血行 | 大承气汤 |

# 短气鉴别表

| 分类 | 症状 | 病机 | 治法 | 方剂 |
|------|------|------|------|------|
| 少阴病 | 病人脉浮者在前,其病在表;浮者在后,其病在里。腰痛背强不能行,必短气而极也 | 肾不纳气 | 补肾纳气 | |
| 风湿表里阳虚 | 骨节疼烦,掣痛不得屈伸,近之则痛剧,汗出短气,小便不利,恶风不欲去衣,或身微肿 | 风湿夹寒痹于关节表里阳虚 | 温经助阳散风祛湿 | 甘草附子汤 |

续表

| 分类 | | 症状 | 病机 | 治法 | 方剂 |
|---|---|---|---|---|---|
| 瘅疟 | | 热而少气烦冤，手足热而欲呕，若但热不寒者，令人消铄脱肉 | 阳盛阴竭邪热伤气 | 清泄热邪益气生津 | |
| 盛人历节 | | 盛人脉涩小，短气，自汗出，历节疼，不可屈伸 | 饮酒当风外盛中虚 | 健脾益气除湿止痹 | |
| 虚劳气血两虚 | | 男子脉虚沉弦，无寒热，短气里急，小便不利，面色白，时目瞑兼衄，少腹满 | 肝脾血虚肾阳不足 | 温肾健脾益气养血 | |
| 风湿历节 | | 诸肢节疼痛，身体魁羸，脚肿如脱，头眩短气，温温欲吐 | 风湿郁积化热上冲 | 祛风除湿清热和阴 | 桂枝芍药知母汤 |
| 心气不足邪气入中 | | 胸满而短气 | 胸阳不足风邪入中 | 温振胸阳 | |
| 胸痹 | | 胸痹，喘息咳唾，胸背痛，短气，寸口脉沉而迟，关上小紧数 | 胸阳不振痰气痹阻 | 通阳散结豁痰下气 | 栝蒌薤白白酒汤 |
| 平人短气证 | | 平人无寒热，短气不足以息 | 痰食中阻纯实无虚 | 消食化痰 | |
| 胸痹轻证偏于水饮 | | 胸痹，胸中气塞，短气 | 饮邪偏盛上乘于肺 | 宣肺化饮 | 茯苓杏仁甘草汤 |
| 胸痹轻证偏于气滞 | | | 气滞偏重痞塞于胃 | 行气降浊 | 橘枳姜汤 |
| 支饮 | 重 | 咳逆倚息，短气不得卧，其形如肿 | 饮停胸膈阻遏肺气 | 温阳蠲饮 | |
| | 轻 | 喘而不能卧，加短气，其脉平 | 支饮阻肺 | | |
| 肺饮 | | 肺饮不弦，但苦喘短气 | 肺气失宣 | | |
| 留饮 | | 其人短气而渴，四肢历节痛，脉沉 | 饮留胸中肺气不利 | | |
| 水在心 | | 心下坚筑短气，恶水不欲饮 | 水停心下 | | |
| 水在脾 | | 少气身重 | 水饮侵脾 | | |
| 心水 | | 其身重而少气，不得卧，烦而躁，其人阴肿 | 心阳虚衰水气凌心 | | |
| 脾水 | | 其腹大，四肢苦重，但苦少气，小便难 | 脾湿不运津液不生 | 健脾利湿 | |
| 本自有寒误下伤阳 | | 趺阳脉当伏，今反紧，本自有寒，疝瘕，腹中痛，医反下之，下之即胸满短气 | 重伤阳气寒气上逆 | 温阳逐寒 | |

# 恶风（恶寒）鉴别表

| 分类 | 症状 | 病机 | 治法 | 方剂 |
|------|------|------|------|------|
| 痉病 | 身热足寒，颈项强急，恶寒，时头热，面赤目赤，独头动摇，卒口噤，背反张 | 风寒束表郁滞筋脉 | 解肌祛寒生津止痉 | |
| 刚痉 | 太阳病，发热无汗，反恶寒 | 寒阻筋脉筋脉失养 | 发汗解肌升津舒脉 | 葛根汤 |
| 风湿 | 脉浮，身重，汗出恶风 | 风湿表虚卫阳不固 | 益气固表除湿利水 | 防己黄芪汤 |
| 太阳中暍 | 发热恶寒，身重而疼痛，脉弦细芤迟，小便已，洒洒然毛耸，手足逆冷，小有劳，身即热，口前开，板齿燥 | 太阳中暑阴阳两虚 | 清热解暑益气养阴 | |
| | 汗出恶寒，身热而渴 | 热盛伤津气津两伤 | 清暑解热益气养阴 | 白虎加人参汤 |
| 肺痈 | 寸口脉微而数，汗出，恶寒，其人则咳，口干，喘满，咽燥不渴，时唾浊沫，时时振寒，蓄结痈脓，吐如米粥 | 风伤皮毛热毒蕴蓄酿成痈脓 | 祛痰排脓清热解毒 | |
| | 咳而胸满振寒，脉数，咽干，不渴，时出浊唾腥臭，久久吐脓如米粥 | | | 桔梗汤 |
| 寒疝 | 腹痛，脉弦而紧，恶寒，不欲食，寒疝绕脐痛，若发则白汗出，手足厥冷，脉沉弦 | 寒气内结阳气不行 | 祛寒止痛 | 大乌头煎 |
| 风水 | 脉浮，身重，汗出恶风 | 风水表虚卫阳不固 | 益气固表行水 | 防己黄芪汤 |
| | 风水恶风，一身悉肿，脉浮不渴，续自汗出，无大热 | 风水相搏内夹热邪 | 发越水气兼清里热 | 越婢汤 |
| | 太阳病，脉浮而紧，身体重而酸，其人不渴，汗出即愈，此为风水，恶寒者，此为极虚，发汗得之 | 风水在表汗出伤阳 | 温阳逐水 | |

续表

| 分类 | 症状 | 病机 | 治法 | 方剂 |
|------|------|------|------|------|
| 女劳疸 | 黄家,日晡所发热,而反恶寒,膀胱急,少腹满,身尽黄,额上黑,足下热,腹胀如水状,大便必黑,时溏 | 肾虚有热热深外寒兼有瘀血 | 消瘀逐浊 | 硝石矾石汤 |
| 气分 | 寸口脉迟而涩,趺阳脉微而迟,手足逆冷,腹满胁鸣相逐,身冷,骨疼,恶寒,痹不仁,失气,遗尿 | 阳气不运寒气乘之阴阳相失 | 调和营卫运转大气 | |
| 肠痈 | 少腹肿痞,按之即痛如淋,小便自调,时时发热,自汗出,复恶寒,脉迟紧 | 热毒蕴肠气血凝聚 | 清热散结逐瘀活血 | 大黄牡丹汤 |
| 妊娠腹痛 | 妇人妊娠六七月,脉弦,发热,其胎愈胀,腹痛恶寒,少腹如扇 | 阳虚寒甚 | 温肾壮阳暖宫安胎 | 附子汤 |
| 妊娠水气内停 | 妊娠有水气,身重,小便不利,洒淅恶寒,起即头眩 | 水气内阻卫阳不行 | 渗湿通阳化气利水 | 葵子茯苓散 |
| 产后续感风邪 | 产后风续之数十日不解,头微痛,恶寒,时时有热,心下闷,干呕,汗出 | 产后正虚风邪外袭 | 解表祛风调和营卫 | 阳旦汤 |

## 发热鉴别表

| 分类 | 症状 | 病机 | 治法 | 方剂 |
|------|------|------|------|------|
| 柔痉(表虚证) | 太阳病,发热汗出,而不恶寒,身体强,几几然,脉反沉迟 | 筋脉失养营卫失和 | 调和营卫滋养津液 | 栝蒌桂枝汤 |
| 刚痉(表实证) | 太阳病,发热无汗,反恶寒,小便反少,气上冲胸,口噤不得语 | 寒阻筋脉津液不足 | 发汗解表升发津液 | 葛根汤 |
| 寒湿犯表 | 湿家,身疼发热,面黄而喘,头痛鼻塞而烦,脉大,自能饮食,腹中和 | 寒湿犯上 | 宣泄寒湿通利肺气 | 内药鼻中 |
| 湿郁发黄 | 湿家,一身尽疼,发热,身色如熏黄 | 湿久化热湿热熏蒸 | 利湿清热退黄 | |
| 风湿在表 | 病者一身尽疼,发热,日晡所剧 | 风湿在表 | 解表祛湿 | 麻杏苡甘汤 |

续表

| 分类 | | 症状 | 病机 | 治法 | 方剂 |
|---|---|---|---|---|---|
| 太阳中暍 | 阳暑 | 汗出恶寒，身热而渴 | 暑热为重偏于燥化 | 清暑解热益气养阴 | 白虎加人参汤 |
| | 阴暑 | 身热疼重，而脉微弱，此以夏月伤冷水，水行皮中所致也 | 暑湿为重偏于湿化 | 散水清热从阴出阳 | 一物瓜蒂散 |
| | 阴阳两虚 | 发热恶寒，身重而疼痛，脉弦细芤迟，小便已，洒洒然毛耸，手足逆冷，小有劳，身即热，口前开，板齿燥 | 伤暑兼虚阴阳两亏 | 清热解暑益气养阴 | |
| 百合病变证 | | 百合病，变发热者 | 热盛于里外达肌肤 | 清热利尿 | 百合滑石汤 |
| 瘅疟 | | 热而少气烦冤，手足热而欲呕，若但热不寒者，令人消铄脱肉 | 阳盛阴竭邪热伤气 | 清泄热邪益气生津 | |
| 温疟 | | 脉如平，身无寒，但热，骨节疼烦，时呕 | 内热炽盛兼有表寒 | 清热生津解肌发表 | 白虎加桂枝汤 |
| 历节 | | 身体羸瘦，独足肿大，黄汗出，两胫发热 | 肝肾不足营卫俱微 | 补益肝肾兼祛外邪 | |
| 虚劳里急 | | 虚劳里急，悸，衄，腹中痛，梦失精，四肢酸疼，手足烦热，咽干口燥 | 虚劳里急阴阳不足 | 建中缓急通阳调卫 | 小建中汤 |
| 感寒证 | | 其人清涕出，发热色和者，善嚏 | 外寒束表 | 解表散寒 | |
| 服小青龙汤后变证 | 戴阳 | 青龙汤下已，多唾，口燥，手足厥逆，气从小腹上冲胸咽，手足痹，其面翕热如醉状，因复下流阴股，小便难，时复冒，寸脉沉，尺脉微 | 虚阳上越冲气上逆 | 平冲降逆敛气潜阳 | 桂苓五味甘草汤 |
| | 胃热 | 面热如醉 | 饮邪夹热胃热上冲 | 温化蠲饮苦寒泄热 | 苓甘五味加姜辛半杏大黄汤 |
| 小便不利 | | 脉浮，小便不利，微热消渴 | 外寒内水 | 解表利水 | 五苓散 |
| | | 脉浮发热，渴欲饮水，小便不利 | 水热互结 | 滋阴利水 | 猪苓汤 |
| 黄汗 | | 身体肿，发热汗出而渴，状如风水，汗沾衣，色正黄如药汁，脉自沉 | 表虚湿遏卫郁营热 | 调和营卫祛散水湿 | 黄芪芍药桂枝苦酒汤 |
| 恶疮 | | 汗出已，反发热者，久久其身必甲错，发热不止者，必生恶疮 | 汗热伤营营血凝滞 | 逐瘀活血 | |

续表

| 分类 | | 症状 | 病机 | 治法 | 方剂 |
|---|---|---|---|---|---|
| 腹满 | 腹满兼表证 | 病腹满，发热十日，脉浮而数，饮食如故 | 表邪未解阳明府实 | 表里双解行气除满 | 厚朴七物汤 |
| | 寒实内结 | 胁下偏痛，发热，其脉紧弦 | 寒实内结 | 温经散寒泻下通便 | 大黄附子汤 |
| 伏饮发作 | | 膈上病痰，满喘咳吐，发则寒热，背痛，腰疼，目泣自出，其人振振身瞤剧 | 新感触动伏饮 | 温阳逐饮 | |
| 奔豚 | | 气上冲胸，腹痛，往来寒热 | 肝气郁结化热上冲 | 疏肝清热降逆止痛 | 奔豚汤 |
| 心中风 | | 翕翕发热，不能起，心中饥，食即呕吐 | 风热相搏 | 疏风清热 | |
| 心伤 | | 其人劳倦，即头面赤而下重，心中痛而自烦，发热，当脐跳，其脉弦 | 气阴两虚阳浮热盛 | 补益心气养阴清热 | |
| 脾中风 | | 翕翕发热，形如醉人，腹中烦重，皮目瞤瞤而短气 | 风热困脾中气郁滞 | 疏风清热 | |
| 黄疸 | 表里病位 | 发于阴部，其人必呕；阳部，其人振寒而发热也 | 湿热留内湿热越外 | | |
| | 酒疸 | 心中懊恼，或热痛，小便不利，心中热，足下热，小腹满欲呕，鼻燥 | 湿热中阻热胜于湿 | 清心除烦和胃泄热 | 栀子大黄汤 |
| | 火劫发黄 | 发热烦喘，胸满口燥，一身尽发热而黄，肚热 | 火劫其汗两热相结 | 当下之 | |
| | 女劳疸 | 日晡所发热，而反恶寒，膀胱急，少腹满，身尽黄，额上黑，足下热，腹胀如水状，大便必黑，时溏 | 肾虚有热热深外寒兼有瘀血 | 消瘀化浊 | 硝石矾石散 |
| 瘀血 | | 病者如热状，烦满，口干燥而渴，其脉反无热 | 热伏于阴 | 破血下瘀 | |
| 吐血 | | 咳逆上气，其脉数而有热，不得卧者，死 | 阴液耗损阳气独盛 | | |
| 阳虚呕吐 | | 呕而脉弱，小便复利，身有微热，见厥者难治 | 阴寒内盛格阳于外戴阳于上 | 回阳救逆 | 四逆汤 |
| 阳虚下利 | | 下利脉沉而迟，其人面少赤，身有微热，下利清谷者，必郁冒，汗出而解，病人必微厥 | | | |
| | | 下利清谷，里寒外热，汗出而厥 | | | 通脉四逆汤 |

续表

| 分类 | 症状 | 病机 | 治法 | 方剂 |
|---|---|---|---|---|
| 少阳呕吐 | 呕而发热 | 邪郁少阳胃气上逆 | 疏解少阳和胃降逆 | 小柴胡汤 |
| 下利自愈 | 下利，脉沉弦者下重，脉大者为未止，脉微弱数者为欲自止，虽发热不死 | 阳气来复 | | |
| | 下利有微热而渴，脉弱者，今自愈 | | | |
| | 下利脉数，有微热汗出，今自愈 | | | |
| | 下利，脉反弦，发热身汗者，自愈 | | | |
| 肠痈 | 少腹肿痞，按之即痛如淋，小便自调，时时发热，自汗出，复恶寒，脉迟紧 | 热毒蕴肠气血凝聚 | 清热散结逐瘀活血 | 大黄牡丹汤 |
| 妊娠腹痛 | 妇人妊娠六七月，脉弦，发热，其胎愈胀，腹痛恶寒，少腹如扇 | 阴寒内盛虚阳外浮 | 温阳散寒暖宫安胎 | 附子汤 |
| 胃实发热 | 郁冒已解，能食，七八日更发热者，此为胃实 | 余邪与食结成胃实 | 荡涤实邪 | 大承气汤 |
| 产后发热瘀血内阻阳明里实 | 产后七八日，无太阳证，少腹坚痛，不大便，烦躁发热，切脉微实，再倍发热，日晡时烦躁者不食，食则谵语，至夜即愈 | 产后瘀血内阻兼阳明里实 | 泄热通便 | 大承气汤 |
| 产后中风表虚证 | 产后风续之数十日不解，头微痛，恶寒，时时有热，心下闷，干呕，汗出 | 产后正虚风寒外袭 | 解表散寒调和营卫 | 阳旦汤 |
| 产后中风阳虚证 | 产后中风，发热，面正赤，喘而头痛 | 产后中风虚阳上越 | 扶正祛邪表里同治 | 竹叶汤 |
| 妇人转胞 | 饮食如故，烦热不得卧，而反倚息，不得溺 | 肾虚不化水气上冲 | 振奋阳气通利小便 | 肾气丸 |
| 热入血室 | 妇人中风，七八日续来寒热，发作有时，经水适断，如疟状，发作有时 | 热入血室热与血结 | 和解少阳清泄热邪 | 小柴胡汤 |
| | 妇人中风，发热恶寒，经水适来，得之七八日，热除，脉迟，身凉和，胸胁满，如结胸状，谵语，下血，但头汗出 | 热入血室邪陷阳明 | 刺其期门泄其实热 | |
| | 妇人伤寒发热，经水适来，昼日明了，暮则谵语，如见鬼状 | 邪热内陷血分热盛 | 勿汗吐下热随经排 | |

续表

| 分类 | 症状 | 病机 | 治法 | 方剂 |
|------|------|------|------|------|
| 带下崩漏 | 妇人年五十所，病下利数十日不止，暮即发热，少腹里急，腹满，手掌烦热，唇口干燥 | 瘀血不去冲任皆虚不能藏阳 | 温补冲任养血祛瘀 | 温经汤 |
| 厥阴病 | 消渴，气上冲心，心中疼热，饥而不欲食，食即吐蛔，下之不肯止 | 上热下寒 | 清上温下 | |

## 汗出鉴别表

| 分类 | 症状 | 病机 | 治法 | 方剂 |
|------|------|------|------|------|
| 柔痉 | 太阳病，发热汗出，而不恶寒，身体强，几几然，脉反沉迟 | 风淫于外津伤于内 | 解肌祛邪生津止痉 | 栝蒌桂枝汤 |
| 寒湿在表 | 湿家，其人但头汗出，背强，欲得被覆向火 | 寒湿在表 | 温经发汗驱逐寒湿 | |
| 风湿表虚 | 脉浮，身重，汗出恶风 | 风湿在表表虚不固 | 益气固表行湿 | 防己黄芪汤 |
| 风湿表里阳虚 | 骨节疼烦，掣痛不得屈伸，近之则痛剧，汗出短气，小便不利，恶风不欲去衣，或身微肿 | 风湿夹寒痹于关节表里阳虚 | 温经助阳散风祛湿 | 甘草附子汤 |
| 中暍 | 汗出恶寒，身热而渴 | 热盛伤津气津两伤 | 清热解暑益气养阴 | 白虎加人参汤 |
| 狐惑酿脓 | 脉数，无热，微烦，默默但欲卧，汗出；初得之三四日，目赤如鸠眼，七八日，四目眦黑，若能食者，脓已成 | 蓄热不解湿毒不化瘀血内积 | 渗湿清热解毒排脓 | 赤小豆当归散 |
| 历节 | 寸口脉沉而弱，汗出入水中，如水伤心，历节黄汗出 | 肝肾不足水湿内侵 | 补益肝肾除湿止痹 | |
| | 盛人脉涩小，短气，自汗出，历节疼，不可屈伸 | 外盛中虚饮酒当风 | 健脾益气除湿止痹 | |
| 血痹 | 夫尊荣人，骨弱肌肤盛，重因疲劳汗出，卧不时动摇，加被微风，遂得之 | 外盛中虚卫阳不固 | 温阳通痹 | |

续表

| 分类 | 症状 | 病机 | 治法 | 方剂 |
|---|---|---|---|---|
| 虚劳盗汗 | 脉虚弱细微，善盗汗 | 阳虚不固<br>阴虚不守 | 阴阳双补 | |
| 寒疝 | 腹痛，恶寒，寒疝绕脐痛，发则白汗出，手足厥冷，脉沉紧 | 寒气内结<br>阳气不行 | 破积散寒<br>止痛 | 大乌头煎 |
| 肾着 | 其人身体重，腰中冷，如坐水中，形如水状，反不渴，小便自利，饮食如故，病属下焦，身劳汗出，衣里冷湿，腰以下冷痛，腹重如带五千钱 | 身劳汗出<br>寒湿侵袭<br>痹着腰部 | 温中散寒<br>健脾除湿 | 甘姜苓术汤 |
| 风水夹热 | 风水恶风，一身悉肿，脉浮不渴，续自汗出，无大热 | 风水相搏<br>内夹热邪 | 发越水气<br>兼清里热 | 越婢汤 |
| 风水表虚 | 脉浮，身重，汗出恶风 | 风水表虚<br>卫虚不固 | 补卫固表<br>利水除湿 | 防己黄芪汤 |
| 黄汗 | 身体肿，发热汗出而渴，状如风水，汗沾衣，色正黄如药汁，脉自沉 | 表虚湿遏<br>卫郁营热 | 调和营卫<br>祛散水湿 | 黄芪芍药桂枝苦酒汤 |
| 黄汗 | 黄汗，两胫自冷，身重汗出已辄轻者，久久必身瞤，瞤即胸中痛，又从腰以上，必汗出，下无汗，腰髋弛痛，如有物在皮中状，剧者不能食，身疼重，烦躁，小便不利 | 上焦阳虚<br>下焦湿盛<br>营卫失调 | 调和营卫<br>走表逐湿 | 桂枝加黄芪汤 |
| 劳气 | 食已汗出，身尝暮卧盗汗出 | 胃气不足<br>阴虚有热 | 益气养阴 | |
| 女劳疸 | 额上黑，微汗出，手足中热，薄暮即发，膀胱急，小便自利 | 肾虚热浮 | 补肾清热 | |
| 黄疸表和里实 | 黄疸腹满，小便不利而赤，自汗出 | 热盛里实 | 通腑泄热 | 大黄硝石汤 |
| 寒厥下利 | 下利清谷，里寒外热，汗出而厥 | 阴盛格阳 | 回阳救逆 | 通脉四逆汤 |
| 产后病痉 | 新产血虚，多汗出，喜中风，故令病痉 | 血虚受风<br>筋脉失养 | 养血祛风<br>生津止痉 | |
| 产后郁冒 | 亡血复汗，寒多，故令郁冒；其脉微弱，呕不能食，大便反坚，但头汗出 | 血虚阴亏<br>孤阳上厥 | 扶正达邪<br>和利枢机 | 小柴胡汤 |
| 产后中风表虚证 | 产后风续之数十日不解，头微痛，恶寒，时时有热，心下闷，干呕，汗出 | 产后正虚<br>风寒外袭 | 解表散寒<br>调和营卫 | 阳旦汤 |
| 阳明热入血室 | 阳明病，下血谵语，但头汗出 | 血热熏蒸<br>迫血妄行 | 泄其实热 | 刺其期门 |

# 哕（呃逆）鉴别表

| 分类 | 症状 | 病机 | 治法 | 方剂 |
|---|---|---|---|---|
| 寒饮搏结胸胃 | 病人胸中似喘不喘，似呕不呕，似哕不哕，彻心中愦愦然无奈 | 寒饮搏结闭郁胸阳气机受阻 | 辛散寒饮舒展阳气 | 生姜半夏汤 |
| 中阳不足寒饮呕逆 | 干呕吐逆，吐涎沫 | 中阳不足寒饮上逆 | 温中止呕 | 半夏干姜散 |
| 胃寒气逆 | 干呕哕，手足厥 | 胃寒气逆 | 通阳和胃降逆散寒 | 橘皮汤 |
| 胃虚有热 | 哕逆 | 虚热气逆 | 清热补虚降逆和胃 | 橘皮竹茹汤 |

# 厥逆鉴别表

| 分类 | 症状 | 病机 | 治法 | 方剂 |
|---|---|---|---|---|
| 太阳中暍 | 发热恶寒，身重而疼痛，脉弦细芤迟，小便已，洒洒然毛耸，手足逆冷，小有劳，身即热，口前开，板齿燥 | 伤暑兼虚阴阳两亏 | 清热解暑益气养阴 | |
| 虚劳脾胃阳虚 | 脉沉小迟，其人疾行则喘喝，手足逆寒，腹满，甚则溏泄，食不消化也 | 脾胃阳虚寒盛内外 | 温阳散寒 | |
| 寒饮厥逆 | 寒气厥逆 | 脾肾虚寒水饮上逆 | 散寒止痛化饮降逆 | 赤丸 |
| 寒疝 | 腹痛，恶寒，寒疝绕脐痛，发则白汗出，手足厥冷，脉沉紧 | 寒气内结阳气不行 | 破积散寒止痛 | 大乌头煎 |
| 寒疝 | 寒疝，腹中痛，逆冷，手足不仁，身疼痛 | 营卫不和内外皆寒 | 表里两解 | 乌头桂枝汤 |
| 戴阳证 | 青龙汤下已，多唾，口燥，手足厥逆，气从小腹上冲胸咽，手足痹，其面翕热如醉状，因复下流阴股，小便难，时复冒，寸脉沉，尺脉微 | 寒饮将去阳气不足冲气上逆 | 敛气平冲 | 桂苓五味甘草汤 |

续表

| 分类 | 症状 | 病机 | 治法 | 方剂 |
|---|---|---|---|---|
| 肾水 | 腹大脐肿，腰痛不能溺，阴下湿，如牛鼻上汗，其足逆冷，面反瘦 | 肾阳不足水气泛滥 | 温阳逐饮 | |
| 皮水 | 厥而皮水 | 水走皮间气不达末 | 清利小便 | 蒲灰散 |
| 气分 | 寸口脉迟而涩，趺阳脉微而迟，手足逆冷，腹满胁鸣相逐，身冷，骨疼，恶寒，痹不仁，失气，遗尿 | 阳气不运寒气乘之阴阳相失 | 调和营卫运转大气 | |
| 呕吐阴盛格阳 | 呕而脉弱，小便复利，身有微热，见厥者难治 | 阴寒内盛格阳于外 | 回阳救逆 | 四逆汤 |
| 哕胃寒气逆 | 干呕哕，手足厥 | 胃寒气逆 | 通阳和胃降逆散寒 | 橘皮汤 |
| 下利阴盛格阳 | 下利清谷，里寒外热，汗出而厥 | 阳气虚衰阴寒内盛格阳于外戴阳于上 | | 通脉四逆汤 |
| | 下利脉沉而迟，其人面少赤，身有微热，下利清谷，必郁冒汗出而解，病人必微厥，其面戴阳 | | | |
| 下利预后 | 六腑气绝于外，手足寒，上气，脚缩；五脏气绝于内，利不禁，下甚者，手足不仁 | 阴竭阳脱 | 回阳救逆 | |
| | 下利，手足厥冷，无脉者，灸之不温；若脉不还，反微喘者，死；少阴负趺阳者，为顺也 | | | |
| | 下利后脉绝，手足厥冷，晬时脉还，手足温者生，脉不还者死 | | | |
| 产妇郁冒 | 其脉微弱，呕不能食，大便反坚，但头汗出，厥而必冒 | 血虚下厥孤阳上出 | 扶正达邪和利枢机 | 小柴胡汤 |

# 咳喘鉴别表

| 分类 | | | 症状 | 病机 | 治法 | 方剂 |
|---|---|---|---|---|---|---|
| 肺痿<br>阴虚肺热 | | | 热在上焦，因咳为肺痿；寸口脉数，其人咳，口中反有浊唾涎沫 | 阴虚内热<br>气逆而咳 | 养阴清热<br>止咳 | |
| 肺痈 | 实热<br>壅肺 | | 口中辟辟燥，咳即胸中隐隐痛，脉反滑数，此为肺痈，咳唾脓血 | 热邪在肺<br>结聚成痈 | 清肺消痈<br>止咳 | |
| | | | 肺痈，喘不得卧；肺痈胸满胀，一身面目浮肿，鼻塞清涕出，不闻香臭酸辛，咳逆上气，喘鸣迫塞 | 风热壅肺<br>痰气阻滞 | 泻肺平喘<br>降逆止咳 | 葶苈大枣泻肺汤 |
| | 血热<br>蓄脓 | | 咳而胸满，振寒，脉数，咽干不渴，时出浊唾腥臭，久久吐脓如米粥 | 热毒壅肺<br>蓄结痈脓 | 排脓解毒 | 桔梗汤 |
| 咳嗽上气 | 寒饮<br>射肺 | 咳而上气 | 喉中水鸡声 | 寒饮郁肺<br>痰阻气道 | 散寒宣肺<br>降逆化痰 | 射干麻黄汤 |
| | 痰浊<br>壅肺 | | 时时吐浊，但坐不得眠 | 痰浊壅肺<br>气道不利 | 宣壅导滞<br>涤痰止咳 | 皂荚丸 |
| | 饮热<br>迫肺 | | 其人喘，目如脱状，脉浮大 | 外感风热<br>水饮内作<br>饮热迫肺 | 宣肺泄热<br>降逆平喘 | 越婢加半夏汤 |
| | 寒饮<br>迫肺 | | 咳而脉浮 | 寒饮夹热<br>上迫肺系 | 散饮降逆 | 厚朴麻黄汤 |
| | | | 咳而脉沉 | 水饮内停<br>聚结胸胁 | 通阳逐水 | 泽漆汤 |
| | 外寒<br>内饮<br>夹热 | | 烦躁而喘，脉浮者，心下有水 | 外寒束表<br>内饮郁热 | 解表化饮<br>清热除烦 | 小青龙加石膏汤 |
| | 阴虚<br>火炎 | | 大逆上气，咽喉不利 | 肺胃津伤<br>虚火上炎 | 清养肺胃<br>止逆下气 | 麦门冬汤 |
| 悬饮 | | | 咳唾引痛，脉沉而弦 | 饮悬胸胁<br>肺气受阻 | 破积逐水<br>去饮止咳 | 十枣汤 |

续表

| 分类 | | 症状 | 病机 | 治法 | 方剂 |
|---|---|---|---|---|---|
| 支饮 | 主证 | 咳逆倚息，短气不得卧，其形如肿 | 饮停胸膈 | 温阳蠲饮 | |
| | 膈间支饮 | 其人喘满，心下痞坚，面色黧黑，其脉沉紧 | 饮积虚结 | 补虚散结清热利水 | 木防己汤 |
| | | | 饮积实结 | 软坚散结通阳利水 | 木防己去石膏加茯苓芒硝汤 |
| | 支饮久咳重证 | 咳家其脉弦，为有水 | 水饮上凌心肺 | 攻下逐水止咳 | 十枣汤 |
| | | 咳烦胸中痛 | | | |
| | 支饮复动 | 咳逆倚息不得卧 | 外寒引动内饮 | 温饮散寒止咳平喘 | 小青龙汤 |
| | 支饮变证（阳虚支饮患者服小青龙汤后的五种证治） | 多唾，口燥，手足厥逆，手足痹，气从小腹上冲胸咽，其面翕热如醉状，因复下流阴股，小便难，时复冒，寸脉沉，尺脉微 | 水饮将去阳虚气冲 | 敛气平冲 | 桂苓五味甘草汤 |
| | | 冲气即低，而反更咳、胸满 | 冲气虽平支饮复发 | 蠲饮止咳 | 苓甘五味姜辛汤 |
| | | 咳喘、胸满减，反加呕吐 | 胃饮上逆 | 祛饮止呕 | 苓甘五味姜辛半夏汤 |
| | | 咳喘减，呕止，反形肿 | 水溢皮肤 | 利肺消肿 | 苓甘五味姜辛半杏汤 |
| | | 咳喘、胸满、眩晕、呕吐、形肿诸证未尽除，又兼面热如醉 | 胃热上冲 | 清泄胃热 | 苓甘五味姜辛半杏大黄汤 |
| 胸痹 | | 喘息咳唾，胸背痛，短气，寸口脉沉而迟，关上小紧数 | 胸阳不振气滞痰阻 | 宣痹通阳豁痰利气 | 栝蒌薤白白酒汤 |
| 伏饮发作 | | 膈上病痰，满喘咳吐，发则寒热，背痛，腰疼，目泣自出，其人振振身瞤剧 | 新感触动伏饮 | 温阳逐饮 | |
| 产后中风阳虚证 | | 发热，面正赤，喘而头痛 | 产后中风虚阳上越 | 扶正祛邪表里兼顾 | 竹叶汤 |
| 血虚虚劳 | | 男子面色薄，主渴及亡血，卒喘悸，脉浮 | 阴血损耗气不摄纳 | 滋阴养血纳气平喘 | |

# 口 (咽) 干燥鉴别表

| 分类 | 症状 | 病机 | 治法 | 方剂 |
|---|---|---|---|---|
| 太阳中喝 | 发热恶寒，身重而疼痛，脉弦细芤迟，小便已，洒洒然毛耸，手足逆冷，小有劳，身即热，口前开，板齿燥 | 伤暑兼虚阴阳两亏 | 清热解暑益气养阴 | |
| 虚劳 | 虚劳里急，悸，衄，腹中痛，梦失精，四肢酸疼，手足烦热，咽干口燥 | 中焦虚寒气血不足 | 建中缓急调和气血 | 小建中汤 |
| 肺痈成脓 | 咳而胸满，振寒脉数，咽干不渴，时出浊唾腥臭，久久吐脓如米粥 | 热毒壅肺蓄结痈脓 | 排脓解毒 | 桔梗汤 |
| 肠间水气 | 腹满，口舌干燥 | 水走肠间津不上承 | 辛宣苦泄分消水饮 | 己椒苈黄丸 |
| 肝中寒 | 两臂不举，舌本燥，喜太息，胸中痛，不得转侧，食则吐而汗出也 | 寒郁化热 | 温阳散寒 | |
| 消渴热盛伤津 | 渴欲饮水，口干舌燥 | 肺胃热盛津气两伤 | 益气生津清热止渴 | 白虎加人参汤 |
| 瘀血 | 病者如热状，烦满，口干燥而渴，其脉反无热 | 瘀血郁热伏于血分 | 破血下瘀 | |
| 带下崩漏 | 妇人年五十所，病下利数十日不止，暮即发热，少腹里急，腹满，手掌烦热，唇口干燥 | 瘀血不去冲任皆虚不能藏阳 | 温养血脉和营去瘀 | 温经汤 |
| 戴阳证 | 青龙汤下已，多唾，口燥，手足厥逆，气从小腹上冲胸咽，手足痹，其面翕热如醉状，因复下流阴股，小便难，时复冒，寸脉沉，尺脉微 | 寒饮将去阳气不足冲气上逆 | 敛气平冲 | 桂苓五味甘草汤 |

# 上气（气上冲胸）鉴别表

| 分类 | 症状 | 病机 | 治法 | 方剂 |
|---|---|---|---|---|
| 刚痉 | 太阳病，无汗而小便反少，气上冲胸，口噤不得语，欲作刚痉 | 邪阻筋脉逆而上冲 | 发汗解表升津舒脉 | 葛根汤 |
| 肺痿 | 大逆上气，咽喉不利 | 肺胃津伤虚火上炎 | 清养肺胃止逆下气 | 麦门冬汤 |
| 肺痈 | 喘不得卧；胸满胀，一身面目浮肿，鼻塞清涕出，不闻香臭酸辛，咳逆上气，喘鸣迫塞 | 邪实气闭壅滞于肺肺失肃降 | 开泄肺气泻水逐痰 | 葶苈大枣泻肺汤 |
| 上气虚喘 | 上气，面浮肿，肩息，其脉浮大，下利尤甚 | 肾不纳气阴阳离决 | 回阳救逆 | |
| 上气实喘 | 上气，喘而躁者，属肺胀，欲作风水 | 风水相搏阻遏肺气 | 发汗则愈 | |
| 寒痰射肺 | 咳而上气，喉中水鸡声 | 寒饮郁肺痰阻气逆 | 宣肺散饮降逆化痰 | 射干麻黄汤 |
| 痰浊壅肺 | 咳逆上气，时时吐浊，但坐不得眠 | 浊痰壅塞肺失清肃 | 宣壅导滞利窍涤痰 | 皂荚丸 |
| 饮热郁肺肺胀 | 咳而上气，此为肺胀，其人喘，目如脱状，脉浮大 | 饮热迫肺气逆不利 | 宣肺泄热降逆平喘 | 越婢加半夏汤 |
| 寒饮夹热肺胀 | 肺胀，咳而上气，烦躁而喘，脉浮 | 外寒内饮兼有郁热 | 解表化饮清热除烦 | 小青龙加石膏汤 |
| 奔豚病 | 奔豚病，从少腹起，上冲咽喉，发作欲死，复还止 | 皆从惊恐得之 | 降逆平冲 | |
| 肝气奔豚 | 奔豚，气上冲胸，腹痛，往来寒热 | 肝气郁结化热上冲 | 养血平肝和胃降逆 | 奔豚汤 |
| 肾气奔豚 | 发汗后，烧针令其汗，针处被寒，核起而赤，必发奔豚，气从少腹上至心 | 汗后感寒阳虚阴乘 | 固阳降冲助阳祛寒 | 桂枝加桂汤灸核各一壮 |
| 水饮奔豚 | 发汗后，脐下悸，欲作奔豚 | 汗后阳虚水饮内动 | 通阳利水降逆防冲 | 茯苓桂枝甘草大枣汤 |

续表

| 分类 | 症状 | 病机 | 治法 | 方剂 |
|---|---|---|---|---|
| 厥阴病 | 消渴，气上冲心，心中疼热，饥而不欲食，食即吐蛔，下之不肯止 | 上热下寒肝气上逆 | 清上温下平肝降逆 | |
| 吐血 | 吐血，咳逆上气，其脉数而有热，不得卧者，死 | 有阳无阴阳气独胜 | | |
| 戴阳证 | 青龙汤下已，多唾，口燥，手足厥逆，气从小腹上冲胸咽，手足痹，其面翕热如醉状，因复下流阴股，小便难，时复冒，寸脉沉，尺脉微 | 寒饮将去虚阳上冲 | 敛气平冲 | 桂苓五味甘草汤 |
| 虚寒误下 | 夫瘦人绕脐痛，必有风冷，谷气不行，而反下之，其气必冲，不冲者，心下则痞也 | 虚寒误下邪气上犯 | 温中散寒降逆消痞 | |

# 身重鉴别表

| 分类 | 症状 | 病机 | 治法 | 方剂 |
|---|---|---|---|---|
| 风湿 | 风湿，脉浮，身重，汗出恶风 | 风湿在表表虚不固 | 益气固表除湿 | 防己黄芪汤 |
| 太阳中暍 | 发热恶寒，身重而疼痛，脉弦细芤迟，小便已，洒洒然毛耸，手足逆冷，小有劳，身即热，口前开，板齿燥 | 暑热挟湿气阴两伤 | 清热解暑益气养阴 | |
| | 身热疼重，而脉微弱 | 夏月伤冷水行皮中 | 利水行湿 | 一物瓜蒂散 |
| 肾着 | 其人身体重，腰中冷，如坐水中，形如水状，反不渴，小便自利，饮食如故，病属下焦，身劳汗出，衣里冷湿，腰以下冷痛，腹重如带五千钱 | 身劳汗出寒湿侵袭痹着腰部 | 温中散寒健脾除湿 | 甘姜苓术汤 |
| 溢饮 | 饮水流行，归于四肢，当汗出而不汗出，身体疼重 | 外饮内热水气不甚 | 发汗散饮 | 大青龙汤 |
| | | 外寒内饮咳多饮重 | | 小青龙汤 |

续表

| 分类 | 症状 | 病机 | 治法 | 方剂 |
|---|---|---|---|---|
| 水在脾 | 少气身重 | 水湿停脾 | | |
| 心水 | 身重而少气，不得卧，烦而躁，其人阴肿 | 心虚水停 | 温阳利水 | |
| 脾水 | 其腹大，四肢苦重，但苦少气，小便难 | 脾虚湿盛 | | |
| 风水 | 脉浮而紧，骨节不疼，身体反重而酸，其人不渴，汗出即愈 | 风水相搏 | 发汗散水 | |
| | 风水，脉浮，身重，汗出恶风 | 风水在表卫虚不固 | 补卫固表逐湿利水 | 防己黄芪汤 |
| 黄汗 | 黄汗，两胫自冷，身重汗出已辄轻者，久久必身𥄂，𥄂即胸中痛，又从腰以上，必汗出，下无汗，腰髋弛痛，如有物在皮中状，剧者不能食，身疼重，烦躁，小便不利 | 营卫失调水湿郁滞 | 调和营卫走表逐湿 | 桂枝加黄芪汤 |
| 妊娠水气 | 妊娠有水气，身重，小便不利，洒浙恶寒，起即头眩 | 水气内停 | 通阳利水 | 葵子茯苓散 |

# 失血鉴别表

| 分类 | 症状 | 病机 | 治法 | 方剂 |
|---|---|---|---|---|
| 阳毒 | 阳毒之为病，面赤斑斑如锦纹，咽喉痛，唾脓血 | 感受疫毒血分热盛 | 清热解毒散瘀透斑 | 升麻鳖甲汤 |
| 虚劳 | 男子脉虚沉弦，无寒热，短气里急，小便不利，面色白，时目瞑兼衄，少腹满 | 上焦血虚下焦阳虚 | 温肾健脾气血双补 | |
| 虚寒吐血 | 吐血不止 | 中气虚寒血不归经 | 温中止血 | 柏叶汤 |
| 热盛吐衄 | 心气不足，吐血，衄血 | 热盛吐衄 | 泄热止血 | 泻心汤 |
| 肺痈 | 咳而胸满，振寒脉数，咽干不渴，时出浊唾腥臭，久久吐脓如米粥 | 风热郁肺化毒蓄脓 | 排脓解毒 | 桔梗汤 |

续表

| 分类 | 症状 | 病机 | 治法 | 方剂 |
|------|------|------|------|------|
| 虚寒便血 | 下血，先便后血，此远血也 | 中焦虚寒统摄无权 | 温脾摄血 | 黄土汤 |
| 湿热便血 | 下血，先血后便，此近血也 | 湿热酝肠迫血下行 | 清利湿热 | 赤小豆当归散 |
| 虚寒下利 | 下利便脓血<br>小肠有寒者，其人下重便血 | 虚寒泄利气血滑脱 | 温中止血涩肠固脱 | 桃花汤 |
| 尿血 | 热在下焦者，则尿血，亦令淋秘不通 | 热迫膀胱 | 清热止淋 | |
| 妇人下血 | 妇人有漏下者，有半产后因续下血都不绝者，有妊娠下血者，假令妊娠腹中痛 | 冲任脉虚阴血失守 | 调补冲任固经止血 | 胶艾汤 |
| 妇人崩漏 | 妇人年五十所，病下利数十日不止，暮即发热，少腹里急，腹满，手掌烦热，唇口干燥 | 冲任虚寒兼有瘀血 | 温补冲任养血祛瘀 | 温经汤 |
| 妇人陷经 | 漏下黑不解 | 冲任虚寒瘀血不去 | 补虚温里固经止血 | 胶姜汤 |
| 癥病 | 经断未及三月，而得漏下不止，胎动在脐上者 | 血积成癥瘀下不止 | 消瘀化癥 | 桂枝茯苓丸 |

## 咽痛鉴别表

| 分类 | 症状 | 病机 | 治则 | 方剂 |
|------|------|------|------|------|
| 阴毒 | 面目青，身痛如被杖，咽喉痛 | 感受疫毒血行瘀阻 | 解毒散瘀 | 升麻鳖甲汤去雄黄蜀椒 |
| 阳毒 | 面赤斑斑如锦纹，咽喉痛，唾脓血 | 感受疫毒血分热盛 | 清热解毒 | 升麻鳖甲汤 |

# 腰痛鉴别表

| 分类 | 症状 | 病机 | 治则 | 方剂 |
|------|------|------|------|------|
| 少阴腰痛 | 病人脉浮者在前，其病在表；浮者在后，其病在里，腰痛背强不能行，必短气而极也 | 肾虚不固 | 补肾壮腰 | |
| 虚劳 | 腰痛，少腹拘急，小便不利 | 肾阳不足 | 助阳滋阴振奋阳气 | 八味肾气丸 |
| 肾着 | 其人身体重，腰中冷，如坐水中，腰以下冷痛，腹重如带五千钱 | 寒湿侵袭痹着腰部 | 温经散寒健脾除湿 | 甘姜苓术汤 |
| 伏饮发作 | 膈上病痰，满喘咳吐，发则寒热，背痛，腰疼，目泣自出，其人振振身瞤剧 | 新感触动伏饮 | 温阳逐饮 | |
| 肾水 | 其腹大脐肿，腰痛不得溺，阴下湿，如牛鼻上汗，其足逆冷，面反瘦 | 肾阳不足水气泛滥 | 温阳化饮 | |
| 黄汗 | 黄汗，两胫自冷，身重汗出已辄轻者，久久必身瞤，瞤即胸中痛，又从腰以上，必汗出，下无汗，腰髋弛痛，如有物在皮中状，剧者不能食，身疼重，烦躁，小便不利 | 上焦阳虚下焦湿盛营卫失调 | 调和营卫走表逐湿 | 桂枝加黄芪汤 |

# 身痛鉴别表

| 分类 | 症状 | 病机 | 治则 | 方剂 |
|------|------|------|------|------|
| 寒湿在表 | 湿家，身烦疼 | 寒湿在表 | 发汗除湿 | 麻黄加术汤 |
| 风湿在表 | 一身尽疼，发热，日晡所剧 | 风湿在表 | 解表除湿宣利肺气 | 麻杏苡甘汤 |
| 湿痹 | 太阳病，关节疼痛而烦，脉沉而细，小便不利，大便反快 | 湿流关节痹闭不通 | 利其小便 | |
| 湿郁发黄 | 湿家，一身尽疼，发热，身色如熏黄 | 湿郁肌腠化热熏黄 | 清热利湿 | |
| 头中雾湿 | 湿家病，身疼发热，面黄而喘，头痛鼻塞而烦，其脉大，自能饮食，腹中和，鼻塞 | 雾伤于上湿郁于表 | 纳药鼻中轻清散表 | |

续表

| 分类 | | 症状 | 病机 | 治则 | 方剂 |
|---|---|---|---|---|---|
| 风湿 | 表阳虚 | 身体疼烦，不能自转侧，不呕不渴，脉浮虚而涩 | 风湿相搏痹着肌表 | 祛风除湿 | 桂枝附子汤 |
| | 兼脾湿 | 若大便坚，小便自利 | 湿趋于里 | 健脾燥湿 | 白术附子汤 |
| | 表里阳虚 | 骨节疼烦，掣痛不得屈伸，近之则痛剧，汗出短气，小便不利，恶风不欲去衣，或身微肿 | 风湿相搏表里阳虚 | 助阳化湿 | 甘草附子汤 |
| 太阳中暍 | | 发热恶寒，身重而疼痛，其脉弦细芤迟。小便已，洒洒然毛耸，手足逆冷，小有劳，身即热，口前开，板齿燥 | 伤暑兼虚阴阳两亏 | 清热解暑益气养阴 | |
| | | 身热疼重，而脉微弱 | 夏月伤冷水行皮中 | 散水清热从阴出阳 | 一物瓜蒂汤 |
| 阴毒 | | 面目青，身痛如被杖，咽喉痛 | 感受疫毒血行瘀阻 | 解毒散瘀 | 升麻鳖甲汤去雄黄蜀椒 |
| 温疟 | | 其脉如平，身无寒，但热，骨节疼烦，时呕 | 内热外寒阳盛阴伏 | 清热生津解肌发表 | 白虎加桂枝汤 |
| 风湿历节 | | 诸肢节疼痛，身体魁羸，脚肿如脱，头眩短气，温温欲吐 | 风湿着于关节 | 通阳行痹祛风胜湿 | 桂枝芍药知母汤 |
| 寒湿历节 | | 病历节，不可屈伸，疼痛 | 寒湿痹阻关节 | 温经祛寒除湿止痛 | 乌头汤 |
| 寒疝 | | 寒疝，腹中痛，逆冷，手足不仁，若身疼痛 | 表里皆寒 | 解表攻寒 | 乌头桂枝汤 |
| 溢饮 | | 饮水流行，归于四肢，当汗出而不汗出，身体疼重 | 饮盛于表而兼郁热 | 发汗兼清郁热 | 大青龙汤 |
| | | | 溢饮表寒里饮俱盛 | 发汗兼温化里饮 | 小青龙汤 |
| 留饮 | | 胸中有留饮，其人短气而渴，四肢历节痛，脉沉 | 湿流关节 | 蠲饮祛湿 | |
| 下利 | | 下利，腹胀满，身体疼痛 | 外有表邪里有虚寒 | 先温其里后解其表 | 四逆汤桂枝汤 |

# 腹痛鉴别表

| 分类 | 症状 | 病机 | 治法 | 方剂 |
|---|---|---|---|---|
| 虚劳 | 虚劳里急，悸，衄，腹中痛，梦失精，四肢酸疼，手足烦热，咽干口燥 | 中焦虚寒气血不足 | 建中补虚缓急止痛 | 小建中汤 |
| 奔豚 | 气上冲胸，腹痛，往来寒热 | 肝气上冲 | 平肝降逆 | 奔豚汤 |
| 脾胃虚寒 | 心胸中大寒痛，呕不能饮食，腹中寒，上冲皮起，出见有头足，上下痛而不可触近 | 脾胃阳衰寒气冲逆 | 温补脾胃散寒止痛 | 大建中汤 |
| 寒湿犯脾 | 腹中寒气，雷鸣切痛，胸胁逆满，呕吐 | 腹中寒湿上逆犯胃 | 散寒化湿降逆止痛 | 附子粳米汤 |
| 腑实内积 | 痛而闭 | 实热内积气滞不行 | 行气泄满祛积通便 | 厚朴三物汤 |
| 腑实内积兼少阳证 | 按之心下满痛 | 实热内积连及少阳 | 和解清热攻下里实 | 大柴胡汤 |
| 淋病 | 小便如粟状，小腹弦急，痛引脐中 | 热闭膀胱 | 清热通淋 | |
| 寒疝 | 腹痛，恶寒，寒疝绕脐痛，发则白汗出，手足厥冷，脉沉紧 | 寒气内结 | 破积散寒止痛 | 大乌头煎 |
| | 寒疝，腹中痛，逆冷，手足不仁，身疼痛 | 内外皆寒 | 表里两解 | 乌头桂枝汤 |
| 寒疝兼血虚 | 寒疝腹中痛，及胁痛里急 | 血虚寒结 | 养血散寒 | 当归生姜羊肉汤 |
| 黄疸兼证 | 诸黄，腹痛而呕 | 肝邪犯胃 | 散邪止痛 | 小柴胡汤 |
| 肠痈 | 少腹肿痞，按之即痛如淋，小便自调，时时发热，自汗出，复恶寒，脉迟紧 | 热毒蕴肠气血凝聚 | 荡热解毒逐瘀攻下 | 大黄牡丹汤 |
| 蛔虫 | 腹中痛，脉反洪大，令人吐涎，心痛，发作有时，毒药不止 | 蛔动痛作 | 杀虫止痛 | 甘草粉蜜汤 |
| 妊娠腹痛 | 妇人怀妊六七月，脉弦，发热，其胎愈胀，腹痛恶寒，少腹如扇 | 阳虚寒盛 | 温里散寒 | 附子汤 |
| | 妇人怀妊，腹中疞痛 | 肝脾不和 | 养血疏肝健脾利湿 | 当归芍药散 |
| 胞阻 | 妇人有漏下者，有半产后因续下血都不绝者，有妊娠下血者，假令妊娠腹中痛 | 冲任虚寒阴血失守 | 调补冲任散寒止血 | 胶艾汤 |

续表

| 分类 | 症状 | 病机 | 治法 | 方剂 |
|------|------|------|------|------|
| 产后腹痛 | 产后腹中疗痛 | 血虚寒结 | 养血散寒 | 当归生姜羊肉汤 |
| | 产后腹痛，烦满不得卧 | 气滞血郁 | 行气和血 | 枳实芍药散 |
| | 假令不愈，此为腹中有干血着脐下 | 瘀血内结 | 活血逐瘀 | 下瘀血汤 |
| | 产后七八日，无太阳证，少腹坚痛，不大便，烦躁发热，切脉微实，再倍发热，日晡时烦躁者不食，食则谵语，至夜即愈 | 阳明胃实血结于腹 | 泄热通便热去血行 | 大承气汤 |
| 经水不利 | 带下，经水不利，少腹满痛，经一月再见者 | 瘀血停滞 | 活血通瘀 | 土瓜根散 |
| 妇人腹痛 | 妇人六十二种风，及腹中血气刺痛 | 风血相搏血滞不行 | 行血息风止痛 | 红蓝花酒 |
| | 妇人腹中诸疾痛 | 气滞血凝兼有水湿 | 通调气血健脾化湿 | 当归芍药散 |
| | 妇人腹中痛 | 脾胃虚寒 | 调补脾胃 | 小建中汤 |

# 胁痛鉴别表

| 分类 | 症状 | 病机 | 治法 | 方剂 |
|------|------|------|------|------|
| 肝气夹寒 | 寸口脉弦，即胁下拘急而痛，其人啬啬恶寒 | 表里皆寒 | 解表温里 | |
| 肝中风 | 头目瞤，两胁痛，行常伛，令人嗜甘 | 肝中于风其气横逆 | 缓急止痛 | |
| 肝水 | 其腹大，不能自转侧，胁下腹痛，时时津液微生，小便续通 | 水塞肝经 | 疏肝泻水 | |
| 槃气 | 胁下痛，按之则愈，复发为槃气 | 食积留滞 | 消食导滞 | |
| 悬饮 | 饮后水流在胁下，咳唾引痛；留饮者，胁下痛引缺盆，咳嗽则辄已；脉沉而弦，悬饮内痛；水在肝，胁下支满，嚏而痛 | 饮悬胸胁 | 破积逐水 | 十枣汤 |
| 寒实内结 | 胁下偏痛，发热，其脉紧弦 | 寒实内结 | 温阳通便散寒止痛 | 大黄附子汤 |

# 心胸痛鉴别表

| 分类 | | 症状 | 病机 | 治法 | 方剂 |
|---|---|---|---|---|---|
| 心痛 | 阴寒痼结 | 心痛彻背，背痛彻心 | 阴寒痼结寒气攻冲 | 温阳祛寒峻逐阴邪 | 乌头赤石脂丸 |
| | 寒饮气逆 | 心中痞，诸逆心悬痛 | 上焦阳虚寒饮气逆 | 通阳化饮平冲降逆 | 桂枝生姜枳实汤 |
| 支饮久咳 | | 咳烦，胸中痛，不卒死，至一百日或一岁 | 支饮阻膈 | 破积逐水 | 十枣汤 |
| 心中寒 | | 其人苦病心如啖蒜状；剧者心痛彻背，背痛彻心，譬如蛊注；其脉浮者；自吐乃愈 | 寒凝心脉 | 温阳攻寒 | |
| 心伤 | | 其人劳倦，头面赤而下重，心中痛而自烦，发热，当脐跳，其脉弦 | 劳倦心伤气阴两虚 | 益气养阴 | |
| 肝中寒 | | 两臂不举，舌本燥，喜太息，胸中痛，不得转侧，食则吐而汗出也 | 寒阻胸阳 | 温阳散寒 | |
| 厥阴病 | | 消渴，气上冲心，心中疼热，饥而不欲食，食即吐蛔，下之不肯止 | 肝气上逆上热下寒 | 清上温下 | |
| 酒疸 | | 心中懊侬，或热痛 | 湿热内蕴上熏于心 | 清热利湿 | 栀子大黄汤 |
| 蛔虫 | | 蛔虫之为病，令人吐涎，心痛，发作有时，毒药不止 | 蛔动气逆 | 杀虫止痛 | 甘草粉蜜汤 |
| 胸痹 | | 喘息咳唾，胸背痛，短气，寸口脉沉而迟，关上小紧数 | 胸阳不振气滞痰阻 | 宣痹通阳豁痰利气 | 栝蒌薤白白酒汤 |
| | | 胸痹不得卧，心痛彻背 | 痰饮壅盛痹阻胸阳 | 通阳散结祛痰宽胸 | 栝蒌薤白半夏汤 |
| | | 胸痹心中痞，留气结在胸，胸满，胁下逆抢心 | 阴盛邪实气滞不通 | 宣痹通阳泻满降逆 | 枳实薤白桂枝汤 |
| | | | 中焦阳虚大气不运 | 补中助阳温振阳气 | 人参汤 |
| | | 胸痹缓急 | 阴寒邪盛胸阳被遏 | 温阳散痹缓急止痛 | 薏苡附子散 |
| | | 胸痹，胸中气塞，短气 | 饮阻偏盛上犯于肺 | 宣肺化饮利气降逆 | 茯苓杏仁甘草汤 |
| | | | 气滞偏盛饮阻中焦 | 行气散结和胃降逆 | 橘枳姜汤 |
| 肺痈 | | 若口中辟辟燥，咳即胸中隐隐痛，脉反滑数，此为肺痈，咳唾脓血 | 实热在肺热聚成痈 | 清肺消痈 | |

## 头痛鉴别表

| 分类 | 症状 | 病机 | 治法 | 方剂 |
|------|------|------|------|------|
| 食积头痛 | 脉紧，头痛风寒，腹中有宿食不化 | 宿食不化郁滞上犯 | 消食下气 | |
| 厥阴头痛 | 干呕，吐涎沫，头痛 | 肝寒上逆 | 散寒降逆 | 吴茱萸汤 |
| 产后中风表虚证 | 产后风续之数十日不解，头微痛，恶寒，时时有热，心下闷，干呕，汗出 | 产后正虚风邪外袭 | 解表祛风调和营卫 | 阳旦汤 |
| 产后中风阳虚证 | 产后中风，发热，面正赤，喘而头痛 | 产后中风虚阳上越 | 扶正祛邪表里兼治 | 竹叶汤 |

## 心下痞满鉴别表

| 分类 | 症状 | 病机 | 治法 | 方剂 |
|------|------|------|------|------|
| 胸痹偏实 | 胸痹心中痞，留气结在胸，胸满，胁下逆抢心 | 痰浊壅塞气滞不通 | 通阳开结泻满降逆 | 枳实薤白桂枝汤 |
| 胸痹偏虚 | | 中焦阳虚大气不运 | 补益中气温中助阳 | 人参汤 |
| 痰饮气逆 | 心中痞，诸逆心悬痛 | 寒饮停心向上冲逆 | 散寒通阳温化水饮 | 桂枝生姜枳实汤 |
| 少阳阳明证 | 按之心下满痛 | 邪在少阳阳明 | 和解少阳攻下实邪 | 大柴胡汤 |
| 留饮 | 脉伏，其人欲自利，利反快，虽利，心下续坚满 | 水饮停留 | 攻逐水饮 | 甘遂半夏汤 |
| 膈间支饮 | 其人喘满，心下痞坚，面色黧黑，其脉沉紧 | 饮积虚结 | 补虚散结清热利水 | 木防己汤 |
| | | 饮积实结 | 软坚散结通阳利水 | 木防己去石膏加茯苓芒硝汤 |
| 膈间有水 | 卒呕吐，心下痞，眩悸 | 膈间有水饮邪上逆 | 和胃止呕引水下行 | 小半夏加茯苓汤 |

续表

| 分类 | 症状 | 病机 | 治法 | 方剂 |
|---|---|---|---|---|
| 气分病 | 心下坚，大如盘，边如旋杯 | 阳虚阴凝饮聚心下 | 温阳散寒通利气机 | 桂枝去芍药加麻辛附子汤 |
| | 心下痞，大如盘，边如旋盘 | 脾弱气滞水气痞结 | 行气散结健脾利水 | 枳术汤 |
| 寒热互结 | 呕而肠鸣，心下痞 | 寒热互结脾胃失和 | 辛开苦降和中消痞 | 半夏泻心汤 |
| 寒饮误下 | 妇人吐涎沫，医反下之，心下即痞 | 上焦寒饮误下成痞 | 先散其饮再消其痞 | 小青龙汤甘草泻心汤 |
| 虚寒误下 | 夫瘦人绕脐痛，必有风冷，谷气不行，而反下之，其气必冲，不冲者，心下则痞也 | 脾胃虚寒误下伤阳 | 温中祛寒消痞散结 | |

# 心悸鉴别表

| 分类 | 症状 | 病机 | 治法 | 方剂 |
|---|---|---|---|---|
| 血虚虚劳 | 男子面色薄，主渴及亡血，卒喘悸，脉浮 | 阴血不足心失所养 | 养血定悸 | |
| 虚劳里急 | 虚劳里急，悸，衄，腹中痛，梦失精，四肢酸疼，手足烦热，咽干口燥 | 阴阳两虚心营不足 | 建中缓急平衡阴阳 | 小建中汤 |
| 痰饮呕吐 | 卒呕吐，心下痞，悸眩 | 膈间有水水气凌心 | 消痰化饮止呕降逆 | 小半夏加茯苓汤 |
| 下焦水逆 | 假令瘦人，脐下有悸，吐涎沫而癫眩 | 下焦水逆 | 化气利水 | 五苓散 |
| 水在肾 | 心下悸 | 肾水上泛 | 温阳蠲饮 | |
| 水饮致悸 | | 水饮内停心阳被郁 | 降逆消饮宣化阳气 | 半夏麻黄丸 |

# 腹满鉴别表

| 分类 | 脉症 | 病机 | 治则 | 方剂 |
|---|---|---|---|---|
| 虚劳<br>气血两虚 | 男子脉虚沉弦，无寒热，短气里急，小便不利，面色白，时目瞑兼衄，少腹满 | 肝脾血虚<br>肾阳不足 | 温肾健脾<br>益气养血 | |
| 虚劳<br>脾胃阳虚 | 脉沉小迟，其人疾行则喘喝，手足逆寒，腹满，甚则溏泄，食不消化 | 脾胃阳虚<br>寒盛于内 | 温中散寒 | |
| 虚寒证 | 腹满，按之不痛者为虚；腹满时减，复如故 | 脾胃虚寒 | 温中散寒 | |
| 里实证 | 腹满不减，减不足言；腹满，按之痛者为实，舌黄未下者 | 实热积滞 | 峻下实热 | 大承气汤 |
| 里实<br>兼少阳证 | 按之心下满痛者，此为实 | 实热积滞<br>兼少阳证 | 和解少阳<br>攻逐阳明 | 大柴胡汤 |
| 里实<br>兼表证 | 病腹满，发热十日，脉浮而数，饮食如故 | 表邪未解<br>腑中结实 | 表里双解 | 厚朴七物汤 |
| 肠间水气 | 腹满，口舌干燥 | 水停肠间 | 分消水饮 | 己椒苈黄丸 |
| 酒黄疸 | 酒黄疸者，或无热，靖言，小腹满欲吐，鼻燥 | 酒热内积 | 脉浮吐之<br>脉弦下之 | |
| 女劳疸 | 日晡所发热，而反恶寒，膀胱急，少腹满，身尽黄，额上黑，足下热，腹胀如水状，大便必黑，时溏，腹满者难治 | 脾肾两败<br>热瘀成实 | 清热消瘀<br>治标固宜 | 硝石矾石散 |
| 黄疸<br>里实证 | 腹满，舌萎黄，燥不得睡，属黄家 | 湿热相搏<br>湿重于热 | 清热利湿 | |
| | 黄疸腹满，小便不利而赤，自汗出 | 表和里实<br>热重于湿 | 通腑泄热 | 大黄硝石汤 |
| 黄疸<br>虚寒证 | 黄疸病，小便色不变，欲自利，腹满而喘，不可除热，热除必哕 | 中焦虚寒 | 温胃和中 | |
| | 阳明病，脉迟者，食难用饱，饱则发烦，头眩，小便必难，虽下之，腹满如故 | 中焦虚寒 | 温胃和中 | |

续表

| 分类 | 脉症 | 病机 | 治则 | 方剂 |
|------|------|------|------|------|
| 表里同病 | 下利,腹胀满,身体疼痛 | 外有表邪里有虚寒 | 先温其里乃攻其表 | 四逆汤桂枝汤 |
| 妇人伤胎 | 妇人伤胎,怀身腹满,不得小便,从腰以下重,如有水气状 | 金为火乘肺不行水 | 泻其心气以行水气 | 刺泻劳宫及关元 |
| 带下崩漏 | 妇人年五十所,病下利数十日不止,暮即发热,少腹里急,腹满,手掌烦热,唇口干燥 | 冲任虚寒瘀血不去 | 温养气血祛瘀生新 | 温经汤 |
| 水与血结 | 妇人少腹满如敦状,小便微难而不渴,生后者 | 水与血结血室内实 | 破瘀逐水 | 大黄甘遂汤 |

# 谵语鉴别表

| 分类 | 症状 | 病机 | 治法 | 方剂 |
|------|------|------|------|------|
| 胃家实 | 下利谵语,有燥屎 | 胃肠实热热结旁流 | 通腑泄热 | 小承气汤 |
| 产后瘀血内阻兼阳明里实 | 产后七八日,无太阳证,少腹坚痛,不大便,烦躁发热,切脉微实,再倍发热,日晡时烦躁者不食,食则谵语,至夜即愈 | 瘀血内阻阳明胃实 | 泄热通便 | 大承气汤 |
| 热入血室 | 妇人伤寒发热,经水适来,昼日明了,暮则谵语,如见鬼状 | 邪热内陷血分热重 | 勿汗吐下热随经排 | |
| | 妇人中风,发热恶寒,经水适来,得之七八日,热除,脉迟,身凉和,胸胁满,如结胸状,谵语,下血,但头汗出 | 热入血室邪陷阳明 | 刺其期门泄其实热 | |

# 口渴鉴别表

| 分类 | | 症状 | 病机 | 治法 | 方剂 |
|---|---|---|---|---|---|
| 太阳中暍 | | 汗出恶寒，身热而渴 | 暑热偏盛耗气伤津 | 清热解暑益气养阴 | 白虎加人参汤 |
| 湿家误下 | | 湿家，若下之早则哕，或胸满，小便不利，舌上如胎者，渴欲得饮而不能饮，则口燥烦也 | 丹田有热胸上有寒 | 温经散寒助阳化湿 | |
| 百合病变证 | | 百合病一月不解，变成渴者 | 邪热恋肺 | 畅肺行津 | 百合洗方 |
| | | 渴不差者，用后方 | 热灼津伤 | 养阴止渴引热下行 | 栝蒌牡蛎散 |
| 肝着 | | 其人常欲蹈其胸上，先未苦时，但欲饮热 | 肝经郁滞得热则行 | 行气活血 | 旋覆花汤 |
| 留饮 | | 胸中有留饮，其人短气而渴，四肢历节痛，脉沉 | 饮留胸中津不上乘 | 温阳蠲饮 | |
| 呕渴先后 | | 先呕却渴；呕家本渴，渴者为欲解 | 胃阳将复 | 此为欲解 | |
| | | 先渴后呕 | 水停心下 | 行水止呕 | 小半夏加茯苓汤 |
| 热药致渴 | | （服前方苓甘五味姜辛汤后）咳满即止，而更复渴，冲气复发者 | 姜辛伤津 | | |
| 厥阴病 | | 厥阴之为病，消渴，气上冲心，心中疼热，饥而不欲食，食即吐蛔，下之不肯止 | 热邪在上胃中有寒 | 清上温下 | |
| 消渴 | 上消 | 渴欲饮水，口干舌燥 | 热盛伤津 | 清热生津 | 白虎加人参汤 |
| | 中消 | 趺阳脉浮而数，浮即为气，数即为消谷而大坚。气盛则溲数，溲数即坚，坚数相搏，即为消渴 | 胃热气盛 | 益阴清热通便 | |
| | 下消 | 男子消渴，小便反多，以饮一斗，小便一斗 | 下焦虚寒气不蒸津 | 温补肾阳化气生津 | 肾气丸 |
| 小便不利 | | 小便不利，其人若渴 | 阳虚水停火燥于上 | 助阳利水滋阴润燥 | 栝蒌瞿麦丸 |
| | | 脉浮发热，渴欲饮水，小便不利 | 水热互结气不化津 | 利水滋阴清热润燥 | 猪苓汤 |
| | | 脉浮，小便不利，微热消渴 | 表邪未解水停于下 | 发散表邪化气行水 | 五苓散 |
| 水逆 | | 渴欲饮水，水入则吐 | 里热不甚胃有停水 | 利水止呕 | |

续表

| 分类 | 症状 | 病机 | 治法 | 方剂 |
|------|------|------|------|------|
| 停饮 | 呕吐而病在膈上，后思水者，解，急与之 | 饮去阳复急饮复生 | 健脾逐水 | 猪苓散 |
| | 胃反，吐而渴欲饮水者 | 饮停于胃呕渴交作 | | 茯苓泽泻汤 |
| 外寒内热 | 渴欲饮水不止者 | 恐有表寒内热灼津 | 咸凉润下清热止渴 | 文蛤散 |
| | 吐后渴欲得水而贪饮者 | | | 文蛤汤 |
| 下利病水 | 病下利后，渴饮水，小便不利，腹满因肿 | 下利津伤土不制水 | 小便自利及汗出者 | |
| 黄汗 | 身体肿，发热汗出而渴，状如风水，汗沾衣，色正黄如药汁，脉自沉 | 水寒遏汗汗热交蒸 | 调和营卫祛散水湿 | 芪芍桂酒汤 |
| 黄疸 | 脉沉，渴欲饮水，小便不利 | 湿热郁滞 | 清热利湿 | |
| 瘀血 | 病者如热状，烦满，口干燥而渴，其脉反无热 | 热伏于阴 | 活血化瘀 | |
| 妊娠恶阻 | 妇人得平脉，阴脉小弱，其人渴，不能食，无寒热 | 阴阳失调胎气上逆 | 调和气血 | 桂枝汤 |

# 呕吐鉴别表

| 分类 | 症状 | 病机 | 治法 | 方剂 |
|------|------|------|------|------|
| 痰饮呕吐 | 先呕却渴，此为欲解 | 饮去阳复 | 化痰行水降逆止呕 | |
| | 呕家本渴，渴者为欲解，今反不渴；诸呕吐，谷不得下 | 心下支饮 | | 小半夏汤 |
| | 先渴后呕，此属饮家 | 水停心下 | | 小半夏加茯苓汤 |
| | 卒呕吐，心下痞，眩悸者 | 膈间有水 | | |
| | 胃反，吐而渴欲饮水者 | 胃中停水 | | 茯苓泽泻汤 |
| | 呕吐而病在膈上，后思水者，急与之 | 急饮水停 | | 猪苓散 |
| | 服苓甘五味姜辛汤后，咳满即止，渴反止，为支饮也，法当冒，冒者必呕 | 支饮饮逆 | | 苓甘五味加姜辛半夏汤 |
| 水逆 | 脐下有悸，吐涎沫而癫眩 | 下焦饮逆 | 化气行水 | 五苓散 |
| | 渴欲饮水，水入则吐 | 胃水上逆 | | |

续表

| 分类 | 症状 | 病机 | 治法 | 方剂 |
|---|---|---|---|---|
| 寒呕 | 趺阳脉浮而涩，朝食暮吐，暮食朝吐，宿谷不化，名曰胃反；胃反呕吐者 | 脾胃两虚 | 补虚安中 | 大半夏汤 |
| | 呕而胸满；干呕，吐涎沫，头痛 | 阳虚阴乘格寒在上 | 助阳驱寒 | 茱萸汤 |
| | 干呕吐逆，吐涎沫 | 寒涎气逆 | 温中降逆 | 半夏干姜散 |
| | 胸中似喘不喘，似呕不呕，似哕不哕，彻心中愦愦然无奈者 | 寒饮结胸 | 涤痰散饮 | 生姜半夏汤 |
| | 呕而脉弱，小便复利，身有微热，见厥者 | 胃阳虚弱阴寒上逆 | 急救回阳 | 四逆汤 |
| | 干呕，哕，手足厥者 | 胃寒气逆 | 通阳和胃 | 橘皮汤 |
| | 腹中寒气，雷鸣切痛，胸胁逆满，呕吐 | 下焦寒湿上逆犯脾 | 散寒降逆 | 附子粳米汤 |
| | 心胸中大寒痛，呕不能饮食，腹中寒，上冲皮起，出见有头足，上下痛而不可触近 | 中焦阳衰寒气上冲 | 温阳散寒 | 大建中汤 |
| 热呕 | 食已即吐者 | 胃热上冲 | 泄热通便 | 大黄甘草汤 |
| | 呕而发热 | 热郁少阳 | 和解止呕 | 小柴胡汤 |
| | 干呕而利者 | 肠胃不和 | 清肠和胃 | 黄芩加半夏生姜汤 |
| 寒热错杂 | 呕而肠鸣，心下痞 | 寒热互结升降失常 | 辛开苦降调中和胃 | 半夏泻心汤 |
| | 吐后渴欲得水而贪饮者，兼主微风，脉紧，头痛 | 外有表邪内有热结 | 解表清里 | 文蛤汤 |
| 温疟 | 其脉如平，身无寒，但热，骨节疼烦，时呕 | 内热炽盛胃失和降 | 清热止呕 | 白虎加桂枝汤 |
| 历节 | 诸肢节疼痛，身体魁羸，脚肿如脱，头眩短气，温温欲吐 | 风湿郁积化热上冲 | 祛风除湿清热止呕 | 桂枝芍药知母汤 |
| 妊娠恶阻 | 妊娠呕吐不止 | 胃虚有寒 | 温中降逆 | 干姜人参半夏丸 |

续表

| 分类 | 症状 | 病机 | 治法 | 方剂 |
|------|------|------|------|------|
| 产后中风 | 产后风续之数十日不解，头微痛，恶寒，时时有热，心下闷，干呕，汗出 | 产后正虚风寒外袭 | 解表散寒调和营卫 | 阳旦汤 |
| 产后虚热 | 妇人乳中虚，烦乱呕逆 | 产后气虚虚火内扰 | 安中益气除烦止呕 | 竹皮大丸 |
| 心中风 | 翕翕发热，不能起，心中饥，食即呕吐 | 风热壅上 | 疏风清热 | |
| 蛔虫 | 蛔虫之为病，令人吐涎，心痛，发作有时，毒药不止 | 蛔动气逆 | 杀虫止痛 | 甘草粉蜜汤 |
| 蛔厥 | 蛔厥者，当吐蛔，令病者静而复时烦，此为脏寒，蛔上入膈，故烦，须臾复止，得食而呕又烦者，蛔闻食臭出，其人常自吐蛔 | 脏寒蛔动上扰胸膈 | 温脏安蛔 | 乌梅丸 |

# 发黄鉴别表

| 分类 | | | 症状 | | 病机 | 治法 | | 方剂 |
|------|------|------|------|------|------|------|------|------|
| 阳黄 | 湿热发黄 | 谷疸 | 趺阳脉紧而数，数则为热，热则消谷，紧则为寒，食即为满。尺脉浮为伤肾，趺阳脉紧为伤脾。风寒相搏，食谷即眩，谷气不消，胃中苦浊，浊气下流，小便不通，阴被其寒，热流膀胱，身体尽黄，名曰谷疸。谷疸之为病，寒热不食，食即头眩，心胸不安，久久发黄 | | 湿热俱盛 | 清热利湿 | | 茵陈蒿汤 |
| | | 酒疸 | 心中懊侬而热，不能食，时欲吐，名曰酒疸；夫病酒黄疸，必小便不利，其候心中热，足下热，是其证也。酒黄疸，心中懊侬，或热痛 | | 热重于湿 | 清心除烦 | 清热利湿 | 栀子大黄汤 |
| | | | 酒黄疸者，或无热，靖言了了，小腹满欲吐，鼻燥 | 脉浮者 | | 先吐之 | | |
| | | | | 沉弦者 | | 先下之 | | |
| | | | 酒疸，心中热，欲呕者 | | | 吐之愈 | | |
| | | | 黄疸腹满，小便不利而赤，自汗出 | | | 通腑泄热 | | 大黄硝石汤 |
| | | | 黄疸病 | | 湿重于热 | 利湿清热 | | 茵陈五苓散 |

续表

| | 分类 | | 症状 | 病机 | 治法 | 方剂 |
|---|---|---|---|---|---|---|
| 阳黄 | 实热发黄 | 火劫发黄 | 病黄疸，发热烦喘，胸满口燥者，以病发时火劫其汗，两热所得。一身尽发热而黄，肚热，热在里，当下之 | 火热相搏里热炽盛 | 通腑泄热 | |
| | 瘀血发黄 | 黑疸 | 酒疸下之，久久为黑疸，目青面黑，心中如啖蒜齑状，大便正黑，皮肤爪之不仁，其脉浮弱，虽黑微黄，故知之 | 酒疸误下湿热乘虚内陷血分 | 清热消瘀化湿 | |
| | | 女劳疸 | 额上黑，微汗出，手足中热，薄暮即发，膀胱急，小便自利，名曰女劳疸。日晡发热，而反恶寒；膀胱急，少腹满，身尽黄，额上黑，足下热，其腹胀如水状，大便必黑，时溏 | 肾虚有热血瘀不燥 | 消瘀逐浊 | 硝石矾石散 |
| | | 燥黄 | 诸黄 | 血瘀而燥 | 消瘀润燥 | 猪膏发煎 |
| | 兼表虚证 | | 诸病黄家，假令脉浮 | 邪气在表 | 固表除湿调和营卫 | 桂枝加黄芪汤 |
| | 兼少阳证 | | 诸黄，腹痛而呕 | 邪在少阳 | 和解少阳 | 小柴胡汤 |
| 阴黄 | 寒湿发黄 | | 阳明病，脉迟者，食难用饱，饱则发烦头眩，小便必难，此欲作谷疸。虽下之，腹满如故，所以然者，脉迟故也 | 脾胃虚寒寒湿中阻 | 温中化湿 | |
| | 虚劳发黄 | | 男子黄，小便自利 | 脾败色见于外 | 温阳补脾 | 小建中汤 |
| | 黄疸变哕 | | 黄疸病，小便色不变，欲自利，腹满而喘，不可除热，热除必哕 | 寒湿黄疸误寒致哕 | 温胃止哕 | 小半夏汤 |

# 下利鉴别表

| 分类 | 症状 | 病机 | 治法 | 方剂 |
|---|---|---|---|---|
| 湿痹 | 太阳病，关节疼痛而烦，脉沉而细，小便不利，大便反快 | 中阳不运湿胜于里 | 通利小便 | |
| 留饮 | 病者脉伏，其人欲自利，利反快；虽利，心下续坚满 | 水湿趋下留饮渐去 | 逐饮除满 | 甘遂半夏汤 |

| 分类 | | 症状 | 病机 | 治法 | 方剂 |
|---|---|---|---|---|---|
| 寒利 | 中寒 | 中寒，其人下利，欲嚏不能 | 里阳素虚寒先犯里 | 温中祛寒 | |
| | 肠寒 | 大肠有寒者，多鹜溏 | 传导失职 | 温阳理中 | |
| | 虚劳 | 脉沉小迟，其人疾行则喘喝，手足逆寒，腹满，甚则溏泄，食不消化也 | 脾胃阳虚寒盛于内 | 温中驱寒 | |
| | 表里同病 | 下利，腹胀满，身体疼痛 | 里有虚寒外有表邪 | 先温其里乃攻其表 | 温里四逆汤攻表桂枝汤 |
| | 戴阳 | 下利清谷，里寒外热，汗出而厥；其人面少赤，身有微热 | 寒厥下利阴盛格阳 | 回阳救逆 | 通脉四逆汤 |
| | 便脓血 | 下利便脓血者 | 虚寒滑脱气血下陷 | 温中固脱涩肠止血 | 桃花汤 |
| 热利 | 热积里实 | 下利，三部脉皆平，按之心下坚者 | 实积中阻 | 急下里实通因通用 | 大承气汤 |
| | | 下利，脉迟而滑，利未欲止 | 积滞未去 | | |
| | | 下利不欲食，有宿食也；下利脉反滑者 | 宿食停滞 | 推陈致新 | |
| | | 下利已差，至其年月日时复发者 | 实邪未尽 | 攻下余邪 | |
| | | 下利谵语者，有燥屎也 | 腑实燥结 | 通便泄热 | 小承气汤 |
| | 呕利并见 | 干呕而利 | 邪热内陷肠胃不和 | 清热和中降逆止呕 | 黄芩加半夏生姜汤 |
| | 湿热痢 | 热利下重 | 湿热结肠气机阻滞 | 清热凉血燥湿止痢 | 白头翁汤 |
| | | 下利，寸脉反浮数，尺中自涩者，必清脓血 | | | |
| | 产后热痢伤阴 | 产后下利虚极 | 气血两虚热利伤阴 | 清热燥湿滋阴养血 | 白头翁加甘草阿胶汤 |
| 气利 | | 气利 | 脾运不健湿蕴气滞 | 利其小便急开支河 | 诃梨勒散 |

# 小便不利鉴别表

| 分类 | 症状 | 病机 | 治法 | 方剂 |
|---|---|---|---|---|
| 湿痹 | 太阳病，关节疼痛而烦，脉沉而细，小便不利，大便反快 | 湿流关节内传于脾 | 通利小便 | |
| 风湿表里阳虚 | 骨节疼烦，掣痛不得屈伸，近之则痛剧，汗出短气，小便不利，恶风不欲去衣，或身微肿 | 风湿俱胜表里阳虚 | 温经散寒通阳祛湿 | 甘草附子汤 |
| 表湿误下 | 其人但头汗出，背强，欲得被覆向火，若下之早则哕，或胸满，小便不利，舌上如胎，渴欲得饮而不能饮，则口燥烦 | 误下伤阳气不化水 | 温阳化气 | |
| 虚劳阴阳俱虚 | 男子脉虚沉弦，无寒热，短气里急，小便不利，面色白，时目瞑兼衄，少腹满，此为劳使之然 | 因劳而病阴阳俱虚 | 阴阳双补 | |
| 虚劳腰痛 | 虚劳腰痛，少腹拘急，小便不利 | 阳不化气 | 助阳化水 | 八味肾气丸 |
| 太阳蓄水 | 脉浮，小便不利，微热消渴 | 表邪未解水停于下 | 发散表邪化气行水 | 五苓散 |
| 水与热结 | 脉浮发热，渴欲饮水，小便不利 | 水热互结郁热伤阴 | 清热润燥利水滋阴 | 猪苓汤 |
| 水停上燥下寒 | 小便不利，有水气，其人若渴 | 阳虚水停火燥于上 | 助阳利水滋阴润燥 | 栝蒌瞿麦丸 |
| 下焦湿热 | 小便不利 | 膀胱湿热 | 渗湿清热 | 茯苓戎盐汤 |
| | | 兼有瘀血 | 清热化湿消瘀利水 | 蒲灰散 |
| | | | | 滑石白鱼散 |
| 淋病 | 小便如粟状，小腹弦急，痛引脐中 | 膀胱热盛 | 清热通淋 | |
| 气冲 | 青龙汤下已，多唾，口燥，手足厥逆，气从小腹上冲胸咽，手足痹，其面翕热如醉状，因复下流阴股，小便难，时复冒，寸脉沉，尺脉微 | 虚阳上冲气不化水 | 潜阳化气平冲降逆 | 桂苓五味甘草汤 |
| 正水 | 少阴脉紧而沉，紧则为痛，沉则为水，小便即难；沉则络脉虚，伏则小便难，虚难相搏，水走皮肤，即为水矣 | 阴水内盛阳气不化 | 温阳利水 | |

续表

| 分类 | | 症状 | 病机 | 治法 | 方剂 |
|---|---|---|---|---|---|
| 水病可下证 | | 夫水病人，目下有卧蚕，面目鲜泽，脉伏，其人消渴，病水腹大，小便不利，其脉沉绝 | 水积在内 | 攻下水饮 | |
| 下利病水证 | | 病下利后，渴饮水，小便不利，腹满因肿 | 下利脾虚土不制水 | 温脾利水 | |
| 肺水 | | 其身肿，小便难，时时鸭溏 | 肺失通调 | 温肺化饮 | |
| 脾水 | | 其腹大，四肢苦重，津液不生，但苦少气，小便难 | 脾湿不运 | 健脾利湿 | |
| 肾水 | | 腹大，其腹大脐肿，腰痛不能溺，阴下湿，如牛鼻上汗，其足逆冷，面反瘦 | 肾阳虚衰气不化水 | 温肾化水 | |
| 里水 | | 一身面目黄肿，其脉沉，小便不利 | 水遏肌腠 | 发汗行水 | 越婢加术汤 |
| 黄汗 | | 黄汗，两胫自冷，身重汗出已辄轻者，久久必身瞤，胸即胸中痛，又从腰以上，必汗出，下无汗，腰髋弛痛，如有物在皮中状，剧者不能食，身疼重，烦躁，小便不利 | 上焦阳虚下焦湿胜营卫不和 | 调和营卫升阳除湿 | 桂枝加黄芪汤 |
| 水气冲气并发 | | 病者苦水，面目身体四肢皆肿，小便不利，胸中痛，气上冲咽，状如炙肉，微咳喘，寸口脉沉而紧 | 水结关元阳虚气冲 | 平冲止咳后逐寒水 | |
| 谷疸 | 湿热 | 趺阳脉紧而数，数则为热，热则消谷；紧则为寒，食即为满。趺阳脉紧为伤脾。风寒相搏，食谷即眩，谷气不消，胃中苦浊，浊气下流，小便不通，阴被其寒，热流膀胱，身体尽黄，名曰谷疸 | 脾湿胃热 | 清热化湿 | |
| | | 脉沉，渴欲饮水，小便不利者，皆发黄 | 湿热内郁 | | |
| | 寒湿 | 阳明病，脉迟者，食难用饱，饱则发烦，头眩，小便必难，虽下之，腹满如故 | 太阴虚寒 | 温中祛湿 | |
| 酒疸 | | 夫病酒黄疸，小便不利，其候心中热，足下热，腹满欲吐，鼻燥 | 湿热内蕴 | 清热利湿 | |
| 黄疸里实 | | 黄疸腹满，小便不利而赤，自汗出 | 表和里实 | 通腑泄热 | 大黄硝石汤 |

续表

| 分类 | 症状 | 病机 | 治法 | 方剂 |
|---|---|---|---|---|
| 妊娠小便难 | 妊娠小便难，饮食如故 | 膀胱热郁血虚燥结 | 养血润燥清热利窍 | 当归贝母苦参丸 |
| 妊娠水气 | 妊娠有水气，身重，小便不利，洒淅恶寒，起即头眩 | 水气内阻 | 通窍利水 | 葵子茯苓散 |
| 妇人伤胎 | 妇人伤胎，怀身腹满，不得小便，从腰以下重，如有水气状 | 心实乘金肺不行水 | 泻其心气以行水气 | 刺泻劳宫及关元 |
| 水血互结 | 妇人少腹满，如敦状，小便微难而不渴，生后者 | 水与血结血室内实 | 破瘀逐水 | 大黄甘遂汤 |
| 妇人转胞 | 饮食如故，烦热不得卧，而反倚息，不得溺 | 肾气虚弱气化不利 | 温振肾阳化气行水 | 肾气丸 |

# 眩晕鉴别表

| 分类 | 症状 | 病机 | 治法 | 方剂 |
|---|---|---|---|---|
| 历节 | 诸肢节疼痛，身体魁羸，脚肿如脱，头眩短气，温温欲吐 | 风湿痹留化热上冲 | 祛风胜湿通阳行痹 | 桂枝芍药知母汤 |
| 虚劳失精 | 夫失精家，少腹弦急，阴头寒，目眩一作目眶痛，发落，脉极虚芤迟，为清谷亡血失精；脉得诸芤动微紧，男子失精，女子梦交 | 精耗血衰 | 调和阴阳潜阳入阴 | 桂枝加龙骨牡蛎汤 |
| 肺痿 | 吐涎沫不咳者，其人不渴，必遗尿，小便数，肺中冷，必眩，多涎唾 | 肺中虚冷清阳不升 | 温肺复气 | 甘草干姜汤 |
| 痰饮 | 心下有痰饮，胸胁支满，目眩 | 心下停饮阳气不升 | 温阳利水 | 苓桂术甘汤 |
| 冲气 | 青龙汤下已，多唾，口燥，手足厥逆，气从小腹上冲胸咽，手足痹，其面翕热如醉状，因复下流阴股，小便难，时复冒，寸脉沉，尺脉微 | 寒饮将去冲气上冲 | 敛气平冲 | 桂苓五味甘草汤 |

续表

| 分类 | | 症状 | 病机 | 治法 | 方剂 |
|------|------|------|------|------|------|
| 支饮 | | 心下有支饮，其人苦冒眩 | 支饮内伏上乘阳位 | 健脾行水 | 泽泻汤 |
| | | 久咳数岁，其脉虚者，必苦冒，其人本有支饮在胸故也 | | | |
| | | 服苓甘五味姜辛汤后，咳满即止，渴反止，为支饮也，法当冒，冒者必呕 | | | 苓甘五味加姜辛半夏汤 |
| 停饮呕吐 | | 卒呕吐，心下痞，眩悸者 | 膈间有水水气上逆 | 和胃止呕引水下行 | 小半夏加茯苓汤 |
| 下焦水逆 | | 假令瘦人脐下有悸，吐涎沫而癫眩 | 水逆于上 | 化气利水 | 五苓散 |
| 肺中风 | | 口燥而喘，身运而重，冒而肿胀 | 肺失通调清阳不升 | | |
| 谷疸 | 湿热 | 趺阳脉紧而数，风寒相搏，食谷则眩，谷气不消，胃中苦浊，浊气下流，小便不通，阴被其寒，热流膀胱，身体尽黄，名曰谷疸 | 胃热脾湿湿热内蕴夹食上犯 | 清泄湿热 | 茵陈蒿汤 |
| | | 寒热不食，食即头眩，心胸不安，久久发黄为谷疸 | | | |
| | 寒湿 | 阳明病，脉迟者，食难用饱，饱则发烦头眩，小便必难，虽下之，腹满如故 | 太阴虚寒湿浊上逆 | 温中化湿 | |
| 妊娠水气 | | 妊娠有水气，身重，小便不利，洒淅恶寒，起即头眩 | 水饮内停阳气不升 | 滑利窍道利水通阳 | 葵子茯苓散 |

# 第五章 《金匮要略》方药物 使用及方剂煎服法

## 一、药物及其出现次数表

甘草87方（次），其中附方14方

五两一方；四两四方；三两二十一方；

二两四十三方；一两九方；其他八方。

| 方名 | | 分量 | 备注 | 方名 | 分量 | 备注 |
|---|---|---|---|---|---|---|
| 橘皮竹茹汤 | | 五两 | 生 | 桂苓五味甘草去桂加姜辛半夏汤 | 二两 | 生 |
| 甘草泻心汤 | | 四两 | 生 | 越婢汤 | 二两 | 生 |
| 甘草干姜汤 | | 四两 | 炙 | 麻黄附子汤 | 二两 | 生 |
| 附方 | 炙甘草汤 | 四两 | 炙 | 防己茯苓汤 | 二两 | 生 |
| | 生姜甘草汤 | 四两 | 生 | 越婢加术汤 | 二两 | 生 |
| 乌头汤 | | 三两 | 炙 | 甘草麻黄汤 | 二两 | 生 |
| 小建中汤 | | 三两 | 炙 | 桂枝加黄芪汤 | 二两 | 生 |
| 黄芪建中汤 | | 三两 | 炙 | 桂枝去芍药加麻辛附子汤 | 二两 | 生 |
| 大黄䗪虫丸 | | 三两 | 生 | 桂枝去芍药加蜀漆牡蛎龙骨救逆汤 | 二两 | 炙 |
| 泽漆汤 | | 三两 | 生 | 四逆汤 | 二两 | 炙 |
| 小青龙加石膏汤 | | 三两 | 生 | 黄芩加半夏生姜汤 | 二两 | 炙 |
| 人参汤 | | 三两 | 生 | 茯苓泽泻汤 | 二两 | 生 |
| 厚朴七物汤 | | 三两 | 生 | 桂枝汤/阳旦汤 | 二两 | 炙 |
| 小青龙汤 | | 三两 | 炙 | 通脉四逆汤 | 二两 | 炙 |
| 桂苓五味甘草汤 | | 三两 | 炙 | 甘草粉蜜汤 | 二两 | 生 |
| 苓甘五味姜辛汤 | | 三两 | 生 | 胶艾汤 | 二两 | 生 |
| 苓甘五味加姜辛半夏杏仁汤 | | 三两 | 生 | 白头翁加甘草阿胶汤 | 二两 | 生 |
| 苓甘五味加姜辛半杏大黄汤 | | 三两 | 生 | 温经汤 | 二两 | 生 |

| 方名 | | 分量 | 备注 | 方名 | | 分量 | 备注 |
|---|---|---|---|---|---|---|---|
| 小柴胡汤 | | 三两 | 生 | 附方 | 牡蛎汤 | 二两 | 生 |
| 黄土汤 | | 三两 | 生 | | 柴胡桂姜汤 | 二两 | 炙 |
| 半夏泻心汤 | | 三两 | 炙 | | 风引汤 | 二两 | 生 |
| 文蛤汤 | | 三两 | 生 | | 桂枝去芍药加皂荚汤 | 二两 | 生 |
| 附方 | 续命汤 | 三两 | 生 | | 排脓汤 | 二两 | 生 |
| 紫参汤 | | 三两 | 生 | | 当归建中汤 | 二两 | 生 |
| 甘草小麦大枣汤 | | 三两 | 生 | 麻黄杏仁薏苡甘草汤 | | 一两 | 炙 |
| 附方 | 柴胡去半夏加栝蒌根汤 | 三两 | 生 | 麻黄加术汤 | | 一两 | 炙 |
| 栝蒌桂枝汤 | | 二两 | 生 | 白术附子汤 | | 一两 | 炙 |
| 葛根汤 | | 二两 | 炙 | 酸枣仁汤 | | 一两 | 生 |
| 桂枝附子汤 | | 二两 | 炙 | 茯苓杏仁甘草汤 | | 一两 | 生 |
| 甘草附子汤 | | 二两 | 炙 | 附子粳米汤 | | 一两 | 生 |
| 白虎加人参汤 | | 二两 | 生 | 大黄甘草汤 | | 一两 | 生 |
| 升麻鳖甲汤 | | 二两 | 生 | 竹叶汤 | | 一两 | 生 |
| 白虎加桂枝汤 | | 二两 | 炙 | 附方 | 术附汤 | 一两 | 炙 |
| 桂枝芍药知母汤 | | 二两 | 生 | | 柴胡桂枝汤 | 一两 | 生 |
| 桂枝加龙骨牡蛎汤 | | 二两 | 生 | 防己黄芪汤 | | 半两 | 炙 |
| 麦门冬汤 | | 二两 | 生 | 薯蓣丸 | | 二十八分 | 生 |
| 桔梗汤 | | 二两 | 生 | 王不留行散 | | 十八分 | 生 |
| 越婢加半夏汤 | | 二两 | 生 | 竹皮大丸 | | 七分 | 生 |
| 奔豚汤 | | 二两 | 生 | 附方 | 防己地黄汤 | 一分 | 生 |
| 茯苓桂枝甘草大枣汤 | | 二两 | 炙 | | 甘草汤 | 单味 | 生 |
| 乌头桂枝汤 | | 二两 | 炙 | 甘遂半夏汤 | | 如指大一枚 | 炙 |
| 甘草干姜茯苓白术汤 | | 二两 | 生 | 藜芦甘草汤 | | | 阙方 |
| 苓桂术甘汤 | | 二两 | 生 | | | | |
| 大青龙汤 | | 二两 | 炙 | | | | |

桂枝 56 方（次），其中附方 10 方

六两二方；五两一方；四两五方；三两二十五方；

二两八方；一两四方；三分四方；其他七方。

| 方名 | 分量 | 备注 | 方名 | | 分量 | 备注 |
|---|---|---|---|---|---|---|
| 天雄散 | 六两 | | 附方 | 柴胡桂姜汤 | 三两 | 去皮 |
| 乌梅丸 | 六两 | | | 风引汤 | 三两 | |
| 桂枝加桂汤 | 五两 | | | 续命汤 | 三两 | |
| 桂枝附子汤 | 四两 | 去皮 | | 炙甘草汤 | 三两 | |
| 甘草附子汤 | 四两 | 去皮 | | 桂枝去芍药加皂荚汤 | 三两 | |
| 桂枝芍药知母汤 | 四两 | | | 当归建中汤 | 三两 | |
| 茯苓桂枝甘草大枣汤 | 四两 | | 葛根汤 | | 二两 | 去皮 |
| 桂苓五味甘草汤 | 四两 | 去皮 | 麻黄加术汤 | | 二两 | 去皮 |
| 栝蒌桂枝汤 | 三两 | | 厚朴七物汤 | | 二两 | |
| 白虎加桂枝汤 | 三两 | 去皮 | 大青龙汤 | | 二两 | 去皮 |
| 黄芪桂枝五物汤 | 三两 | | 木防己汤 | | 二两 | |
| 桂枝加龙骨牡蛎汤 | 三两 | | 木防己汤去石膏加茯苓芒硝汤 | | 二两 | |
| 小建中汤 | 三两 | 去皮 | 茯苓泽泻汤 | | 二两 | |
| 黄芪建中汤 | 三两 | 去皮 | 温经汤 | | 二两 | |
| 泽漆汤 | 三两 | | 附方 | 柴胡桂枝汤 | 一两半 | |
| 小青龙加石膏汤 | 三两 | | 八味肾气丸/崔氏八味丸（附方） | | 一两 | |
| 桂枝生姜枳实汤 | 三两 | | 枳实薤白桂枝汤 | | 一两 | |
| 乌头桂枝汤 | 三两 | 去皮 | 竹叶汤 | | 一两 | |
| 苓桂术甘汤 | 三两 | | 附方 | 黄芩汤 | 一两 | |
| 小青龙汤 | 三两 | 去皮 | 薯蓣丸 | | 十分 | |
| 防己茯苓汤 | 三两 | | 鳖甲煎丸 | | 三分 | |
| 黄芪芍药桂枝苦酒汤 | 三两 | | 加减方 | 防己黄芪汤 | 气上冲者加桂枝三分 | |
| 桂枝加黄芪汤 | 三两 | | 附方 | 侯氏黑散 | 三分 | |
| 桂枝去芍药加麻辛附子汤 | 三两 | | | 防己地黄汤 | 三分 | |
| 桂枝去芍药加蜀漆牡蛎龙骨救逆汤 | 三两 | 去皮 | 五苓散 | | 二分 | 去皮 |
| | | | 竹皮大丸 | | 一分 | |

续表

| 方名 | 分量 | 备注 | 方名 | 分量 | 备注 |
|---|---|---|---|---|---|
| 桂枝汤/阳旦汤 | 三两 | 去皮 | 茵陈五苓散 | 五苓散五分方 | 去皮 |
| 土瓜根散 | 三两 | | 桂枝茯苓丸 | 等分 | |
| | | | 赤丸 | 半夏四两，洗，一方用桂 | |

生姜 52 方（次），其中附方 9 方

半斤五方；六两二方；五两八方；四两四方；

三两二十三方；二两三方；其他七方。

| 方名 | 分量 | 备注 | 方名 | 分量 | 备注 |
|---|---|---|---|---|---|
| 橘枳姜汤 | 半斤 | | 乌头桂枝汤 | 三两 | |
| 小半夏加茯苓汤 | 半斤 | | 大青龙汤 | 三两 | 切 |
| 小半夏汤 | 半斤 | | 越婢汤 | 三两 | |
| 橘皮汤 | 半斤 | | 越婢加术汤 | 三两 | |
| 橘皮竹茹汤 | 半斤 | | 桂枝加黄芪汤 | 三两 | |
| 黄芪桂枝五物汤 | 六两 | | 桂枝去芍药加蜀漆牡蛎龙骨救逆汤 | 三两 | |
| 茱萸汤 | 六两 | | 桂枝加桂汤 | 三两 | |
| 桂枝芍药知母汤 | 五两 | | 桂枝生姜枳实汤 | 三两 | |
| 泽漆汤 | 五两 | | 小柴胡汤 | 三两 | |
| 厚朴七物汤 | 五两 | 寒多可半斤 | 桂枝去芍药加麻辛附子汤 | 三两 | |
| 大柴胡汤 | 五两 | | 黄芩加半夏生姜汤 | 三两 | |
| 当归生姜羊肉汤 | 五两 | 寒多可一斤 | 桂枝汤/阳旦汤 | 三两 | |
| 竹叶汤 | 五两 | | 文蛤汤 | 三两 | |
| 半夏厚朴汤 | 五两 | | 附方 | 当归建中汤 | 三两 | |
| 附方 生姜甘草汤 | 五两 | | | 炙甘草汤 | 三两 | |
| 射干麻黄汤 | 四两 | | | 桂枝去芍药加皂荚汤 | 三两 | |
| 奔豚汤 | 四两 | | 温经汤 | 二两 | |

续表

| 方名 | | 分量 | 备注 | 方名 | | 分量 | 备注 |
|---|---|---|---|---|---|---|---|
| 茯苓泽泻汤 | | 四两 | | 酸枣仁汤 | | 二两 | 《深师》有生姜二两 |
| 附方 | 茯苓饮 | 四两 | | 附方 | 柴胡去半夏加栝蒌根汤 | 二两 | |
| 栝蒌桂枝汤 | | 三两 | | 白术附子汤 | | 一两半 | 切 |
| 葛根汤 | | 三两 | | | 柴胡桂枝汤 | 一两半 | |
| 桂枝附子汤 | | 三两 | 切 | 附方 | 排脓汤 | 一两 | |
| 桂枝加龙骨牡蛎汤 | | 三两 | | | 术附汤 | 五片 | |
| 小建中汤 | | 三两 | | 防己黄芪汤 | | 四片 | |
| 黄芪建中汤 | | 三两 | | 生姜半夏汤 | | 一升 | 生姜汁 |
| 越婢加半夏汤 | | 三两 | | 干姜人参半夏丸 | | 适量 | 生姜汁 |

大枣 47 方（次），其中附方 9 方

百枚一方；三十枚二方；十五枚六方；

十二枚二十六方；十枚六方；其他六方。

| 方名 | | 分量 | 备注 | 方名 | | 分量 | 备注 |
|---|---|---|---|---|---|---|---|
| 薯蓣丸 | | 百枚 | 为膏 | 桂枝去芍药加蜀漆牡蛎龙骨救逆汤 | | 十二枚 | |
| 橘皮竹茹汤 | | 三十枚 | | 茱萸汤 | | 十二枚 | |
| 附方 | 炙甘草汤 | 三十枚 | | 黄芩加半夏生姜汤 | | 十二枚 | |
| 越婢加半夏汤 | | 十五枚 | | 小柴胡汤 | | 十二枚 | |
| 茯苓桂枝甘草大枣汤 | | 十五枚 | | 半夏泻心汤 | | 十二枚 | |
| 越婢汤 | | 十五枚 | | 桂枝汤/阳旦汤 | | 十二枚 | |
| 越婢加术汤 | | 十五枚 | | 文蛤汤 | | 十二枚 | |
| 竹叶汤 | | 十五枚 | | 桂枝加黄芪汤 | | 十二枚 | |
| 附方 | 生姜甘草汤 | 十五枚 | | | 柴胡去半夏加栝蒌根汤 | 十二枚 | |
| 栝蒌桂枝汤 | | 十二枚 | | 附方 | 黄芩汤 | 十二枚 | |
| 葛根汤 | | 十二枚 | | | 当归建中汤 | 十二枚 | |
| 桂枝附子汤 | | 十二枚 | 擘 | 附子粳米汤 | | 十枚 | |
| 甘草泻心汤 | | 十二枚 | | 厚朴七物汤 | | 十枚 | |

续表

| 方名 | 分量 | 备注 | 方名 | | 分量 | 备注 |
|---|---|---|---|---|---|---|
| 黄芪桂枝五物汤 | 十二枚 | | 十枣汤 | | 十枚 | 肥大枣 |
| 桂枝加龙骨牡蛎汤 | 十二枚 | | 甘麦大枣汤 | | 十枚 | |
| 小建中汤 | 十二枚 | | 附方 | 桂枝去芍药加皂荚汤 | 十枚 | |
| 黄芪建中汤 | 十二枚 | | | 排脓汤 | 十枚 | |
| 麦门冬汤 | 十二枚 | | 射干麻黄汤 | | 七枚 | |
| 葶苈大枣泻肺汤 | 十二枚 | | 白术附子汤 | | 六枚 | 擘 |
| 桂枝加桂汤 | 十二枚 | | 附方 | 柴胡桂枝汤 | 六枚 | |
| 大柴胡汤 | 十二枚 | | | 术附汤 | 一枚 | |
| 乌头桂枝汤 | 十二枚 | | 防己黄芪汤 | | 一枚 | |
| 大青龙汤 | 十二枚 | | 竹皮大丸 | | | 枣肉和丸 |
| 桂枝去芍药加麻辛附子汤 | 十二枚 | | | | | |

芍药 36 方（次），其中附方 3 方

一斤二方；半斤一方；六两三方；四两二方；

三两十四方；二两四方；其他十方。

| 方名 | | 分量 | 备注 | 方名 | | 分量 | 备注 |
|---|---|---|---|---|---|---|---|
| 当归芍药散 | | 一斤 | | 黄芪芍药桂枝苦酒汤 | | 三两 | |
| 当归散 | | 一斤 | | 桂枝加黄芪汤 | | 三两 | |
| 麻子仁丸 | | 半斤 | | 桂枝汤/阳旦汤 | | 三两 | |
| 小建中汤 | | 六两 | | 土瓜根散 | | 三两 | |
| 黄芪建中汤 | | 六两 | | 葛根汤 | | 二两 | |
| 附方 | 当归建中汤 | 六两 | | 奔豚汤 | | 二两 | |
| 大黄䗪虫丸 | | 四两 | | 黄芩加半夏生姜汤 | | 二两 | |
| 胶艾汤 | | 四两 | | 温经汤 | | 二两 | |
| 栝蒌桂枝汤 | | 三两 | | 附方 | 柴胡桂枝汤 | 一两半 | |
| 桂枝芍药知母汤 | | 三两 | | 薯蓣丸 | | 六分 | |
| 乌头汤 | | 三两 | | 附方 | 排脓散 | 六分 | |
| 黄芪桂枝五物汤 | | 三两 | | 鳖甲煎丸 | | 五分 | |

续表

| 方名 | 分量 | 备注 | 方名 | | 分量 | 备注 |
|---|---|---|---|---|---|---|
| 桂枝加龙骨牡蛎汤 | 三两 | | 加减方 | 防己黄芪汤 | | 胃中不和者加芍药三分 |
| 小青龙加石膏汤 | 三两 | | 王不留行散 | | 二分 | |
| 桂枝加桂汤 | 三两 | | 甘遂半夏汤 | | 五枚 | |
| 大柴胡汤 | 三两 | | 桂枝茯苓丸 | | 等分 | |
| 乌头桂枝汤 | 三两 | | 枳实芍药散 | | 等分 | |
| 小青龙汤 | 三两 | | 加减方 | 白术散 | | 但苦痛，加芍药 |

半夏 36 方（次），其中附方 2 方

半斤一方；二升一方；一升四方；

半升十八方；四两二方；其他十方。

| 方名 | 分量 | 备注 | 方名 | | 分量 | 备注 |
|---|---|---|---|---|---|---|
| 半夏厚朴汤 | 一升 | | 黄芩加半夏生姜汤 | | 半升 | |
| 小柴胡汤 | 半斤 | | 半夏泻心汤 | | 半升 | 洗 |
| 大半夏汤 | 二升 | 洗 | 生姜半夏汤 | | 半升 | |
| 麦门冬汤 | 一升 | | 温经汤 | | 半升 | |
| 小半夏加茯苓汤 | 一升 | | 加减方 | 竹叶汤 | | 呕者加半夏半升洗 |
| 小半夏汤 | 一升 | | 附方 | 黄芩汤 | | 半升 |
| 甘草泻心汤 | 半升 | | 奔豚汤 | | 四两 | |
| 厚朴麻黄汤 | 半升 | | 赤丸 | | 四两 | 洗 |
| 泽漆汤 | 半升 | | 加减方 | 黄芪建中汤 | | 补气加半夏三两 |
| 越婢加半夏汤 | 半升 | | 干姜人参半夏丸 | | 二两 | |
| 小青龙加石膏汤 | 半升 | | 加减方 | 厚朴七物汤 | | 呕者加半夏五合 |
| 栝蒌薤白半夏汤 | 半升 | | 附方 | 柴胡桂枝汤 | | 二合半 |
| 附子粳米汤 | 半升 | | 鳖甲煎丸 | | 一分 | |
| 大柴胡汤 | 半升 | 洗 | 加减方 | 白术散 | | 不能饮食，加半夏大者二十枚 |

续表

| 方名 | 分量 | 备注 | 方名 | 分量 | 备注 |
|---|---|---|---|---|---|
| 小青龙汤 | 半升 | 洗 | 甘遂半夏汤 | 十二枚 | |
| 桂苓五味甘草去桂加姜辛半夏汤 | 半升 | | 射干麻黄汤 | 八枚（大者洗）<br>一法半升 | |
| 苓甘五味加姜辛半夏杏仁汤 | 半升 | | 半夏麻黄丸 | 等分 | |
| 苓甘五味加姜辛半杏大黄汤 | 半升 | | 半夏干姜散 | 等分 | |

人参 31 方（次），其中附方 9 方

六两一方；四两二方；三两十三方；二两四方；

一两四方；其他七方。

| 方名 | | 分量 | 备注 | 方名 | | 分量 | 备注 |
|---|---|---|---|---|---|---|---|
| 乌梅丸 | | 六两 | | 温经汤 | | 二两 | |
| 木防己汤 | | 四两 | | 加减方 | 小建中汤 | 二两 | |
| 木防己汤去石膏加茯苓芒硝汤 | | 四两 | | 大建中汤 | | 二两 | |
| 白虎加人参汤 | | 三两 | | 附方 | 炙甘草汤 | 二两 | |
| 甘草泻心汤 | | 三两 | | | 柴胡桂枝汤 | 一两半 | |
| 附方 | 柴胡去半夏加栝蒌根汤 | 三两 | | | 九痛丸 | 一两 | |
| | 续命汤 | 三两 | | 橘皮竹茹汤 | | 一两 | |
| | 生姜甘草汤 | 三两 | | 干姜人参半夏丸 | | 一两 | |
| | 茯苓饮 | 三两 | | 竹叶汤 | | 一两 | |
| 泽漆汤 | | 三两 | | 薯蓣丸 | | 七分 | |
| 麦门冬汤 | | 三两 | | 附方 | 侯氏黑散 | 三分 | |
| 人参汤 | | 三两 | | 加减方 | 三黄汤 | 气逆加人参<br>三分 | |
| 大半夏汤 | | 三两 | | | 黄芪桂枝五物汤 | 一方有人参 | |
| 茱萸汤 | | 三两 | | | 赤丸 | 细辛一两<br>《千金》作人参 | |
| 小柴胡汤 | | 三两 | | 鳖甲煎丸 | | 一分 | |
| 半夏泻心汤 | | 三两 | | | | | |

干姜31方（次），其中附方5方

十两一方；四两三方；三两一十一方；二两四方；
一两五方；三分三方；其他三方。

| 方名 | | 分量 | 备注 | 方名 | | 分量 | 备注 |
|---|---|---|---|---|---|---|---|
| 乌梅丸 | | 十两 | | 甘草干姜汤 | | 二两 | 炮 |
| 大建中汤 | | 四两 | | 厚朴麻黄汤 | | 二两 | |
| 甘草干姜茯苓白术汤 | | 四两 | | 桂苓五味甘草去桂加姜辛半夏汤 | | 二两 | |
| 附方 | 风引汤 | 四两 | | 附方 | 柴胡桂姜汤 | 二两 | |
| 甘草泻心汤 | | 三两 | | | 黄芩汤 | 一两 | |
| 小青龙加石膏汤 | | 三两 | | 四逆汤 | | 一两半强人可三两 | |
| 人参汤 | | 三两 | | 乌头赤石脂丸 | | 一两一法一分 | |
| 小青龙汤 | | 三两 | | 桃花汤 | | 一两 | |
| 苓甘五味姜辛汤 | | 三两 | | 干姜人参半夏丸 | | 一两 | |
| 苓甘五味加姜辛半夏杏仁汤 | | 三两 | | 加减方 | 胶艾汤 | 一方加干姜一两 | |
| 苓甘五味加姜辛半杏大黄汤 | | 三两 | | 鳖甲煎丸 | | 三分 | |
| 柏叶汤 | | 三两 | | 薯蓣丸 | | 三分 | |
| 半夏泻心汤 | | 三两 | | 附方 | 侯氏黑散 | 三分 | |
| 通脉四逆汤 | | 三两强人可用四两 | | 王不留行散 | | 二分 | |
| 附方 | 续命汤 | 三两 | | 半夏干姜散 | | 等分 | |
| | | | | 加减 | 当归建中汤 | 若无生姜以干姜代之 | |

茯苓30方（次），其中附方2方

半斤三方；六两一方；四两一十一方；三两六方；
二两一方；三分二方；其他六方。

| 方名 | 分量 | 备注 | 方名 | 分量 | 备注 |
|---|---|---|---|---|---|
| 茯苓桂枝甘草大枣汤 | 半斤 | | 茯苓杏仁甘草汤 | 三两 | |
| 茯苓戎盐汤 | 半斤 | | 小半夏加茯苓汤 | 三两一法四两 | |
| 茯苓泽泻汤 | 半斤 | | 栝蒌瞿麦丸 | 三两 | |
| 防己茯苓汤 | 六两 | | 葵子茯苓散 | 三两 | |

续表

| 方名 | 分量 | 备注 | 方名 | | 分量 | 备注 |
|---|---|---|---|---|---|---|
| 木防己汤去石膏加茯苓芒硝汤 | 四两 | | 八味肾气丸/崔氏八味丸 | | 三两 | |
| 甘草干姜茯苓白术汤 | 四两 | | 附方 | 茯苓饮 | 三两 | |
| 苓桂术甘汤 | 四两 | | 酸枣仁汤 | | 二两 | |
| 赤丸 | 四两 | | 加减方 | 黄芪建中汤 | 腹满者去枣，加茯苓一两半 | |
| 桂苓五味甘草汤 | 四两 | | 猪苓汤 | | 一两 | |
| 苓甘五味姜辛汤 | 四两 | | 薯蓣丸 | | 五分 | |
| 桂苓五味甘草去桂加姜辛半夏汤 | 四两 | | 五苓散 | | 三分 | |
| 苓甘五味加姜辛半夏杏仁汤 | 四两 | | 附方 | 侯氏黑散 | 三分 | |
| 苓甘五味加姜辛半杏大黄汤 | 四两 | | 猪苓散 | | 等分 | |
| 当归芍药散 | 四两 | | 桂枝茯苓丸 | | 等分 | |
| 半夏厚朴汤 | 四两 | | 茵陈五苓散 | | 五苓散五分方 | |

### 白术 27 方（次），其中附方 4 方

半斤一方；八两一方；五两一方；四两四方；

三两五方；二两七方；三分两方，其他六方。

| 方名 | | 分量 | 备注 | 方名 | | 分量 | 备注 |
|---|---|---|---|---|---|---|---|
| 当归散 | | 半斤 | | 甘草干姜茯苓白术汤 | | 二两 | |
| 附方 | 天雄散 | 八两 | | 泽泻汤 | | 二两 | |
| 桂枝芍药知母汤 | | 五两 | | 茯苓戎盐汤 | | 二两 | |
| 麻黄加术汤 | | 四两 | | 枳术汤 | | 二两 | |
| 越婢加术汤 | | 四两 | | 附方 | 术附汤 | 二两 | |
| 当归芍药散 | | 四两 | | 加减方 | 当归生姜羊肉汤 | 痛多而呕者，加白术一两，橘皮二两 | |
| 加减方 | 越婢汤 | 风水加术四两 | | 附方 | 侯氏黑散 | 十分 | |
| 人参汤 | | 三两 | | 薯蓣丸 | | 六分 | |
| 苓桂术甘汤 | | 三两 | | 白术散 | | 三分 | |
| 黄土汤 | | 三两 | | 五苓散 | | 三分 | |
| 茯苓泽泻汤 | | 三两 | | 猪苓散 | | 等分 | |

续表

| 方名 | | 分量 | 备注 | 方名 | 分量 | 备注 |
|---|---|---|---|---|---|---|
| 附方 | 茯苓饮 | 三两 | | 防己黄芪汤 | 七钱半<br>（三分） | 风湿<br>风水 |
| 白术附子汤 | | 二两 | | 茵陈五苓散 | 五苓散五分 | |
| 甘草附子汤 | | 二两 | | | | |

附子24方（次），其中附方4方

六两一方；三两二方；二两一方；一两一方；

十枚一方；三枚二方；一枚十方；其他六方。

| 方名 | | 分量 | 备注 | 方名 | | 分量 | 备注 |
|---|---|---|---|---|---|---|---|
| 乌梅丸 | | 六两 | 炮 | 附子粳米汤 | | 一枚 | 炮 |
| 黄土汤 | | 三两 | 炮 | 栝蒌瞿麦丸 | | 一枚 | 炮 |
| 附方 | 九痛丸 | 三两 | 炮 | 麻黄附子汤 | | 一枚 | 炮 |
| 桂枝芍药知母汤 | | 二两 | 炮 | 四逆汤 | | 一枚（生用）<br>强人可大附子一枚 | |
| 八味肾气丸/崔氏八味丸 | | 一两 | 炮 | 通脉四逆汤 | | 大者一枚（生用） | |
| 乌头赤石脂丸 | | 半两（炮）<br>一法一分 | | 桂枝去芍药加麻辛附子汤 | | 一枚 | 炮 |
| 薏苡附子散 | | 大附子十枚 | 炮 | 竹叶汤 | | 一枚 | 炮 |
| | | | | | | 头项强用大附子一枚 | |
| 桂枝附子汤 | | 三枚 | 炮去皮破八片 | 附方 | 头风摩散 | 大附子一枚 | 炮 |
| 大黄附子汤 | | 三枚 | 炮 | 加减方 | 三黄汤 | 先有寒加附子一枚 | |
| 甘草附子汤 | | 二枚 | 炮去皮 | | 越婢汤 | 恶风者加附子一枚（炮） | |
| 白术附子汤 | | 一枚半 | 炮去皮 | | 桂枝加龙骨牡蛎汤 | 虚弱浮热汗出者，除桂枝加白薇、附子各三分 | |
| 附方 | 术附汤 | 一枚半 | 炮去皮 | 薏苡附子败酱散 | | 二分 | |

麻黄 23 方（次），其中附方 4 方

六两四方；四两四方；三两九方；二两二方；

其他四方。

| 方名 | | 分量 | 备注 | 方名 | | 分量 | 备注 |
|---|---|---|---|---|---|---|---|
| 越婢加半夏汤 | | 六两 | | 乌头汤 | | 三两 | |
| 大青龙汤 | | 六两 | 去节 | 小青龙加石膏汤 | | 三两 | |
| 越婢汤 | | 六两 | | 小青龙汤 | | 三两 | 去节 |
| 越婢加术汤 | | 六两 | | 麻黄附子汤 | | 三两 | |
| 射干麻黄汤 | | 四两 | | 文蛤汤 | | 三两 | |
| 厚朴麻黄汤 | | 四两 | | 桂枝芍药知母汤 | | 二两 | |
| 甘草麻黄汤 | | 四两 | | 桂枝去芍药加麻辛附子汤 | | 二两 | |
| 附方 | 牡蛎汤 | 四两 | 去节 | 麻黄杏仁薏苡甘草汤 | | 半两 | 去节，汤泡 |
| | 续命汤 | 三两 | | | | | |
| | 麻黄醇酒汤 | 三两 | | 加减方 | 防己黄芪汤 | 喘者加麻黄半两 | |
| 葛根汤 | | 三两 | 去节 | 附方 | 三黄汤 | 五分 | |
| 麻黄加术汤 | | 三两 | 去节 | 半夏麻黄丸 | | 等分 | |

蜜 23 方（次），其中附方 1 方

| 方名 | | 分量 | 备注 | 方名 | 分量 | 备注 |
|---|---|---|---|---|---|---|
| 大半夏汤 | | 一升 | 白蜜 | 麻子仁丸 | | |
| 甘草粉蜜汤 | | 四两 | | 己椒苈黄丸 | | |
| 乌头汤 | | 二升 | | 栝蒌瞿麦丸 | | |
| 大乌头煎 | | 二升 | | 半夏麻黄丸 | | |
| 乌头桂枝汤 | | 二升 | | 蜘蛛散 | | 蜜丸亦可 |
| 甘遂半夏汤 | | 半升 | | | | |
| 崔氏八味丸/肾气丸 | | | | 乌梅丸 | | |
| 大黄䗪虫丸 | | | | 桂枝茯苓丸 | | |
| 皂荚丸 | | | | 当归贝母苦参丸 | | |
| 乌头赤石脂丸 | | | | 下瘀血汤 | | |
| 附方 | 九痛丸 | | | 矾石丸 | | |
| 赤丸 | | | | 薯蓣丸 | | |

大黄 23 方（次），其中附方 2 方

一斤一方；六两一方；四两八方；三两五方；

二两三方；一两二方；其他三方。

| 方名 | | 分量 | 备注 | 方名 | 分量 | 备注 |
|---|---|---|---|---|---|---|
| 麻子仁丸 | | 一斤 | | 苓甘五味加姜辛半杏大黄汤 | 三两 | |
| 厚朴大黄汤 | | 六两 | | 抵当汤 | 三两 | 酒浸 |
| 大承气汤 | | 四两 | 酒洗 | 大柴胡汤 | 二两 | |
| 厚朴三物汤 | | 四两 | | 茵陈蒿汤 | 二两 | |
| 大黄硝石汤 | | 四两 | | 下瘀血汤 | 三两 | |
| 大黄甘草汤 | | 四两 | | 己椒苈黄丸 | 一两 | |
| 小承气汤 | | 四两 | | 栀子大黄汤 | 一两 | |
| 大黄牡丹汤 | | 四两 | | 泻心汤 | 二两 | |
| 大黄甘遂汤 | | 四两 | | 大黄䗪虫丸 | 十分 | 蒸 |
| 附方 | 风引汤 | 四两 | | 鳖甲煎丸 | 三分 | |
| 厚朴七物汤 | | 二两 | 下利去大黄 | 三黄汤 | 心热加大黄二分 | |
| 大黄附子汤 | | 三两 | | | | |

黄芩 20 方（次），其中附方 7 方

一斤一方；三两九方；二两三方；一两二方；

三分二方；其他三方。

| 方名 | | 分量 | 备注 | 方名 | | 分量 | 备注 |
|---|---|---|---|---|---|---|---|
| 当归散 | | 一斤 | | 大黄䗪虫丸 | | 二两 | |
| 甘草泻心汤 | | 三两 | | 奔豚汤 | | 二两 | |
| 泽漆汤 | | 三两 | | 附方 | 柴胡桂枝汤 | 一两半 | |
| 黄土汤 | | 三两 | | 泻心汤 | | 一两 | |
| 大柴胡汤 | | 三两 | | 附方 | 三物黄芩汤 | 一两 | |
| 小柴胡汤 | | 三两 | | | 侯氏黑散 | 五分 | |
| 黄芩加半夏生姜汤 | | 三两 | | | 三黄汤 | 三分 | |
| 半夏泻心汤 | | 三两 | | 鳖甲煎丸 | | 三分 | |
| 附方 | 柴胡去半夏加栝蒌根汤 | 三两 | | | | | |
| | 柴胡桂姜汤 | 三两 | | 王不留行散 | | 二分 | |
| | 黄芩汤 | 二两 | | | | | |

枳实 16 方（次），其中附方 3 方

一斤一方；三两一方；二两一方；十六枚一方；

七枚一方；五枚五方；四枚三方；其他三方。

| 方名 | | 分量 | 备注 | 方名 | 分量 | 备注 |
|---|---|---|---|---|---|---|
| 麻子仁丸 | | 一斤 | | 栀子大黄汤 | 五枚 | |
| 橘枳姜汤 | | 三两 | | 枳实薤白桂枝汤 | 四枚 | |
| 附方 | 茯苓饮 | 二两 | | 大柴胡汤 | 四枚 | 炙 |
| | 排脓散 | 十六枚 | | 厚朴大黄汤 | 四枚 | |
| 枳术汤 | | 七枚 | | 小承气汤 | 大者三枚 | 炙 |
| 大承气汤 | | 五枚 | 炙 | | | |
| 桂枝生姜枳实汤 | | 五枚 | | 附方加减 三黄汤 | 腹满加枳实一枚 | |
| 厚朴七物汤 | | 五枚 | | 枳实芍药散 | 等分 | 烧令黑，勿太过 |
| 厚朴三物汤 | | 五枚 | | | | |

细辛 16 方（次），其中附方 2 方

六两一方；三两六方；二两四方；一两二方；

三分二方；二分一方。

| 方名 | | 分量 | 备注 | 方名 | | 分量 | 备注 |
|---|---|---|---|---|---|---|---|
| 乌梅丸 | | 六两 | | 大黄附子汤 | | 二两 | |
| 射干麻黄汤 | | 三两 | | 桂枝去芍药加麻辛附子汤 | | 二两 | |
| 小青龙加石膏汤 | | 三两 | | 赤丸 | | 一两 | |
| 小青龙汤 | | 三两 | | 加减方 | 白术散 | | 心烦吐痛，不能饮食，加细辛一两 |
| 苓甘五味姜辛汤 | | 三两 | | | | | |
| 苓甘五味加姜辛半夏杏仁汤 | | 三两 | | | 防己黄芪汤 | | 下有陈寒者，加细辛三分 |
| 苓甘五味加姜辛半杏大黄汤 | | 三两 | | | | | |
| 桂苓五味甘草去桂加姜辛半夏汤 | | 二两 | | 附方 | 侯氏黑散 | | 三分 |
| 厚朴麻黄汤 | | 二两 | | | 三黄汤 | | 二分 |

当归 14 方（次），其中附方 3 方

一斤一方；四两三方；三两四方；二两二方；
其他四方。

| 方名 | | 分量 | 备注 | 方名 | | 分量 | 备注 |
|---|---|---|---|---|---|---|---|
| 当归散 | | 一斤 | | 当归芍药散 | | 三两 | |
| 乌梅丸 | | 四两 | | 奔豚汤 | | 二两 | |
| 当归贝母苦参丸 | | 四两 | | 温经汤 | | 二两 | |
| 附方 | 内补当归建中汤 | 四两 | | 升麻鳖甲汤 | | 一两 | |
| | 续命汤 | 三两 | | 薯蓣丸 | | 十分 | |
| 当归生姜羊肉汤 | | 三两 | | 附方 | 侯氏黑散 | 三分 | |
| 胶艾汤 | | 三两 | | 赤豆当归散 | | | |

杏仁 14 方（次），其中附方 2 方

一升二方；半升三方；七十个一方；五十个一方；
四十个一方；十个一方；其他五方。

| 方名 | | 分量 | 备注 | 方名 | | 分量 | 备注 |
|---|---|---|---|---|---|---|---|
| 大黄䗪虫丸 | | 一升 | | 麻黄杏仁薏苡甘草汤 | | 十个（去皮尖，炒） | |
| 麻子仁丸 | | 一升 | | | | | |
| 厚朴麻黄汤 | | 半升 | | 文蛤汤 | | 五十枚 | |
| 苓甘五味加姜辛半夏杏仁汤 | | 半升 | 去皮尖 | 附方 | 续命汤 | 四十枚 | |
| 苓甘五味加姜辛半杏大黄汤 | | 半升 | | | 走马汤 | 二枚 | |
| 麻黄加术汤 | | 七十个 | 去皮尖 | 薯蓣丸 | | 六分 | |
| 茯苓杏仁甘草汤 | | 五十个 | | 矾石丸 | | 一分 | |
| 大青龙汤 | | 四十个 | 去皮尖 | | | | |

石膏 13 方（次），其中附方 2 方

一斤二方；半斤三方；六两一方；五两一方；
三两一方；二两一方；其他四方。

| 方名 | | 分量 | 备注 | 方名 | | 分量 | 备注 |
|---|---|---|---|---|---|---|---|
| 白虎加人参汤 | | 一斤 | 碎 | 越婢汤 | | 半斤 | |
| 白虎加桂枝汤 | | 一斤 | | 越婢加术汤 | | 半斤 | |
| 越婢加半夏汤 | | 半斤 | | 附方 | 风引汤 | 六两 | |

续表

| 方名 | | 分量 | 备注 | 方名 | 分量 | 备注 |
|---|---|---|---|---|---|---|
| 文蛤汤 | | 五两 | | 竹皮大丸 | 二分 | |
| 附方 | 续命汤 | 三两 | | 厚朴麻黄汤 | 如鸡子大 | |
| 小青龙加石膏汤 | | 二两 | | | | |
| 木防己汤 | | 十二枚 | 鸡子大 | 大青龙汤 | 如鸡子大 | 碎 |

## 厚朴 11 方（次）

半斤二方；一尺二方；八两一方；五两一方；
四两一方；其他四方。

| 方名 | 分量 | 备注 | 方名 | 分量 | 备注 |
|---|---|---|---|---|---|
| 大承气汤 | 半斤 | 炙，去皮 | 枳实薤白桂枝汤 | 四两 | |
| 厚朴七物汤 | 半斤 | | 半夏厚朴汤 | 三两 | |
| 麻子仁丸 | 一尺 | | 小承气汤 | 二两 | 炙 |
| 厚朴大黄汤 | 一尺 | | 鳖甲煎丸 | 三分 | |
| 厚朴三物汤 | 八两 | | 王不留行散 | 二分 | |
| 厚朴麻黄汤 | 五两 | | | | |

## 川芎 11 方（次），其中附方 2 方

一斤一方；半斤一方；二两四方；其他五方。

| 方名 | | 分量 | 备注 | 方名 | | 分量 | 备注 |
|---|---|---|---|---|---|---|---|
| 当归散 | | 一斤 | | 薯蓣丸 | | 六分 | |
| 当归芍药散 | | 半斤一作三两 | | 白术散 | | 三分 | 心下毒痛，倍川芎 |
| 酸枣仁汤 | | 二两 | | | | | |
| 奔豚汤 | | 二两 | | | | | |
| 胶艾汤 | | 二两 | | 附方 | 侯氏黑散 | 三分 | |
| 温经汤 | | 二两 | | | | | |
| 附方 | 续命汤 | 一两 | | 加减 | 当归建中汤 | | 若无当归，以川芎代之 |

阿胶 10 方（次），其中附方 1 方

三两一方；二两六方；一两一方；

七分一方；三分一方。

| 方名 | 分量 | 备注 | 方名 | | 分量 | 备注 |
|---|---|---|---|---|---|---|
| 黄土汤 | 三两 | | 加减 | 当归建中汤 | | 若去血过多，崩伤内衄不止，加地黄六两、阿胶二两 |
| 附方 炙甘草汤 | 二两 | | | | | |
| 胶艾汤 | 二两 | | | | | |
| 白头翁加甘草阿胶汤 | 二两 | | 猪苓汤 | | 一两 | |
| 温经汤 | 二两 | | 薯蓣丸 | | 七分 | |
| 大黄甘遂汤 | 二两 | | 鳖甲煎丸 | | 三分 | 炙 |

牡蛎 9 方（次），其中附方 5 方

五两一方；四两一方；三两二方；二两一方；

三分三方；等分一方。

| 方名 | 分量 | 备注 | 方名 | | 分量 | 备注 |
|---|---|---|---|---|---|---|
| 桂枝去芍药加蜀漆牡蛎龙骨救逆汤 | 五两 | 熬 | 附方 | 风引汤 | 二两 | |
| | | | | 侯氏黑散 | 三分 | |
| 附方 牡蛎汤 | 四两 | 熬 | | 加减方 三黄汤 | 悸，加牡蛎三分 | |
| 附方 柴胡桂姜汤 | 三两 | 熬 | | | | |
| 桂枝加龙骨牡蛎汤 | 三两 | | 白术散 | | 三分 | |
| | | | 栝蒌牡蛎散 | | 等分 | 熬 |

五味子 9 方（次）

半升九方。

| 方名 | 分量 | 备注 | 方名 | 分量 | 备注 |
|---|---|---|---|---|---|
| 射干麻黄汤 | 半升 | | 苓甘五味姜辛汤 | 半升 | |
| 厚朴麻黄汤 | 半升 | | 桂苓五味甘草去桂加姜辛半夏汤 | 半升 | |
| 小青龙加石膏汤 | 半升 | | | | |
| 小青龙汤 | 半升 | | 苓甘五味加姜辛半夏杏仁汤 | 半升 | |
| 桂苓五味甘草汤 | 半升 | | 苓甘五味加姜辛半杏大黄汤 | 半升 | |

黄芪 8 方（次），其中附方 1 方

五两一方；三两三方；二两一方；其他三方。

| 方名 | 分量 | 备注 | 方名 | | 分量 | 备注 |
|------|------|------|------|------|------|------|
| 黄芪芍药桂枝苦酒汤 | 五两 | | 黄芪建中汤 | | 一两半 | |
| 乌头汤 | 三两 | | 防己黄芪汤 | | 一两 | 去芦 |
| 黄芪桂枝五物汤 | 三两 | | | | 一分 | |
| 防己茯苓汤 | 三两 | | 附方 | 三黄汤 | 二分 | |
| 桂枝加黄芪汤 | 二两 | | | | | |

酒 7 方（次），其中附方 3 方

| | 方名 | 分量 | 备注 | 方名 | 分量 | 备注 |
|------|------|------|------|------|------|------|
| 附方 | 麻黄醇酒汤 | 五升 | 美清酒 | 鳖甲煎丸 | 一斛五斗 | 清酒 |
| | 防己地黄汤 | 一杯 | | 胶艾汤 | 三升 | 清酒 |
| | 炙甘草汤 | 七升 | | 下瘀血汤 | 一升 | |
| 红蓝花酒方 | | 一大升 | | | | |

干地黄 7 方（次），其中附方 1 方

十两一方；八两一方；六两二方；四两一方；

三两一方；十分一方。

| | 方名 | 分量 | 备注 | | 方名 | 分量 | 备注 |
|------|------|------|------|------|------|------|------|
| 大黄䗪虫丸 | | 十两 | 干 | 附方 | 三物黄芩汤 | 四两 | 干 |
| 崔氏八味丸/八味肾气丸 | | 八两 | 干 | 黄土汤 | | 三两 | 干 |
| 胶艾汤 | | 六两 | 干 | | | | |
| 加减 | 当归建中汤 | 若去血过多，崩伤内衄不止，加地黄六两、阿胶二两 | | 薯蓣丸 | | 十分 | 干 |

泽泻 7 方（次）

半斤一方；五两一方；四两一方；三两一方；

一两一方；其他二方。

| 方名 | 分量 | 备注 | 方名 | 分量 | 备注 |
|------|------|------|------|------|------|
| 当归芍药散 | 半斤 | | 茯苓泽泻汤 | 四两 | |
| 泽泻汤 | 五两 | | 八味肾气丸/崔氏八味丸 | 三两 | |

续表

| 方名 | 分量 | 备注 | 方名 | 分量 | 备注 |
|---|---|---|---|---|---|
| 五苓散 | 一两 | | 猪苓汤 | 一两 | |
| | 一分 | | 茵陈五苓散 | 五苓散五分方 | |

桃仁7方（次），其中附方1方

一升一方；五十枚两方；二十枚一方；

二十个一方；其他二方。

| 方名 | 分量 | 备注 | 方名 | 分量 | 备注 |
|---|---|---|---|---|---|
| 大黄䗪虫丸 | 一升 | | 抵当汤 | 二十个 | 去皮尖 |
| 附方 苇茎汤 | 五十枚 | | 鳖甲煎丸 | 二分 | |
| 大黄牡丹汤 | 五十枚 | | 桂枝茯苓丸 | 等分 | 去皮尖，熬 |
| 下瘀血汤 | 二十枚 | | | | |

柴胡7方（次），其中附方3方

半斤三方；八两一方；四两一方；六分一方；

五分一方。

| 方名 | 分量 | 备注 |
|---|---|---|
| 大柴胡汤 | 半斤 | |
| 小柴胡汤 | 半斤 | |
| 附方 柴胡桂姜汤 | 半斤 | |
| 柴胡去半夏加栝蒌根汤 | 八两 | |
| 柴胡桂枝汤 | 四两 | |
| 鳖甲煎丸 | 六分 | |
| 薯蓣丸 | 五分 | |

桔梗7方（次），其中附方4方

三两一方；一两二方；八分一方；五分一方；

三分一方；二分一方。

| 方名 | 分量 | 备注 | 方名 | 分量 | 备注 |
|---|---|---|---|---|---|
| 附方 | 三两 | 排脓汤 | 薯蓣丸 | 五分 | |
| 桔梗汤 | 一两 | | 附方 桔梗白散 | 三分 | |
| 竹叶汤 | 一两 | | 排脓散 | 二分 | |
| 附方 侯氏黑散 | 八分 | | | | |

黄连7方（次）

半斤一方；三两二方；一两三方；阙方一方。

| 方名 | 分量 | 备注 | 方名 | 分量 | 备注 |
|---|---|---|---|---|---|
| 乌梅丸 | 一斤 | | 泻心汤 | 一两 | |
| 白头翁汤 | 三两 | | 半夏泻心汤 | 一两 | |
| 白头翁加甘草阿胶汤 | 三两 | | 黄连粉 | | 方未见 |
| 甘草泻心汤 | 一两 | | | | |

滑石7方（次），其中附方1方

六两一方；三两二方；一两一方；半两一方；

三分一方；二分一方。

| 方名 | | 分量 | 备注 | 方名 | | 分量 | 备注 |
|---|---|---|---|---|---|---|---|
| 附方 | 风引汤 | 六两 | | 猪苓汤 | | 一两 | |
| 滑石代赭汤 | | 三两 | 碎，绵裹 | 加减方 | 当归贝母苦参丸 | 男子加滑石半两 | |
| 百合滑石散 | | 三两 | | 蒲灰散 | | 三分 | |
| | | | | 滑石白鱼散 | | 二分 | |

防己6方（次），其中附方1方

三两二方；二两一方；一两二方；一分一方。

| 方名 | 分量 | 备注 | 方名 | | 分量 | 备注 |
|---|---|---|---|---|---|---|
| 木防己汤 | 三两 | 木防己 | 防己黄芪汤 | | 一两 | |
| 防己茯苓汤 | 三两 | | 己椒苈黄丸 | | 一两 | |
| 木防己去石膏加茯苓芒硝汤 | 二两 | 木防己 | 附方 | 防己地黄汤 | 一分 | |

百合6方（次）

一升一方；一两一方；七枚四方。

| 方名 | 分量 | 备注 | 方名 | 分量 | 备注 |
|---|---|---|---|---|---|
| 百合洗方 | 一升 | | 滑石代赭汤 | 七枚 | 擘 |
| 百合滑石散 | 一两 | 炙 | 百合鸡子汤 | 七枚 | 擘 |
| 百合知母汤 | 七枚 | 擘 | 百合地黄汤 | 七枚 | 擘 |

栝蒌根 6 方 （次），其中附方 3 方

四两二方；二两二方；三分一方；等分一方。

| | 方名 | 分量 | 备注 | 方名 | | 分量 | 备注 |
|---|---|---|---|---|---|---|---|
| 附方 | 柴胡去半夏加栝蒌根汤 | 四两 | | 栝蒌瞿麦丸 | | 二两 | |
| | 柴胡桂姜汤 | 四两 | | 附方加减方 | 三黄汤 | 渴加栝蒌根三分 | |
| 栝蒌桂枝汤 | | 二两 | | 栝蒌牡蛎散 | | 等分 | |

蜀椒 （川椒） 6 方 （次）

四两一方；一两二方；三分二方；二合一方。

| 方名 | 分量 | 备注 | 方名 | 分量 | 备注 |
|---|---|---|---|---|---|
| 乌梅丸 | 四两 | 去汗 | 白术散 | 三分 | 去汗 |
| 乌头赤石脂丸 | 一两 一法二分 | | 王不留行散 | 三分 | 除目及闭口者，去汗 |
| 升麻鳖甲汤 | 一两 | 炒去汗 | 大建中汤 | 二合 | 炒去汗 |

乌头 （川乌、天雄） 6 方 （次），其中附方 1 方

三两一方；二两一方；五枚二方；一分一方。

| | 方名 | 分量 | 备注 | 方名 | 分量 | 备注 |
|---|---|---|---|---|---|---|
| 附方 | 天雄散 | 三两 | 炮 | 大乌头煎 | 大者五枚 | 熬，去皮，不㕮咀 |
| 赤丸 | | 二两 | 炮 | | | |
| 乌头汤 | | 川乌五枚 | 㕮咀，以蜜二升，煎取一升，即出乌头 | 乌头赤石脂丸 | 一分 | 炮 |
| | | | | 乌头桂枝汤 | | |

粳米 6 方 （次）

五升一方；一升一方；半升一方；六合一方；

三合一方；二合一方。

| 方名 | 分量 | 备注 | 方名 | 分量 | 备注 |
|---|---|---|---|---|---|
| 乌梅丸 | 五升 | | 白虎加人参汤 | 六合 | |
| 桃花汤 | 一升 | | 麦门冬汤 | 三合 | |
| 附子粳米汤 | 半升 | | 白虎加桂枝汤 | 二合 | |

**知母 5 方（次）**

六两二方；四两一方；三两一方；二两一方。

| 方名 | 分量 | 备注 | 方名 | 分量 | 备注 |
|---|---|---|---|---|---|
| 白虎加人参汤 | 六两 | | 百合知母汤 | 三两 | 切 |
| 白虎加桂枝汤 | 六两 | | 酸枣仁汤 | 二两 | |
| 桂枝芍药知母汤 | 四两 | | | | |

**橘皮 5 方（次）其中附方 1 方**

一斤一方；二升一方；四两一方；二两半一方；
二两一方。

| 方名 | | 分量 | 备注 | 方名 | | 分量 | 备注 |
|---|---|---|---|---|---|---|---|
| 橘枳姜汤 | | 一斤 | | 加减 | 当归生姜羊肉汤 | 痛而多呕者，加橘皮二两、白术一两 | |
| 橘皮竹茹汤 | | 二升 | | | | | |
| 橘皮汤 | | 四两 | | | | | |
| 附方 | 茯苓饮 | 二两半 | | | | | |

**防风 5 方（次）其中附方 2 方**

四两一方；一两一方；十分一方；六分一方；
三分一方。

| 方名 | | 分量 | 备注 | 方名 | 分量 | 备注 |
|---|---|---|---|---|---|---|
| 桂枝芍药知母汤 | | 四两 | | 薯蓣丸 | 六分 | |
| 竹叶汤 | | 一两 | | 防己地黄汤 | 三分 | |
| 附方 | 侯氏黑散 | 十分 | | | | |

**牡丹皮 5 方（次）**

三两一方；二两一方；一两一方；五分一方；
等分一方。

| 方名 | 分量 | 备注 | 方名 | 分量 | 备注 |
|---|---|---|---|---|---|
| 八味肾气丸/崔氏八味丸 | 三两 | | 鳖甲煎丸 | 五分 | 去心 |
| 温经汤 | 二两 | 去心 | 桂枝茯苓丸 | 等分 | 去心 |
| 大黄牡丹汤 | 一两 | | | | |

龙骨5方（次）其中附方1方

四两二方；三两二方；等分一方。

| 方名 | 分量 | 备注 | 方名 | 分量 | 备注 |
|---|---|---|---|---|---|
| 桂枝去芍药加蜀漆牡蛎龙骨救逆汤 | 四两 | | 天雄散 | 三两 | |
| | | | 桂枝加龙骨牡蛎汤 | 三两 | |
| 附方 风引汤 | 四两 | | 蜀漆散 | 等分 | |

芒硝4方（次）

三合三方；半两一方。

| 方名 | 分量 | 备注 | 方名 | 分量 | 备注 |
|---|---|---|---|---|---|
| 大承气汤 | 三合 | | 大黄牡丹汤 | 三合 | |
| 木防己去石膏加茯苓芒硝汤 | 三合 | | 加减方 己椒苈黄丸 | | 口中有津液，渴者，加芒硝半两 |

薏苡仁4方（次），其中附方1方

十五两一方；半两一方；半升一方；十分一方。

| 方名 | 分量 | 备注 | 方名 | 分量 | 备注 |
|---|---|---|---|---|---|
| 薏苡附子散 | 十五两 | | 附方 苇茎汤 | 半升 | |
| 麻黄杏仁薏苡甘草汤 | 半两 | | 薏苡附子败酱散 | 十分 | |

䗪虫4方（次）

半升一方；三两一方；二十枚一方；五分一方。

| 方名 | 分量 | 备注 | 方名 | 分量 | 备注 |
|---|---|---|---|---|---|
| 大黄䗪虫丸 | 半升 | | 下瘀血汤 | 二十枚 | 熬，去足 |
| 土瓜根散 | 三两 | | 鳖甲煎丸 | 五分 | 熬 |

葶苈子4方（次）

一两一方；一分一方；其他二方。

| 方名 | 分量 | 备注 | 方名 | 分量 | 备注 |
|---|---|---|---|---|---|
| 己椒苈黄丸 | 一两 | 熬 | 葶苈大枣泻肺汤 | | 熬令黄色，捣丸如弹丸大 |
| 鳖甲煎丸 | 一分 | 熬 | 小儿疳虫蚀齿方 | | |

胶饴 4 方（次），其中附方 1 方

一升一方；六两一方；其他二方。

| 方名 | | 分量 | 备注 | 方名 | 分量 | 备注 |
|---|---|---|---|---|---|---|
| 大建中汤 | | 一升 | | 小建中汤 | | |
| 附方加减 | 当归建中汤 | 若大虚，加饴糖六两 | | 黄芪建中汤 | | |

矾石 4 方（次），其中附方 2 方

一两一方；三分二方；等分一方。

| | 方名 | 分量 | 备注 | 方名 | 分量 | 备注 |
|---|---|---|---|---|---|---|
| 附方 | 矾石汤 | 二两 | | 矾石丸 | 三分 | 烧 |
| | 侯氏黑散 | 三分 | | 硝石矾石散 | 等分 | 烧 |

麦冬 4 方（次），其中附方 1 方

七升一方；一一方；半升一方；六分一方。

| 方名 | 分量 | 备注 | | 方名 | 分量 | 备注 |
|---|---|---|---|---|---|---|
| 麦门冬汤 | 七升 | | 附方 | 炙甘草汤 | 半升 | |
| 温经汤 | 一升 | 去心 | | 薯蓣丸 | 六分 | |

黄柏 4 方（次）

半斤三方；八两一方；四两一方；六分一方；

五分一方。

| 方名 | 分量 | 备注 | 方名 | 分量 | 备注 |
|---|---|---|---|---|---|
| 乌梅丸 | 六两 | | 白头翁汤 | 三两 | |
| 大黄硝石汤 | 四两 | | 白头翁加甘草阿胶汤 | 三两 | 柏皮 |

栀子 4 方（次）

半斤三方；八两一方；四两一方；六分一方；

五分一方。

| 方名 | 分量 | 备注 | 方名 | 分量 | 备注 |
|---|---|---|---|---|---|
| 大黄硝石汤 | 十五枚 | | 栀子大黄汤 | 十四枚 | |
| 茵陈蒿汤 | 十四枚 | | 栀子豉汤 | 十四枚 | |

### 小麦 4 方（次）

| 方名 | 分量 | 备注 | 方名 | 分量 | 备注 |
|------|------|------|------|------|------|
| 厚朴麻黄汤 | 一升 | | 茯苓泽泻汤 | 《外台》云：治消渴脉绝，胃反吐食之，有小麦一升 | |
| 甘麦大枣汤 | 一升 | | 白术散 | 复不解者，小麦汁服之 | |

### 栝蒌实 3 方（次）

| 方名 | 分量 | 备注 | 方名 | 分量 | 备注 |
|------|------|------|------|------|------|
| 栝蒌薤白白酒汤 | 一枚 | 捣 | 枳实薤白桂枝汤 | 一枚 | 捣 |
| 栝蒌薤白半夏汤 | 一枚 | | | | |

### 葛根 3 方（次）

| 方名 | 分量 | 备注 | 方名 | 分量 | 备注 |
|------|------|------|------|------|------|
| 奔豚汤 | 五两 | | 竹叶汤 | 三两 | |
| 葛根汤 | 四两 | | | | |

### 薯蓣 3 方（次）

| 方名 | 分量 | 备注 | 方名 | 分量 | 备注 |
|------|------|------|------|------|------|
| 崔氏八味丸/八味肾气丸 | 四两 | | 薯蓣丸 | 三十分 | |
| 栝蒌瞿麦丸 | 三两 | | | | |

### 猪苓 3 方（次）

| 方名 | 分量 | 备注 | 方名 | 分量 | 备注 |
|------|------|------|------|------|------|
| 猪苓汤 | 一两 | 去皮 | 猪苓散 | 等分 | |
| 五苓散 | 三分 | 去皮 | | | |

### 蜀漆 3 方（次），其中附方 2 方

| 方名 | 分量 | 备注 | 方名 | | 分量 | 备注 |
|------|------|------|------|------|------|------|
| 桂枝去芍药加蜀漆牡蛎龙骨救逆汤 | 三两 | 去腥 | 蜀漆散 | | 等分 | 洗去腥 |
| | | | 附方 | 牡蛎汤 | 三两 | |

### 苦参 3 方（次），其中附方 1 方

| 方名 | 分量 | 备注 | | 方名 | 分量 | 备注 |
|---|---|---|---|---|---|---|
| 苦参汤 | 一升 | | 附方 | 三物黄芩汤 | 二两 | |
| 当归贝母苦参丸 | 四两 | | | | | |

### 雄黄 3 方（次）

| 方名 | 分量 | 备注 | 方名 | 分量 | 备注 |
|---|---|---|---|---|---|
| 雄黄熏方 | | 为末 | 小儿疳虫蚀齿方 | | 末之 |
| 升麻鳖甲汤 | 半两 | 研 | | | |

### 赤石脂 3 方（次），其中附方 1 方

| 方名 | 分量 | 备注 | | 方名 | 分量 | 备注 |
|---|---|---|---|---|---|---|
| 桃花汤 | 一斤 | 一半剉、一半筛末 | 附方 | 风引汤 | 六两 | |
| | | | | 乌头赤石脂丸 | 一两一法二分 | |

### 甘遂 3 方（次）

| 方名 | 分量 | 备注 | 方名 | 分量 | 备注 |
|---|---|---|---|---|---|
| 甘遂半夏汤 | 大者三枚 | | 十枣汤 | 等分 | |
| 大黄甘遂汤 | 二两 | | | | |

### 薤白 3 方（次）

| 方名 | 分量 | 备注 | 方名 | 分量 | 备注 |
|---|---|---|---|---|---|
| 栝蒌薤白白酒汤 | 半斤 | | 栝蒌薤白半夏汤 | 三两 | |
| 枳实薤白桂枝汤 | 半斤 | | | | |

### 大麦 3 方（次）

| 方名 | 分量 | 备注 | 方名 | 分量 | 备注 |
|---|---|---|---|---|---|
| 硝石矾石散 | 以大麦粥和服方寸匕 | | 枳实芍药散 | 以麦粥下之 | |
| 白术散 | 已后渴者，大麦粥服之 | | | | |

## 生地黄 3 方（次）

| | 方名 | 分量 | 备注 | 方名 | 分量 | 备注 |
|---|---|---|---|---|---|---|
| 附方 | 防己地黄汤 | 二斤 | 生 | 百合地黄汤 | 一升 | 生，汁 |
| | 炙甘草汤 | 一斤 | 生 | | | |

## 瓜蒂 2 方（次）

| 方名 | 分量 | 备注 | 方名 | 分量 | 备注 |
|---|---|---|---|---|---|
| 一物瓜蒂汤 | 二十个 | | 瓜蒂散 | 一分 | 熬黄 |

## 赤小豆 2 方（次）

| 方名 | 分量 | 备注 | 方名 | 分量 | 备注 |
|---|---|---|---|---|---|
| 赤豆当归散 | 三升 | 浸，令芽出，曝干 | 瓜蒂散 | 一分 | 煮 |

## 鳖甲 2 方（次）

| 方名 | 分量 | 备注 | 方名 | 分量 | 备注 |
|---|---|---|---|---|---|
| 升麻鳖甲汤 | 手指大一片 | 炙 | 鳖甲煎丸 | 十二分 | 炙 |

## 瞿麦 2 方（次）

| 方名 | 分量 | 备注 | 方名 | 分量 | 备注 |
|---|---|---|---|---|---|
| 栝蒌瞿麦丸 | 一两 | | 鳖甲煎丸 | 二分 | |

## 火麻仁 2 方（次）

| 方名 | 分量 | 备注 | 方名 | 分量 | 备注 |
|---|---|---|---|---|---|
| 麻子仁丸 | 二升 | | 炙甘草汤 | 半升 | |

## 贝母 2 方（次）

| 方名 | 分量 | 备注 | 方名 | 分量 | 备注 |
|---|---|---|---|---|---|
| 当归贝母苦参丸 | 四两 | | 桔梗白散 | 三分 | |

## 巴豆 2 方（次）

| | 方名 | 分量 | 备注 |
|---|---|---|---|
| 附方 | 桔梗白散 | 一分 | 去皮，熬研如脂 |
| | 走马汤 | 二枚 | 去皮心，熬 |

## 茵陈蒿 2 方（次）

| 方名 | 分量 | 备注 | 方名 | 分量 | 备注 |
|---|---|---|---|---|---|
| 茵陈蒿汤 | 六两 | | 茵陈五苓散 | 十分 | 末 |

## 淡豆豉 2 方（次）

| 方名 | 分量 | 备注 | 方名 | 分量 | 备注 |
|---|---|---|---|---|---|
| 栀子大黄汤 | 一升 | | 栀子豉汤 | 四合 | 绵裹 |

## 艾叶 2 方（次）

| 方名 | 分量 | 备注 | 方名 | 分量 | 备注 |
|---|---|---|---|---|---|
| 胶艾汤 | 三两 | | 柏叶汤 | 三把 | |

## 吴茱萸 2 方（次）

| 方名 | 分量 | 备注 | 方名 | 分量 | 备注 |
|---|---|---|---|---|---|
| 茱萸汤 | 一升 | | 温经汤 | 三两 | |

## 竹茹 2 方（次）

| 方名 | 分量 | 备注 | 方名 | 分量 | 备注 |
|---|---|---|---|---|---|
| 橘皮竹茹汤 | 二升 | | 竹皮大丸 | 二分 | 生 |

## 白头翁 2 方（次）

| 方名 | 分量 | 备注 | 方名 | 分量 | 备注 |
|---|---|---|---|---|---|
| 白头翁汤 | 二两 | | 白头翁加甘草阿胶汤 | 二两 | |

### 秦皮 2 方（次）

| 方名 | 分量 | 备注 | 方名 | 分量 | 备注 |
|---|---|---|---|---|---|
| 白头翁汤 | 三两 | | 白头翁加甘草阿胶汤 | 三两 | |

### 紫菀 2 方（次）

| 方名 | 分量 | 备注 | 方名 | 分量 | 备注 |
|---|---|---|---|---|---|
| 射干麻黄汤 | 三两 | | 泽漆汤 | | 紫参一作紫菀五两 |

### 皂荚 2 方（次）

| 方名 | 分量 | 备注 | | 方名 | 分量 | 备注 |
|---|---|---|---|---|---|---|
| 皂荚丸 | 八两 | 刮去皮，用酥炙 | 附方 | 桂枝去芍药加皂荚汤 | 一枚 | 去皮子，炙焦 |

### 紫参 2 方（次）

| 方名 | 分量 | 备注 | 方名 | 分量 | 备注 |
|---|---|---|---|---|---|
| 紫参汤 | 半斤 | | 泽漆汤 | 五两 | |

### 乱发 2 方（次）

| 方名 | 分量 | 备注 | 方名 | 分量 | 备注 |
|---|---|---|---|---|---|
| 滑石白鱼散 | 二分 | 烧 | 猪膏发煎 | 三枚 | 如鸡子大 |

### 文蛤 2 方（次）

| 方名 | 分量 | 备注 | 方名 | 分量 | 备注 |
|---|---|---|---|---|---|
| 文蛤汤 | 五两 | | 文蛤散 | 五两 | |

### 硝石 2 方（次）

| 方名 | 分量 | 备注 | 方名 | 分量 | 备注 |
|---|---|---|---|---|---|
| 大黄硝石汤 | 四两 | | 硝石矾石散 | 等分 | |

白薇 2 方（次）

| 方名 | 分量 | 备注 | 方名 | 分量 | 备注 |
|------|------|------|------|------|------|
| 竹皮大丸 | 一分 | 有热者倍白薇 | 加减 桂枝加龙骨牡蛎汤 | 《小品》云：虚弱浮热汗出者，除桂加白薇、附子各三分 | |

水蛭 2 方（次）

| 方名 | 分量 | 备注 | 方名 | 分量 | 备注 |
|------|------|------|------|------|------|
| 大黄䗪虫丸 | 百枚 | | 抵当汤 | 三十个 | 熬 |

蛀虫 2 方（次）

| 方名 | 分量 | 备注 | 方名 | 分量 | 备注 |
|------|------|------|------|------|------|
| 大黄䗪虫丸 | 一升 | | 抵当汤 | 三十枚 | 熬，去翅足 |

鸡子黄 2 方（次）

| 方名 | 分量 | 备注 | 方名 | 分量 | 备注 |
|------|------|------|------|------|------|
| 百合鸡子汤 | 一枚 | | 附方 排脓散 | 一枚 | |

白粉 2 方（次）

| 方名 | 分量 | 备注 | 方名 | 分量 | 备注 |
|------|------|------|------|------|------|
| 甘草粉蜜汤 | 一两 | | 蛇床子散 | 少许 | |

狼牙 2 方（次）

| 方名 | 分量 | 备注 | 方名 | 分量 | 备注 |
|------|------|------|------|------|------|
| 狼牙汤 | 三两 | | 附方 九痛丸 | 一两 | 生，炙香 |

苦酒 2 方（次）

| 方名 | 分量 | 备注 | 方名 | 分量 | 备注 |
|------|------|------|------|------|------|
| 黄芪芍药桂枝苦酒汤 | 一升 | | 乌梅丸 | | 苦酒渍乌梅一宿 |

## 白酒2方（次）

| 方名 | 分量 | 备注 | 方名 | 分量 | 备注 |
|---|---|---|---|---|---|
| 栝蒌薤白白酒汤 | 七升 | | 栝蒌薤白半夏汤 | 一斗 | |

## 射干（乌扇）2方（次）

| 方名 | 分量 | 备注 | 方名 | 分量 | 备注 |
|---|---|---|---|---|---|
| 射干麻黄汤 | 十三枚一云三两 | | 鳖甲煎丸 | 三分 | 烧 |

## 猪膏（脂）2方（次）

| 方名 | 分量 | 备注 | 方名 | 分量 | 备注 |
|---|---|---|---|---|---|
| 猪膏发煎 | 半斤 | | 小儿疳虫蚀齿方 | | 取腊月猪脂熔 |

# 其他药物分量表（67个）

| 药名 | 方名 | 分量 | 备注 |
|---|---|---|---|
| 代赭石 | 滑石代赭汤 | 如弹丸大一枚 | 碎，棉裹 |
| 筒瓦 | 雄黄熏方 | 二枚 | |
| 升麻 | 升麻鳖甲汤 | 二两 | |
| 椒目 | 己椒苈黄丸 | 一两 | |
| 鼠妇 | 鳖甲煎丸 | 三分 | 熬 |
| 石韦 | 鳖甲煎丸 | 三分 | 去毛 |
| 紫葳 | 鳖甲煎丸 | 三分 | |
| 赤硝 | 鳖甲煎丸 | 十二分 | |
| 蜂窠 | 鳖甲煎丸 | 四分 | 炙 |
| 蜣螂 | 鳖甲煎丸 | 六分 | 熬 |
| 麹 | 薯蓣丸 | 十分 | |
| 豆黄卷 | 薯蓣丸 | 十分 | |
| 白敛 | 薯蓣丸 | 二分 | |
| 酸枣仁 | 酸枣仁汤 | 二升 | |
| 蛴螬 | 大黄䗪虫丸 | 一升 | |
| 干漆 | 大黄䗪虫丸 | 一两 | |
| 柏叶 | 柏叶汤 | 三两 | |
| 灶中黄土 | 黄土汤 | 半斤 | |

续表

| 药名 | 方名 | | 分量 | 备注 |
|------|------|------|------|------|
| 诃梨勒 | 诃梨勒散 | | 十枚 | 煨 |
| 败酱草 | 薏苡附子败酱散 | | 五分 | |
| 款冬花 | 射干麻黄汤 | | 三两 | |
| 泽漆 | 泽漆汤 | | 三斤 | 以东流水五斗，煮取一斗五升 |
| 白前 | 泽漆汤 | | 五两 | |
| 甘李根白皮 | 奔豚汤 | | 一升 | |
| 羊肉 | 当归生姜羊肉汤 | | 一斤 | |
| 旋覆花 | 旋覆花汤 | | 三两 | |
| 葱 | 旋覆花汤 | | 十四茎 | |
| 新绛 | 旋覆花汤 | | 少许 | |
| 真朱 | 赤丸 | | | 内真朱为色 |
| 芫花 | 十枣汤 | | 等分 | 熬 |
| 大戟 | 十枣汤 | | 等分 | |
| 蒲灰 | 蒲灰散 | | 七分 | |
| 白鱼 | 滑石白鱼散 | | 二分 | |
| 戎盐 | 茯苓戎盐汤 | | 弹丸大一枚 | |
| 瓜子 | 大黄牡丹汤 | | 半升 | |
| 王不留行 | 王不留行散 | | 十分 | 八月八日采取 |
| 蒴藋细叶 | 王不留行散 | | 十分 | 七月七日采取 |
| 桑东南根白皮 | 王不留行散 | | 十分 | 三月三日采取 |
| 蜘蛛 | 蜘蛛散 | | 十四枚 | 熬焦 |
| 乌梅 | 乌梅丸 | | 三百枚 | |
| 藜芦 | 藜芦甘草汤 | | 阙方 | |
| 鸡屎白 | 鸡屎白散 | | | 一味，为散 |
| 葵子 | 葵子茯苓散 | | 一斤 | |
| 干苏叶 | 半夏厚朴汤 | | 二两 | |
| 土瓜根 | 土瓜根散 | | 三两 | |
| 竹叶 | 竹叶汤 | | 一把 | |
| 红蓝花 | 红蓝花酒 | | 一两 | |
| 蛇床子仁 | 蛇床子仁散 | | | 一味，末之 |
| 山茱萸 | 八味肾气丸 | | 四两 | |
| 柏实 | 加减 | 竹皮大丸 | 烦喘者，加柏实一分 | |

续表

| 药名 | 方名 | | 分量 | 备注 |
|------|------|------|------|------|
| 菊花 | 附方 | 侯氏黑散 | 四十分 | |
| 寒水石 | | 风引汤 | 六两 | |
| 白石脂 | | 风引汤 | 六两 | |
| 紫石英 | | 风引汤 | 六两 | |
| 独活 | | 三黄汤 | 四分 | |
| 獭肝 | | 獭肝散 | 一具 | 炙干末之 |
| 葶茎 | | 葶茎汤 | 二升 | |
| 瓜瓣 | | | 半升 | |
| 盐 | | 头风摩散 | 等分 | |
| 云母 | 蜀漆散 | | 等分 | 烧二日夜 |
| 泉水 | 百合地黄汤<br>百合知母汤<br>滑石代赭汤<br>百合鸡子汤 | | 二升 | |
| 井花水 | 附方 | 风引汤 | 三升 | |
| 浆水 | | 矾石汤 | 一斗五升 | |
| | 半夏干姜散 | | 一升半 | |
| 甘澜水 | 茯苓桂枝甘草大枣汤 | | 一斗 | |
| 马通汁 | 柏叶汤 | | 一升 | |
| 东流水 | 泽漆汤 | | 五斗 | |

## 二、方剂煎服法

### 需浓缩药物的方剂

| 方名 | 煎煮法 | | | | | 服用法 | |
|------|--------|--------|----------|------|----------|----------|----------|
| | 几味药 | 用水量 | 煮取药液量 | 去渣 | 浓缩后量 | 每次<br>服用量 | 日服<br>次数 |
| 百合知母汤 | 上两味 | 各以泉<br>水二升 | 各煎取一升 | 去滓 | 后会合，煎<br>取一升五合 | 分温<br>再服 | |
| 滑石代赭汤 | 百合与滑<br>石、代赭 | 各以泉<br>水二升 | 各煎取一升 | 去滓 | 后会合，煎<br>取一升五合 | 分温服 | |

续表

| 方名 | 煎煮法 | | | | | 服用法 | |
| | 几味药 | 用水量 | 煮取药液量 | 去渣 | 浓缩后量 | 每次服用量 | 日服次数 |
|---|---|---|---|---|---|---|---|
| 甘草泻心汤 | 上七味 | 以水一斗 | 煮取六升 | 去滓 | 再煎 | 温服一升 | 日三服 |
| 附方 柴胡去半夏加栝蒌汤 | 上七味 | 以水一斗二升 | 煮取六升 | 去滓 | 再煎取三升 | 温服一升 | 日二服 |
| 柴胡桂姜汤 | 上七味 | 以水一斗二升 | 煮取六升 | 去滓 | 再煎取三升 | 温服一升 | 日三服 |
| 大柴胡汤 | 上八味 | 以水一斗二升 | 煮取六升 | 去滓 | 再煎 | 温服一升 | 日三服 |
| 小柴胡汤 | 上七味 | 以水一斗二升 | 煮取六升 | 去滓 | 再煎取三升 | 温服一升 | 日三服 |
| 半夏泻心汤 | 上七味 | 以水一斗 | 煮取六升 | 去滓 | 再煮三升 | 温服一升 | 日三服 |

# 需某药先煎的方剂

| 方名 | 煎煮法 |
|---|---|
| 葛根汤 | 先煮麻黄、葛根，减二升，去沫，内诸药，煮取二升，去滓 |
| 麻黄加术汤 | 先煮麻黄，减二升，去上沫，内诸药，煮取二升半，去滓 |
| 小青龙汤、大青龙汤 | 先煮麻黄，减二升，去上沫，内诸药，煮取三升，去滓 |
| 越婢加半夏汤 | 先煮麻黄，去上沫，内诸药，煮取三升 |
| 小青龙加石膏汤 | 先煮麻黄，去沫，内诸药，煮取三升 |
| 射干麻黄汤 | 先煮麻黄两沸，去上沫，内诸药，煮取三升 |
| 越婢汤 | 先煮麻黄，去上沫，内诸药，煮取三升 |
| 越婢加术汤 | 先煮麻黄去沫，内诸药，煮取三升 |
| 桂枝去芍药加麻辛附子汤 | 煮麻黄，去上沫，内诸药，煮取二升 |
| 麻黄附子汤 | 先煮麻黄，去上沫，内诸药，煮取二升半 |
| 甘草麻黄汤 | 先煮麻黄，去上沫，内甘草，煮取三升 |
| 附方 牡蛎汤 | 先煮蜀漆、麻黄，去上沫，得六升，内诸药，煮取二升 |
| 桂枝去芍药加蜀漆牡蛎龙骨救逆汤 | 先煮蜀漆，减二升，内诸药，煮取三升，去滓 |

续表

| 方名 | | 煎煮法 |
|---|---|---|
| 酸枣仁汤 | | 煮酸枣仁得六升，内诸药，煮取三升 |
| 葶苈大枣泻肺汤 | | 煮枣取二升，去枣，内葶苈煮取一升 |
| 十枣汤 | | 先煮肥大枣十枚，取九合，去滓，内药末 |
| 厚朴麻黄汤 | | 先煮小麦去滓，内诸药，煮取三升 |
| 附方 | 苇茎汤 | 先煮苇茎，得五升，去滓，内诸药，煮取二升 |
| 枳实薤白桂枝汤 | | 先煮枳实、厚朴，取二升，去滓，内诸药，煮数沸 |
| 茵陈蒿汤 | | 先煮茵陈，减六升，内二味，煮取三升，去滓 |
| 茯苓桂枝甘草大枣汤 | | 先煮茯苓，减二升，内诸药，煮取三升，去滓 |
| 乌头汤 | | 川乌五枚（咬咀，以蜜二升，煎取一升，即出乌头），上五味，咬咀四味，以水三升，煮取一升，去滓，内蜜煎中，更煎之 |
| 大乌头煎 | | 乌头大者五枚（熬，去皮，不咬咀）上以水三升，煮取一升，去滓，内蜜二升，煎令水气尽，取二升 |
| 乌头桂枝汤 | | 上一味，以蜜二斤，煎减半，去滓，以桂枝汤五合解之 |
| 四逆汤/通脉四逆汤 | | 附子（生用），原文虽未指出，恐为先煎 |

## 需某药后煎的方剂

| 方名 | | 煎煮法 |
|---|---|---|
| 大承气汤 | | 以水一斗，先煮二物，取五升，去滓，内大黄煮取二升，去滓，内芒硝，更上微火一二沸 |
| 百合地黄汤 | | 以泉水二升，煎取一升，去滓，内生地黄汁，煎取一升五合 |
| 百合鸡子汤 | | 以泉水二升，煎取一升，去滓，内鸡子黄，搅匀，煎五分 |
| 小建中汤、黄芪建中汤 | | 以水七升，煮取三升，去滓，内胶饴，更上微火消解 |
| 附方 | 炙甘草汤 | 以酒七升，水八升，先煮八味，取三升，去滓，内胶消尽 |
| 大建中汤 | | 以水四升，煮取二升，去滓，内胶饴一升，微火煎取一升半 |
| 厚朴三物汤 | | 以水一斗二升，先煮二味，取五升，内大黄煮取三升 |
| 木防己去石膏加<br>茯苓芒硝汤 | | 以水六升，煮取二升，去滓，内芒硝，再微煎 |
| 猪苓汤 | | 以水四升，先煮四味，取二升，去滓，纳胶烊消 |
| 茯苓戎盐汤 | | 先将茯苓、白术，以水五升，煮取三升，入戎盐再煎 |

续表

| 方名 | 煎煮法 |
|---|---|
| 大黄硝石汤 | 以水六升，煮取二升，去滓，内硝更煮，取一升 |
| 茯苓泽泻汤 | 以水一斗，煮取三升，内泽泻，再煮取二升半 |
| 栀子豉汤 | 以水四升，先煮栀子得二升半，内豉，煮取一升半，去滓 |
| 紫参汤 | 以水五升，先煮紫参取二升，内甘草，煮取一升半 |
| 大黄牡丹汤 | 以水六升，煮取一升，去滓，内芒硝，再煎沸 |
| 胶艾汤 | 以水五升，清酒三升合煮，取三升，去滓，内胶令消尽 |
| 白头翁加甘草阿胶汤 | 以水七升，煮取二升半，内胶令消尽 |

## 用特殊溶剂煎煮药物的方剂

| 方名 | | 溶剂 | 剂量 |
|---|---|---|---|
| 百合地黄汤、百合知母汤、滑石代赭汤、百合鸡子黄汤 | | 泉水 | 二升 |
| 附方 | 风引汤 | 井花水 | 三升 |
| | 矾石汤 | 浆水 | 一斗五升 |
| 泽漆汤 | | 东流水 | 五斗 |
| | | 泽漆汁 | 一斗五升 |
| 茯苓桂枝甘草大枣汤 | | 甘澜水 | 一斗 |
| 柏叶汤 | | 水与马通汁混合 | 水五升、马通汁一升 |
| 附方 | 麻黄醇酒汤 | 美清酒 | 五升 |
| 下瘀血汤 | | 酒 | 一升 |
| 红蓝花酒方 | | | 一大升 |
| 附方 | 炙甘草汤 | 酒水混合 | 酒七升、水八升 |
| 黄芪芍药桂枝苦酒汤 | | 苦酒与水混合 | 苦酒一升、水七升 |
| 胶艾汤 | | 清酒与水混合 | 清酒三升、水五升 |

# 需用药液溶解药物的方剂

| 方名 | 煎取法 | | | | | | 服用法 | 备注 |
|---|---|---|---|---|---|---|---|---|
| | 药味数 | 用溶剂量 | 先煮药物 | 煮取数量 | 去渣 | 被溶解药物及溶解法 | | |
| 大承气汤 | 上四味 | 水一斗 | 先煮二物 | 取五升 | 去滓 | 内大黄煮取二升，去滓，内芒硝，更上微火一二沸 | 分温再服 | 得下止服 |
| 百合地黄汤 | 上二味 | 泉水二升 | | 煎取一升 | 去滓 | 内生地黄汁，煎取一升五合 | 分温再服 | 中病勿更服 |
| 百合鸡子汤 | 上二味 | 泉水二升 | | 煎取一升 | 去滓 | 内鸡子黄，搅匀，煎五分 | 温服 | |
| 小建中汤、黄芪建中汤 | 上六味 | 水七升 | | 煮取三升 | 去滓 | 内胶饴，更上微火消解 | 温服一升，日三服 | 呕家不可用，以甜故也 |
| 附方 炙甘草汤 | 上九味 | 酒七升，水八升 | 先煮八味 | 取三升 | 去滓 | 内胶消尽 | 温服一升，日三服 | |
| 大建中汤 | 上三味 | 水四升 | | 煮取二升 | 去滓 | 内胶饴一升，微火煎取一升半 | 分温再服 | 如一炊顷，可饮粥二升，后更服。当一日食糜粥，温覆之 |
| 木防己去石膏加茯苓芒硝汤 | 上五味 | 水六升 | | 煮取二升 | 去滓 | 内芒硝，再微煎 | 分温再服 | 微利则愈 |
| 猪苓汤 | 上五味 | 水四升 | 先煮四味 | 取二升 | 去滓 | 内胶烊消 | 温服七合，日三服 | |
| 大黄硝石汤 | 上四味 | 水六升 | | 煮取二升 | 去滓 | 内硝更煮 | 取一升顿服 | |
| 生姜半夏汤 | 上二味 | 水三升 | 煮半夏 | 取二升 | | 内生姜汁，煮取一升半 | 小冷，分四服，日三，夜一服 | 止，停后服 |
| 大黄牡丹汤 | 上五味 | 水六升 | | 煮取一升 | 去滓 | 内芒硝，再煎沸 | 顿服之 | 有脓当下，如无脓当下血 |

续表

| 方名 | 煎取法 | | | | | | 服用法 | 备注 |
|---|---|---|---|---|---|---|---|---|
| | 药味数 | 用溶剂量 | 先煮药物 | 煮取数量 | 去渣 | 被溶解药物及溶解法 | | |
| 甘草粉蜜汤 | 上三味 | 水三升 | 先煮甘草 | 取二升 | 去渣 | 内粉蜜，搅令和，煎如薄粥 | 温服一升 | 差即止 |
| 胶艾汤 | 上七味 | 水五升，清酒三升 | | 煮取三升 | 去滓 | 内胶，令消尽 | 温服一升，日三服 | 不差，更作 |
| 白头翁加甘草阿胶汤 | 上六味 | 水七升 | | 煮取二升半 | | 内胶令消尽 | 分温三服 | |

# 全部药物同时煎煮的方剂

| 方名 | 煎煮法 | | | | 服用法 | 备注 |
|---|---|---|---|---|---|---|
| | 药味数 | 用水量 | 煮取药液量 | 去滓 | | |
| 栝蒌桂枝汤 | 上六味 | 以水九升 | 煮取三升 | | 分温三服 | 取微汗，汗不出，食顷啜热粥发之 |
| 桂枝附子汤 | 上五味 | 以水六升 | 煮取二升 | 去滓 | 分温三服 | |
| 白术附子汤 | 上五味 | 以水三升 | 煮取一升 | 去滓 | 分温三服 | 一服觉身痹，半日许再服，三服都尽，其人如冒状，勿怪，即是术附并走皮中，逐水气，未得除故耳 |
| 甘草附子汤 | 上四味 | 以水六升 | 煮取三升 | 去滓 | 温服一升，日三服 | 初服得微汗则解，能食，汗出复烦者，服五合，恐一升多者，取六七合为妙 |
| 麻黄杏仁薏苡甘草汤 | 上四味剉麻豆大 | 每服四钱匕，水盏半 | 煮八分 | 去滓 | 温服 | 有微汗，避风 |
| 防己黄芪汤 | 上四味剉麻豆大 | 每抄五钱匕，水盏半 | 煎八分 | 去滓 | 温服，良久再服 | 每抄五钱匕，生姜四片，大枣一枚 |

续表

| 方名 | | 煎煮法 | | | 服用法 | 备注 |
|------|------|------|------|------|------|------|
| | 药味数 | 用水量 | 煮取药液量 | 去滓 | | |
| 一物瓜蒂汤 | 上一味剉 | 以水一升 | 煮取五合 | 去滓 | 温服 | |
| 百合洗方 | 上一味 | 以水一斗 | 渍之一宿 | | 以洗身 | 洗已，食煮饼，勿以盐豉也 |
| 苦参汤 | 上一味 | 以水一斗 | 煎取七升 | 去滓 | 熏洗，日三服 | |
| 升麻鳖甲汤 | 上六味 | 以水四升 | 煮取一升 | | 顿服之 | 老小再服，取汗 |
| 白虎加桂枝汤 | 上五味剉 | 每五钱，水一盏半 | 煎至八分 | 去滓 | 温服 | 汗出愈 |
| 桂枝芍药知母汤 | 上九味 | 以水七升 | 煮取二升 | | 温服七合，日三服 | |
| 附方 续命汤 | 上九味 | 以水一斗 | 煮取四升 | | 温服一升 | 当小汗，薄覆脊，凭几坐，汗出则愈，不汗更服，无所禁，勿当风 |
| 三黄汤 | 上五味 | 以水六升 | 煮取二升 | | 分温三服 | 一服小汗，二服大汗 |
| 术附汤 | 上三味剉 | 每五钱匕水盏半 | 煎七分 | 去滓 | 温服 | 每五钱匕，姜五片，枣一枚 |
| 黄芪桂枝五物汤 | 上五味 | 以水六升 | 煮取二升 | | 温服七合，日三服 | 一方有人参 |
| 桂枝加龙骨牡蛎汤 | 上七味 | 以水七升 | 煮取三升 | | 分温三服 | |
| 甘草干姜汤 | 上二味咬咀 | 以水三升 | 煮取一升五合 | 去滓 | 分温再服 | |
| 麦门冬汤 | 上六味 | 以水一斗二升 | 煮取六升 | | 温服一升，日三夜一服 | |
| 桔梗汤 | 上二味 | 以水三升 | 煮取一升 | | 分温再服 | 则吐脓血也 |

| 方名 | | 煎煮法 | | | | 服用法 | 备注 |
|---|---|---|---|---|---|---|---|
| | | 药味数 | 用水量 | 煮取药液量 | 去滓 | | |
| 附方 | 甘草汤 | 上一味 | 以水三升 | 煮减半 | | 分温三服 | |
| | 生姜甘草汤 | 上四味 | 以水七升 | 煮取三升 | | 分温三服 | |
| | 桂枝去芍药加皂荚汤 | 上五味 | 以水七升 | 微微火煮取三升 | | 分温三服 | |
| 奔豚汤 | | 上九味 | 以水二斗 | 煮取五升 | | 温服一升，日三，夜一服 | |
| 桂枝加桂汤 | | 上五味 | 以水七升 | 微火煮取三升 | 去滓 | 温服一升 | |
| 栝蒌薤白白酒汤 | | 上三味同煮 | | 取二升 | | 分温再服 | |
| 栝蒌薤白半夏汤 | | 上四味同煮 | | 取四升 | | 温服一升，日三服 | |
| 人参汤 | | 上四味 | 以水八升 | 煮取三升 | | 温服一升，日三服 | |
| 茯苓杏仁甘草汤 | | 上三味 | 以水一斗 | 煮取五升 | | 温服一升，日三服 | 不差，更服。 |
| 橘枳姜汤 | | 上三味 | 以水五升 | 煮取二升 | | 分温再服 | |
| 桂枝生姜枳实汤 | | 上三味 | 以水六升 | 煮取三升 | | 分温三服 | |
| 厚朴七物汤 | | 上七味 | 以水一斗 | 煮取四升 | | 温服八合，日三服 | |
| 大黄附子汤 | | 上三味 | 以水五升 | 煮取二升 | | 分温三服 | 若强人煮取二升半，分温三服，服后如人行四五里，进一服 |

| 方名 | | 煎煮法 | | | | 服用法 | 备注 |
|---|---|---|---|---|---|---|---|
| | | 药味数 | 用水量 | 煮取药液量 | 去滓 | | |
| 当归生姜羊肉汤 | | 上三味 | 以水八升 | 煮取三升 | | 温服七合，日三服 | |
| 附方 | 柴胡桂枝汤 | 上九味 | 以水六升 | 煮取三升 | | 温服一升，日三服 | |
| 甘草干姜茯苓白术汤 | | 上四味 | 以水五升 | 煮取三升 | | 分温三服，腰中即温 | |
| 旋覆花汤 | | 上三味 | 以水三升 | 煮取一升 | | 顿服之 | |
| 苓桂术甘汤 | | 上四味 | 以水六升 | 煮取三升 | | 分温三服 | 小便则利 |
| 木防己汤 | | 上四味 | 以水六升 | 煮取二升 | | 分温再服 | |
| 厚朴大黄汤 | | 上三味 | 以水五升 | 煮取二升 | | 分温再服 | |
| 小半夏汤 | | 上二味 | 以水七升 | 煮取一升半 | | 分温再服 | |
| 小半夏加茯苓汤 | | 上三味 | 以水七升 | 煮取一升五合 | 去滓 | 分温再服 | |
| 泽泻汤 | | 上二味 | 以水二升 | 煮取一升 | | 分温再服 | |
| 桂苓五味甘草汤 | | 上四味 | 以水八升 | 煮取三升 | 去滓 | 分温三服 | |
| 苓甘五味姜辛汤 | | 上五味 | 以水八升 | 煮取三升 | 去滓 | 温服半升，日三服 | |
| 桂苓五味甘草去桂加姜辛半夏汤 | | 上六味 | 以水八升 | 煮取三升 | 去滓 | 温服半升，日三服 | |
| 苓甘五味加姜辛半夏杏仁汤 | | 上七味 | 以水一斗 | 煮取三升 | 去滓 | 温服半升，日三服 | |
| 苓甘五味加姜辛半杏大黄汤 | | 上八味 | 以水一斗 | 煮取三升 | | 温服半升，日三服 | |
| 附方 | 茯苓饮 | 上六味 | 水六升 | 煮取一升八合 | | 分温三服 | 如人行八九里进之 |

| 方名 | 煎煮法 | | | | 服用法 | 备注 |
|------|--------|--------|--------|------|--------|------|
| | 药味数 | 用水量 | 煮取药液量 | 去滓 | | |
| 防己茯苓汤 | 上五味 | 以水六升 | 煮取二升 | | 分温三服 | |
| 桂枝加黄芪汤 | 上六味 | 以水八升 | 煮取三升 | | 温服一升 | 须臾，饮热稀粥一升余，以助药力。温覆取微汗，若不汗，更服 |
| 枳术汤 | 上二味 | 以水五升 | 煮取三升 | | 分温三服 | 腹中软，即当散也 |
| 栀子大黄汤 | 上四味 | 以水六升 | 煮取二升 | | 分温三服 | |
| 黄土汤 | 上七味 | 以水八升 | 煮取三升 | | 分温二服 | |
| 泻心汤 | 上三味 | 以水三升 | 煮取一升 | | 顿服之 | |
| 茱萸汤 | 上四味 | 以水五升 | 煮取三升 | | 温服七合，日三服 | |
| 四逆汤 | 上三味 | 以水三升 | 煮取一升二合 | 去滓 | 分温再服 | 强人可大附子一枚，干姜三两 |
| 大半夏汤 | 上三味 | 以水一斗二升 | 煮药取二升半 | | 温服一升，余分再服 | 和蜜扬之二百四十遍 |
| 大黄甘草汤 | 上二味 | 以水三升 | 煮取一升 | | 分温再服 | |
| 黄芩加半夏生姜汤 | 上六味 | 以水一斗 | 煮取三升 | 去滓 | 温服一升，日再，夜一服 | |
| 橘皮汤 | 上二味 | 以水七升 | 煮取三升 | | 温服一升 | 下咽即愈 |
| 橘皮竹茹汤 | 上六味 | 以水一斗 | 煮取三升 | | 温服一升，日三服 | |
| 桂枝汤 | 上五味，㕮咀 | 以水七升 | 微火煮取三升 | 去滓 | 适寒温，服一升，服已，须臾啜稀粥一升，以助药力，温覆，令一时许，遍身微似有汗者 | |

续表

| 方名 | | 煎煮法 | | | 服用法 | 备注 |
|---|---|---|---|---|---|---|
| | 药味数 | 用水量 | 煮取药液量 | 去滓 | | |
| | | | | | 益佳，不可令如水淋漓。若一服汗出病差，停后服 | |
| 通脉四逆汤 | 上三味 | 以水三升 | 煮取一升二合 | 去滓 | 分温再服 | |
| 小承气汤 | 上三味 | 以水四升 | 煮取一升二合 | 去滓 | 分温二服 | 得利则止 |
| 白头翁汤 | 上四味 | 以水七升 | 煮取二升 | 去滓 | 温服一升 | 不愈更服 |
| 文蛤汤 | 上七味 | 以水六升 | 煮取二升 | | 温服一升 | 汗出即愈 |
| 附方 黄芩汤 | 上六味 | 以水七升 | 煮取三升 | | 温分三服 | |
| 排脓汤 | 上四味 | 以水三升 | 煮取一升 | | 温服五合，日再服 | |
| 三物黄芩汤 | 上三味 | 以水六升 | 煮取二升 | | 温服一升 | 多吐下虫 |
| 当归建中汤 | 上六味 | 以水一斗 | 煮取三升 | | 分温三服，一日令尽 | |
| 半夏厚朴汤 | 上五味 | 以水七升 | 煮取四升 | | 分温四服，日三夜一服 | |
| 甘草小麦大枣汤 | 上三味 | 以水六升 | 煮取三升 | | 温分三服 | |
| 温经汤 | 上十二味 | 以水一斗 | 煮取三升 | | 分温三服 | |
| 大黄甘遂汤 | 上三味 | 以水三升 | 煮取一升 | 去滓 | 顿服之 | 其血当下 |
| 抵当汤 | 上四味为末 | 以水五升 | 煮取三升 | 去滓 | 温服一升 | |
| 狼牙汤 | 上一味 | 以水四升 | 煮取半升 | | 日四遍 | 以绵缠箸如茧，浸汤沥阴中 |

# 服法总结表

| 服法 | | | 方剂 |
|---|---|---|---|
| 温服<br>（次未定） | | | 麻黄杏仁薏苡甘草汤、百合鸡子黄汤、白虎加桂枝汤、术附汤、鸡屎白散、文蛤散 |
| 一次服 | 顿服 | | 升麻鳖甲汤、葶苈大枣泻肺汤、旋覆花汤、甘遂半夏汤、大黄硝石汤、麻黄醇酒汤、泻心汤、半夏干姜散、诃梨勒散、大黄牡丹汤、薏苡附子败酱散、下瘀血汤、大黄甘遂汤 |
| | 温顿服 | | 侯氏黑散 |
| | 日一服 | | 排脓散 |
| 两次服 | 日二服 | | 柴胡去半夏加栝蒌根汤 |
| | 日再服 | | 防己黄芪汤、崔氏八味丸/八味肾气丸、苇茎汤、排脓汤、蜘蛛散、当归散 |
| | 分温再服 | | **大承气汤**、百合地黄汤、百合知母汤、滑石代赭汤、防己地黄汤、甘草干姜汤、桔梗汤、栝蒌薤白白酒汤、橘枳姜汤、大建中汤、厚朴大黄汤、木防己汤、木防己去石膏加茯苓芒硝汤、小半夏汤、小半夏加茯苓汤、泽泻汤、柏叶汤、四逆汤、大黄甘草汤、通脉四逆汤、猪膏发煎 |
| | 温一服升 | | 白头翁汤、文蛤汤、甘草粉蜜汤、三物黄芩汤 |
| | 分二温服 | | 黄土汤、小承气汤、栀子豉汤 |
| 三次服 | 日三服 | | 甘草附子汤、白虎加人参汤、栝蒌牡蛎散、百合滑石散、甘草泻心汤、苦参汤、赤小豆当归散、鳖甲煎丸、柴胡桂姜汤、桂枝芍药知母汤、黄芪桂枝五物汤、小建中汤、黄芪建中汤、大黄䗪虫丸、天雄散、炙甘草汤、獭肝散、厚朴麻黄汤、小青龙加石膏汤、茯苓桂枝甘草大枣汤、栝蒌薤白半夏汤、人参汤、茯苓杏仁甘草汤、薏苡附子散、九痛丸、附子粳米汤、厚朴七物汤、大柴胡汤、当归生姜羊肉汤、柴胡桂枝汤、麻子仁丸、己椒苈黄丸、五苓散、苓甘五味姜辛汤、桂苓五味甘草去桂加姜辛半夏汤、苓甘五味加姜辛半夏杏仁汤、苓甘五味加姜辛半夏大黄汤、猪苓汤、栝蒌瞿麦丸、蒲灰散、滑石白鱼散、麻黄附子汤、硝石矾石散、茵陈五苓散、半夏麻黄丸、茱萸汤、大半夏汤、小柴胡汤、半夏泻心汤、猪苓散、茯苓泽泻汤、橘皮竹茹汤、桃花汤、胶艾汤、当归芍药散、干姜人参半夏丸、葵子茯苓散、枳实芍药散、土瓜根散 |

续表

| 服法 | | 方剂 |
|---|---|---|
| | 分温三服 | 栝蒌桂枝汤、桂枝附子汤、白术附子汤、三黄汤、桂枝龙骨牡蛎汤、酸枣仁汤、射干麻黄汤、越婢加半夏汤、甘草汤、生姜甘草汤、桂枝去芍药加皂荚汤、枳实薤白桂枝汤、桂枝生姜枳实汤、乌头赤石脂丸、大黄附子汤、甘姜苓术汤、苓桂术甘汤、桂苓五味甘草汤、茯苓饮、茯苓戎盐汤、越婢汤、防己茯苓汤、越婢加术汤、桂枝去芍药加麻辛附子汤、枳术汤、茵陈蒿汤、栀子大黄汤、紫参汤、黄芩汤、竹叶汤、白头翁加甘草阿胶汤、当归建中汤、甘麦大枣汤、温经汤 |
| | 温服一升 | 葛根汤、风引汤、桂枝加桂汤、厚朴三物汤、大青龙汤、小青龙汤、甘草麻黄汤、黄芪芍药桂枝苦酒汤、桂枝加黄芪汤、桂枝去芍药加蜀漆牡蛎龙骨救逆汤、橘皮汤、桂枝汤、抵当汤 |
| | 温八服合 | 麻黄加术汤 |
| 四次服 | | 续命汤、半夏厚朴汤 |
| 平旦服 | | 十枣汤 |
| 空腹服 | | 薯蓣丸（空腹酒服一丸）<br>桂枝茯苓丸（每日食前服一丸） |
| 昼夜服 | | 麦门冬汤（日三，夜一服）<br>皂荚丸（日三，夜一服）<br>奔豚汤（日三，夜一服）<br>赤丸（日再，夜一服）<br>黄芩加半夏生姜汤（日再，夜一服）<br>生姜半夏汤（日三，夜一服）<br>白术散（日三服，夜一服）<br>竹皮大丸（日三，夜二服）<br>半夏厚朴汤（日三，夜一服） |
| 更服 | | 续命汤（不汗，更服）<br>茯苓杏仁甘草汤（不差，更服）<br>大建中汤（后更服）<br>大乌头煎（不差，明日更服）<br>十枣汤（不下者，明日更加半钱）<br>甘草麻黄汤（不汗再服）<br>桂枝加黄芪汤（若不汗，更服）<br>白头翁汤（不愈，更服）<br>胶艾汤（不差，更作）<br>牡蛎散（若吐，则勿更服） |

续表

| 服法 | 方剂 |
|---|---|
| 因病、因人、因时服 | 白术附子汤（半日许，再服）<br>升麻鳖甲汤（老小再服取汗）<br>蜀漆散（未发前，以浆水服半钱；温疟加蜀漆半分，临发时，服一钱匕）<br>乌头汤（不知，尽服之）<br>侯氏黑散（初服二十日）<br>天雄散（不知，稍增之）<br>泽漆汤（温服五合，至夜尽）<br>小青龙加石膏汤（强人服一升，羸者减之，小儿服四合）<br>桔梗白散（强人饮服半钱匕，羸者减之）<br>乌头赤石脂丸（不知稍加服）<br>九痛丸（强人初服三丸，弱者二丸）<br>赤丸（不知，稍增之，以知为度）<br>厚朴三物汤（以利为度）<br>大黄附子汤（服后如人行四五里，进一服）<br>大乌头煎（强人服七合，弱人服五合，不差，明日更服）<br>乌头桂枝汤（初服二合，不知，即服三合，又不知，复加至五合）<br>瓜蒂散（不吐者少加之，以快吐为度而止）<br>走马汤（老小量之）<br>麻子仁丸（以知为度）<br>十枣汤（强人服一钱匕，羸人服半钱，不下者，明日更加半钱）<br>己椒苈黄丸（稍增，口中有津液）<br>茯苓饮（如人行八九里进之）<br>栝蒌瞿麦丸（不知，增至七八丸，以小便利，腹中温为知）<br>王不留行散（小疮即粉之，大疮但服之。产后亦可服）<br>乌梅丸（稍加至二十丸）<br>桂枝茯苓丸（不知，加至三丸）<br>当归贝母苦参丸（饮服三丸，加至十丸）<br>红蓝花酒（顿服一半，未止再服） |
| 酒服 | 当归散（酒服方寸匕）<br>当归芍药散（取方寸匕，酒和）<br>土瓜根散（酒服方寸匕）<br>天雄散（酒服半钱匕）<br>赤丸（先食酒饮下三丸）<br>肾气丸（酒下十五丸，加至二十五丸，日再服）<br>崔氏八味丸（酒下十五丸，日再服）<br>薯蓣丸（空腹酒服一丸，一百丸为剂）<br>侯氏黑散（酒服方寸匕）<br>九痛丸（酒下） |

| 服法 | | 方剂 |
|---|---|---|
| 获效后，不必尽剂 | | 大承气汤（得下止服） |
| | | 百合滑石散（当微利者，止服） |
| | | 牡蛎汤（若吐，则勿更服） |
| | | 生姜半夏汤（止，停后服） |
| | | 桂枝汤（若一服，汗出病差，停后服） |
| | | 小承气汤（得利则止） |
| | | 桃花汤（若一服愈，余勿服） |
| | | 栀子豉汤（得吐则止） |
| | | 甘草粉蜜汤（差即止） |
| 药后护理 | 吃热粥以助药力 | 栝蒌桂枝汤（汗不出，食顷，啜热粥发之） |
| | | 大建中汤（如一炊顷，可饮粥二升；当一日食糜） |
| | | 十枣汤（得快下后，糜粥自养） |
| | | 桂枝加黄芪汤（须臾，饮热稀粥一升余，以助药力，温覆取微汗） |
| | | 桂枝汤（须臾啜稀粥一升，以助药力） |
| | 不需吃粥 | 葛根汤 |
| | 多饮水 | 桔梗白散（若下多不止，饮冷水一杯则定） |
| | | 五苓散（多服暖水） |
| | 被覆取汗 | 葛根汤（覆取微似汗） |
| | | 麻黄加术汤（覆取微似汗） |
| | | 防己黄芪汤（服后当如虫行皮中，从腰下如冰，后坐被上，又以一被绕腰以下，温令微汗差） |
| | | 续命汤（薄覆脊，凭几坐，汗出则愈） |
| | | 大建中汤（温覆之） |
| | | 甘草麻黄汤（重覆汗出） |
| | | 桂枝汤（温覆令一时许，遍身漐漐，微似有汗者益佳，不可令如水流漓） |
| | | 竹叶汤（温覆使汗出） |
| | 将息法 | 葛根汤（余如桂枝汤法，将息及禁忌） |
| | 禁忌 | 麻黄杏仁薏苡甘草汤（有微汗，避风） |
| | | 百合地黄汤（中病勿更服） |
| | | 侯氏黑散（禁一切鱼肉大蒜；常宜冷食） |
| | | 续命汤（无所禁，勿当风） |
| | | 大乌头煎（不可日再服） |
| | | 甘草麻黄汤（慎风寒） |
| | | 乌梅丸（禁生冷滑臭等食） |
| | | 白术散（病虽愈，服之勿置） |

续表

| 服法 | | 方剂 |
|---|---|---|
| | 补救措施 | 甘草附子汤（汗出复烦者，服五合）<br>大青龙汤（汗多者，温粉粉之）<br>白术散（服之后，更以醋浆水服之。复不解者，小麦汁服之；已后渴者，大麦粥服之） |
| | 外用 | 矾石丸（内脏中，剧者再内之） |
| | | 蛇床子散（绵裹内之，自然温） |
| | | 狼牙汤（以绵缠箸如茧，浸汤沥阴中，日四遍） |
| | | 小儿疳虫蚀齿方（以槐枝绵裹头四五枚，点药烙之） |
| | | 头风摩散（已摩疢上，令药力行） |
| | | 矾石汤（浸脚） |

# 特殊制备方法方剂的服用法

| 方名 | | 制备 | 用法 |
|---|---|---|---|
| 附方 | 防己地黄汤 | 上四味，以酒一杯，浸之一宿，绞取汁，生地黄二斤，㕮咀，蒸之如斗米饭久，以铜器盛其汁，更绞地黄汁和 | 分再服 |
| | 走马汤 | 上二味，以绵缠捶令碎，热汤二合，捻取白汁 | 饮之当下，老小量之 |
| 下瘀血汤 | | 上三味，末之，炼蜜和为四丸，以酒一升煎一丸，取八合 | 顿服之，新血下如豚肝 |
| 甘遂半夏汤 | | 上四味，以水二升，煮取半升，去滓，以蜜半升，和药汁煎，取八合 | 顿服之 |
| 乌头汤 | | 川乌五枚，㕮咀，以蜜二升，煎取一升，即出乌头上五味，㕮咀四味，以水三升，煮取一升，去滓，内蜜煎中，更煎之 | 服七合，不知，尽服之 |
| 乌头桂枝汤 | | 乌头一味，以蜜二斤，煎减半，去滓，以桂枝汤五合解之，令得一升后 | 初服二合，不知，即服三合，又不知，复加至五合 |
| 大乌头煎 | | 乌头（熬，去皮，不㕮咀），以水三升，煮取一升，去滓，内蜜二升，煎令水气尽，取二升 | 强人服七合，弱人服五合，不差，明日更服，不可日再服 |

续表

| 方名 | 制备 | 用法 |
|---|---|---|
| 小儿疳虫蚀齿方 | 上二味，末之，取腊月猪脂熔，以槐枝绵裹头四五枚 | 点药烙之 |
| 猪膏发煎 | 上二味，和膏中煎之，发消药成 | 分再服，病从小便出 |
| 雄黄熏方 | 上一味，为末，筒瓦二枚合之烧 | 向肛熏之 |
| 杏子汤 | 已佚 | |
| 黄连粉 | 已佚 | |
| 藜芦甘草汤 | 已佚 | |
| 附子汤 | 已佚 | |

## 丸剂的制备及服用法

| 方名 | | 制备过程 | 服用法 | 备注 |
|---|---|---|---|---|
| 鳖甲煎丸 | | 上二十三味，为末，取煅灶下灰一斗，清酒一斛五斗，浸灰，候酒尽一半，着鳖甲于中，煮令泛烂如胶漆，绞取汁，内诸药，煎为丸如梧子大 | 空心服七丸，日三服 | |
| 崔氏八味丸 | | 上八味，末之，炼蜜和丸，梧子大 | 酒下十五丸，日再服 | |
| 大黄䗪虫丸 | | 上十二味，末之，炼蜜和丸，小豆大 | 酒饮服五丸，日三服 | |
| 薯蓣丸 | | 上二十一味，末之，炼蜜和丸，如弹子大 | 空腹酒服一丸，一百丸为剂 | |
| 皂荚丸 | | 上一味，末之，蜜丸如梧子大 | 以枣膏和汤服三丸，日三，夜一服 | |
| 乌头赤石脂丸 | | 上五味，末之，蜜丸如梧子大 | 先食，服一丸，日三服 | 不知，稍加服 |
| 附方 | 九痛丸 | 上六味，末之，炼蜜丸如桐子大 | 酒下，强人初服三丸，日三服，弱者二丸 | 忌口如常法 |
| 赤丸 | | 上四味，末之，内真朱为色，炼蜜丸如麻子大 | 先食酒饮下三丸，日再，夜一服 | 不知，稍增之，以知为度 |

续表

| 方名 | 制备过程 | 服用法 | 备注 |
|---|---|---|---|
| 麻子仁丸 | 上六味，末之，炼蜜和丸，桐子大 | 饮服十丸，日三服 | 以知为度 |
| 己椒苈黄丸 | 上四味，末之，蜜丸如梧子大 | 先食饮服一丸，日三服 | 稍增，口中有津液 |
| 栝蒌瞿麦丸 | 上五味，末之，炼蜜丸，梧子大 | 饮服三丸，日三服 | 不知，增至七八丸，以小便利，腹中温为知 |
| 半夏麻黄丸 | 上二味，末之炼蜜和丸，小豆大 | 饮服三丸，日三服 | |
| 乌梅丸 | 上十味，异捣筛，合治之，以苦酒渍乌梅一宿，去核，蒸之五升米下，饭熟捣成泥，和药令相得，内臼中，与蜜杵二千下，丸如梧子大 | 先食饮服十丸，日三服 | 稍加至二十丸，禁生冷滑臭等食 |
| 桂枝茯苓丸 | 上五味，末之，炼蜜和丸，如兔屎大 | 每日食前一丸 | 不知，加至三丸 |
| 干姜人参半夏丸 | 上三味，末之，以生姜汁糊为丸，如梧子大 | 饮服十丸，日三服 | |
| 当归贝母苦参丸 | 上三味，末之，炼蜜丸，如小豆大 | 饮服三丸，加至十丸 | |
| 竹皮大丸 | 上五味，末之，枣肉和丸，弹子大 | 以饮服一丸，日三夜二服 | |
| 矾石丸 | 上二味，末之，炼蜜为丸，枣核大 | 内脏中，剧者再内之 | |

## 散剂的制备及服用法

| 方名 | 制备过程 | 服用法 | 备注 |
|---|---|---|---|
| 栝蒌牡蛎散 | 上为细末 | 饮服方寸匕，日三服 | |
| 百合滑石散 | 上为散 | 饮服方寸匕，日三服 | 当微利者，止服，热则除 |

续表

| 方名 | | 制备过程 | 服用法 | 备注 |
|---|---|---|---|---|
| 赤豆当归散 | | 上二味，杵为散 | 浆水服方寸匕，日三服 | |
| 蜀漆散 | | 上三味，杵为散 | 未发前，以浆水服半钱 | 温疟加蜀漆半分，临发时，服一钱匕 |
| 附方 | 侯氏黑散 | 上十四味，杵为散 | 酒服方寸匕，日一服 | 初服二十日，温酒调服，禁一切鱼肉大蒜。常宜冷食，自能助药力在腹中不下也，热食即下矣，冷食自能助药力 |
| | 头风摩散 | 上二味为散 | 沐了，以方寸匕 | 已摩疢上，令药力行 |
| | 天雄散 | 上四味，杵为散 | 酒服半钱匕，日三服 | 不知，稍增之 |
| | 獭肝散 | 獭肝一具，炙干末之 | 水服方寸匕，日三服 | |
| | 桔梗白散 | 上三味为散 | 强人饮服半钱匕，羸者减之 | 病在膈上者，吐脓血，在膈下者泻出，若下多不止，饮冷水一杯则定 |
| 薏苡附子散 | | 上二味，杵为散 | 服方寸匕，日三服 | |
| 文蛤散 | | 上一味，杵为散，以沸汤五合 | 和服方寸匕 | |
| 蒲灰散 | | 上二味，杵为散 | 饮服方寸匕，日三服 | |
| 滑石白鱼散 | | 上三味，杵为散 | 饮服方寸匕，日三服 | |
| 硝石矾石散 | | 上二味，为散 | 以大麦粥汁，和服方寸匕，日三服 | 病随大小便去，小便正黄，大便正黑，是其候也 |
| 半夏干姜散 | | 上二味，杵为散，取方寸匕，浆水一升半，煎取七合 | 顿服之 | |
| 猪苓散 | | 上三味，杵为散 | 饮服方寸匕，日三服 | |
| 诃梨勒散 | | 上一味为散 | 粥饮和顿服 | |

续表

| 方名 | | 制备过程 | 服用法 | 备注 |
|---|---|---|---|---|
| 薏苡附子败酱散 | | 上三味，杵为末，取方寸匕，以水二升，煎之减半 | 顿服 | 小便当下 |
| 王不留行散 | | 上九味，桑根皮以上三味（王不留行、蒴藋细叶、桑东南根白皮）烧灰存性，勿令灰过。各别杵筛，合治之为散 | 服方寸匕 | 小疮即粉之，大疮但服之，产后亦可服。如风寒，桑东根勿取之。前三物皆阴干百日 |
| 附方 | 排脓散 | 上三味，杵为散，取鸡子黄一枚，以药散与鸡黄相等，揉和令相得 | 饮和服之，日一服 | |
| 鸡屎白散 | | 上一味为散，取方寸匕，以水六合，和 | 温服 | |
| 蜘蛛散 | | 上二味为散 | 取八分一匕，饮和服，日再服 | 蜜丸亦可 |
| 当归芍药散 | | 上六味，杵为散，取方寸匕，酒和 | 日三服 | |
| 葵子茯苓散 | | 上二味，杵为散 | 饮服方寸匕，日三服 | 小便利则愈 |
| 当归散 | | 上五味，杵为散 | 酒服方寸匕，日再服 | 妊娠常服即易产，胎无疾苦，产后百病悉主之 |
| 白术散 | | 上四味，杵为散 | 调服一钱匕，日三服，夜一服 | 服之后，更以醋浆水服之。复不解者，小麦汁服之；已后渴者，大麦粥服之，病虽愈，服之勿置 |
| 枳实芍药散 | | 上二味，杵为散 | 服方寸匕，日三服 | 并主痈脓，以麦粥下之 |

续表

| 方名 | 制备过程 | 服用法 | 备注 |
|------|----------|--------|------|
| 土瓜根散 | 上四味，杵为散 | 酒服方寸匕，日三服 | |
| 蛇床子散 | 上一味，末之，以白粉少许，和令相得，如枣大，绵裹内之，自然温 | | |
| 茵陈五苓散 | （茵陈蒿末十分、五苓散五分）上二物和 | 先食饮方寸匕，日三服 | |
| 五苓散 | 上五味，为末 | 白饮服方寸匕，日三服 | 多服暖水，汗出愈 |
| 瓜蒂散 | 上二味，杵为散，以香豉七合煮取汁，和散一钱匕 | 温服之 | 不吐者少加之，以快吐为度而止 |

## 用粳米方剂的煎煮法

| 方名 | 煎煮法 | | | | 服用法 | 备注 |
|------|--------|--------|--------|--------|--------|------|
| | 药味数 | 加水量 | 煮水成汤 | 去渣 | | |
| 白虎加人参汤 | 上五味 | 以水一斗 | 煮米熟汤成 | 去滓 | 温服一升，日三服 | |
| 白虎加桂枝汤 | 上五味到 | 每五钱，水一盏半 | 煎至八分 | 去滓 | 温服 | 汗出愈 |
| 麦门冬汤 | 上六味 | 以水一斗二升 | 煮取六升 | | 温服一升，日三夜一服 | |
| 附子粳米汤 | 上五味 | 以水八升 | 煮米熟汤成 | 去滓 | 温服一升，日三服 | |
| 桃花汤 | 上三味 | 以水七升 | 煮令米熟 | 去滓 | 温七合，内赤石脂末方寸匕，日三服 | 若一服愈，余勿服 |

## 附：古今剂量折算表

| 汉代剂量 | 合 16 两制 | 折合公制 |
|---|---|---|
| 一两 | 一钱 | 3 克 |
| 一升 | 六钱至一两 | 18 克至 30 克 |
| 一方寸匕 | 二钱至三钱 | 6 克至 9 克 |
| 一钱匕 | 五分至六分 | 1.5 克至 1.8 克 |

按：剂量标准，古今不一。汉时六铢为一分，四分为一两；二十四铢为一两。

# 附　明代赵开美复刻本《金匮要略》原文

## 脏腑经络先后病脉证第一

1. 问曰：上工治未病，何也？师曰：夫治未病者，见肝之病，知肝传脾，当先实脾，四季脾王不受邪，即勿补之。中工不晓相传，见肝之病，不解实脾，惟治肝也。夫肝之病，补用酸，助用焦苦，益用甘味之药调之。酸入肝，焦苦入心，甘入脾。脾能伤肾，肾气微弱，则水不行，水不行，则心火气盛，则伤肺；肺被伤，则金气不行，金气不行，则肝气盛，则肝自愈。此治肝补脾之要妙也。肝虚则用此法，实则不在用之。经曰：虚虚实实，补不足，损有余，是其义也。余脏准此。

2. 夫人禀五常，因风气而生长，风气虽能生万物，亦能害万物，如水能浮舟，亦能覆舟。若五脏元真通畅，人即安和，客气邪风，中人多死。千般疢难，不越三条：一者，经络受邪入脏腑，为内所因也；二者，四肢九窍，血脉相传，壅塞不通，为外皮肤所中也；三者，房室、金刃、虫兽所伤。以此详之，病由都尽。若人能养慎，不令邪风干忤经络，适中经络，未流传脏腑，即医治之；四肢才觉重滞，即导引、吐纳、针灸、膏摩，勿令九窍闭塞；更能无犯王法、禽兽灾伤，房室勿令竭乏，服食节其冷热苦酸辛甘，不遗形体有衰，病则无由入其腠理。腠者，是三焦通会元真之处，为血气所注；理者，是皮肤脏腑之文理也。

3. 问曰：病人有气色见于面部，愿闻其说。师曰：鼻头色青，腹中痛，苦冷者死一云：腹中冷，苦痛者死；鼻头色微黑者，有水气；色黄者，胸上有寒；色白者，亡血也；设微赤，非时者，死。其目正圆者，痉，不治。又色青为痛，色黑为劳，色赤为风，色黄者便难，色鲜明者有留饮。

4. 师曰：病人语声寂然，喜惊呼者，骨节间病；语声喑喑然不彻者，心膈间病；语声啾啾然细而长者，头中病一作痛。

5. 师曰：息摇肩者，心中坚；息引胸中上气者，咳；息张口短气者，肺痿唾沫。

6. 师曰：吸而微数，其病在中焦，实也，当下之即愈，虚者不治。在上焦者，其吸促；在下焦者，其吸远；此皆难治。呼吸动摇振振者，不治。

7. 师曰：寸口脉动者，因其王时而动，假令肝王色青，四时各随其色。肝色青而反色白，非其时色脉，皆当病。

8. 问曰：有未至而至，有至而不至，有至而不去，有至而太过，何谓也？师曰：冬至之后，甲子夜半少阳起，少阳之时，阳始生，天得温和。以未得甲子，天因温和，此为未至而至也；以得甲子而天未温和，为至而不至也；以得甲子而天大寒不解，此为至而不去也；以得甲子而天温如盛夏五六月时，此为至而太过也。

9. 师曰：病人脉浮者在前，其病在表；浮者在后，其病在里。腰痛背强不能行，必短气而极也。

10. 问曰：经云：厥阳独行，何谓也？师曰：此为有阳无阴，故称厥阳。

11. 问曰：寸脉沉大而滑，沉则为实，滑则为气，实气相搏，血气入脏即死，入腑即愈，此为卒厥，何谓也？师曰：唇口青，身冷，为入脏，即死；如身和，汗自出，为入腑，即愈。

12. 问曰：脉脱入脏即死，入腑即愈，何谓也？师曰：非为一病，百病皆然。譬如浸淫疮，从口起流向四肢者，可治；从四肢流来入口者，不可治；病在外者，可治；入里者，即死。

13. 问曰：阳病十八，何谓也？师曰：头痛，项、腰、脊、臂、脚掣痛。阴病十八，何谓也？师曰：咳、上气、喘、哕、咽、肠鸣胀满、心痛拘急。五脏病各有十八，合为九十病；人又有六微，微有十八病，合为一百八病，五劳、七伤、六极、妇人三十六病，不在其中。清邪居上，浊邪居下，大邪中表，小邪中里，䅶饪之邪，从口入者，宿食也。五邪中人，各有法度，风中于前，寒中于暮，湿伤于下，雾伤于上，风令脉浮，寒令脉急，雾伤皮腠，湿流关节，食伤脾胃，极寒伤经，极热伤络。

14. 问曰：病有急当救里、救表者，何谓也？师曰：病，医下之，续得下利清谷不止，身体疼痛者，急当救里；后身疼痛，清便自调者，急当救表也。

15. 夫病痼疾，加以卒病，当先治其卒病，后乃治其痼疾也。

16. 师曰：五脏病各有得者，愈；五脏病各有所恶，各随其所不喜者为病。病者素不应食，而反暴思之，必发热也。

17. 夫诸病在脏欲攻之，当随其所得而攻之。如渴者，与猪苓汤，余皆仿此。

# 痉湿暍病脉证第二

1. 太阳病，发热无汗，反恶寒者，名曰刚痉。一作痉，余同。
2. 太阳病，发热汗出，而不恶寒，名曰柔痉。

3. 太阳病，发热，脉沉而细者，名曰痓，为难治。

4. 太阳病，发汗太多，因致痓。

5. 夫风病，下之则痓，复发汗，必拘急。

6. 疮家，虽身疼痛，不可发汗，汗出则痓。

7. 病者，身热足寒，颈项强急，恶寒，时头热，面赤目赤，独头动摇，卒口噤，背反张者，痓病也。若发其汗者，寒湿相得，其表益虚，即恶寒甚，发其汗已，其脉如蛇。一云：其脉浛浛。

8. 暴腹胀大者，为欲解，脉如故，反伏弦者痓。

9. 夫痓脉，按之紧如弦，直上下行。一作：筑筑而弦。《脉经》云：痓家其脉伏坚，直上下。

10. 痓病有灸疮，难治。

11. 太阳病，其证备，身体强，几几然，脉反沉迟，此为痓，栝蒌桂枝汤主之。

**栝蒌桂枝汤方**

栝蒌根（二两） 桂枝（三两） 芍药（三两） 甘草（二两） 生姜（三两） 大枣（十二枚）

上六味，以水九升，煮取三升，分温三服，取微汗。汗不出，食顷啜热粥发之。

12. 太阳病，无汗而小便反少，气上冲胸，口噤不得语，欲作刚痓，葛根汤主之。

**葛根汤方**

葛根（四两） 麻黄（三两，去节） 桂枝（二两，去皮） 芍药（二两） 甘草（二两，炙） 生姜（三两） 大枣（十二枚）

上七味，㕮咀，以水七升，先煮麻黄、葛根，减二升，去沫，内诸药，煮取三升，去滓，温服一升。覆取微似汗，不须啜粥。余如桂枝汤法将息及禁忌。

13. 痓为病一本痓字上有刚字，胸满口噤，卧不着席，脚挛急，必齘齿，可与大承气汤。

**大承气汤方**

大黄（四两，酒洗） 厚朴（半斤，炙，去皮） 枳实（五枚，炙） 芒硝（三合）

上四味，以水一斗，先煮二物，取五升，去滓；内大黄，煮取二升，去滓；内芒硝，更上微火一二沸，分温再服，得下止服。

14. 太阳病，关节疼痛而烦，脉沉而细一作缓者，此名湿痹《玉函》云：中湿；湿痹之候，小便不利，大便反快，但当利其小便。

15. 湿家之为病，一身尽疼—云：疼烦，发热，身色如熏黄也。

16. 湿家，其人但头汗出，背强，欲得被覆向火。若下之早则哕，或胸满，小便不利—云利，舌上如胎者，以丹田有热，胸上有寒，渴欲得饮而不能饮，则口燥烦也。

17. 湿家下之，额上汗出，微喘，小便利—云不利者死；若下利不止者亦死。

18. 风湿相搏，一身尽疼痛，法当汗出而解，值天阴雨不止，医云：此可发汗。汗之病不愈者，何也？盖发其汗，汗大出者，但风气去，湿气在，是故不愈。若治风湿者，发其汗，但微微似欲出汗者，风湿俱去也。

19. 湿家病，身疼发热，面黄而喘，头痛鼻塞而烦，其脉大，自能饮食，腹中和，无病，病在头中寒湿，故鼻塞，内药鼻中则愈。《脉经》云：病人喘，而无"湿家病"以下至"而喘"十一字。

20. 湿家，身烦疼，可与麻黄加术汤，发其汗为宜，慎不可以火攻之。

**麻黄加术汤方**

麻黄（三两，去节）　桂枝（二两，去皮）　甘草（一两，炙）　杏仁（七十个，去皮尖）　白术（四两）

上五味，以水九升，先煮麻黄，减二升，去上沫，内诸药，煮取二升半，去滓，温服八合，覆取微似汗。

21. 病者一身尽疼，发热，日晡所剧者，名风湿。此病伤于汗出当风，或久伤取冷所致也，可与麻黄杏仁薏苡甘草汤。

**麻黄杏仁薏苡甘草汤方**

麻黄（去节，半两，汤泡）　甘草（一两，炙）　薏苡仁（半两）　杏仁（十个，去皮尖，炒）

上剉麻豆大，每服四钱匕，水盏半，煮八分，去滓，温服。有微汗，避风。

22. 风湿，脉浮，身重，汗出恶风者，防己黄芪汤主之。

**防己黄芪汤方**

防己（一两）　甘草（半两，炒）　白术（七钱半）　黄芪（一两一分，去芦）

上剉麻豆大，每抄五钱匕，生姜四片，大枣一枚，水盏半，煎八分，去滓，温服，良久再服。喘者，加麻黄半两；胃中不和者，加芍药三分；气上冲者，加桂枝三分；下有陈寒者，加细辛三分。服后当如虫行皮中，从腰下如冰，后坐被上，又以一被绕腰以下，温令微汗，差。

23. 伤寒八九日，风湿相搏，身体疼烦，不能自转侧，不呕不渴，脉浮虚而涩者，桂枝附子汤主之；若大便坚，小便自利者，去桂加白术汤主之。

**桂枝附子汤方**

桂枝（四两，去皮） 生姜（三两，切） 附子（三枚，炮，去皮，破八片） 甘草（二两，炙） 大枣（十二枚，擘）

上五味，以水六升，煮取二升，去滓，分温三服。

**白术附子汤方**

白术（二两） 附子（一枚半，炮，去皮） 甘草（一两，炙） 生姜（一两半，切） 大枣（六枚，擘）

上五味，以水三升，煮取一升，去滓，分温三服。一服觉身痹，半日许再服，三服都尽，其人如冒状，勿怪，即是术附并走皮中逐水气，未得除故耳。

24. 风湿相搏，骨节疼烦，掣痛不得屈伸，近之则痛剧，汗出短气，小便不利，恶风不欲去衣，或身微肿者，甘草附子汤主之。

**甘草附子汤方**

甘草（二两，炙） 白术（二两） 附子（二枚，炮，去皮） 桂枝（四两，去皮）

上四味，以水六升，煮取三升，去滓，温服一升，日三服。初服得微汗则解，能食，汗出复烦者，服五合，恐一升多者，服六七合为妙。

25. 太阳中暍，发热恶寒，身重而疼痛，其脉弦细芤迟，小便已，洒洒然毛耸，手足逆冷；小有劳，身即热，口前开，板齿燥。若发其汗，则其恶寒甚；加温针，则发热甚；数下之，则淋甚。

26. 太阳中热者，暍是也。汗出恶寒，身热而渴，白虎加人参汤主之。

**白虎加人参汤方**

知母（六两） 石膏（一斤，碎） 甘草（二两） 粳米（六合） 人参（三两）

上五味，以水一斗，煮米熟汤成，去滓，温服一升，日三服。

27. 太阳中暍，身热疼重而脉微弱，此以夏月伤冷水，水行皮中所致也，一物瓜蒂汤主之。

**一物瓜蒂汤方**

瓜蒂（二十个）

上剉，以水一升，煮取五合，去滓，温服。


# 百合狐惑阴阳毒病证治第三

1. 论曰：百合病者，百脉一宗，悉致其病也。意欲食，复不能食，常默默，欲卧不能卧，欲行不能行，欲饮食或有美时，或有不用闻食臭时，如寒无寒，如热无热，口苦，小便赤；诸药不能治，得药则剧吐利；如有神灵者，身形如和，其脉微数。每溺时头痛者，六十日乃愈；若溺时头不痛，淅然者，四十日愈；若溺快然，但头眩者，二十日愈。其证或未病而预见，或病四五日而出，或病二十日，或一月微见者，各随证治之。

2. 百合病，发汗后者，百合知母汤主之。

**百合知母汤方**

百合（七枚，擘）　知母（三两，切）

上先以水洗百合，渍一宿，当白沫出，去其水，更以泉水二升，煎取一升，去滓，别以泉水二升煎知母，取一升，去滓，后合和，煎取一升五合，分温再服。

3. 百合病，下之后者，滑石代赭汤主之。

**滑石代赭汤方**

百合（七枚，擘）　滑石（三两，碎，绵裹）　代赭石（如弹丸大一枚，碎，绵裹）

上先以水洗百合，渍一宿，当白沫出，去其水，更以泉水二升，煎取一升，去滓；别以泉水二升煎滑石、代赭，取一升，去滓，后合和重煎，取一升五合，分温服。

4. 百合病，吐之后者，用后方主之。

**百合鸡子汤方**

百合（七枚，擘）　鸡子黄（一枚）

上先以水洗百合，渍一宿，当白沫出，去其水，更以泉水二升，煎取一升，去滓；内鸡子黄，搅匀，煎五分，温服。

5. 百合病，不经吐、下、发汗，病形如初者，百合地黄汤主之。

**百合地黄汤方**

百合（七枚，擘）　生地黄汁（一升）

上以水洗百合，渍一宿，当白沫出，去其水。更以泉水二升，煎取一升，去滓，内生地黄汁，煎取一升五合，分温再服。中病勿更服，大便当如漆。

6. 百合病，一月不解，变成渴者，百合洗方主之。

**百合洗方**

上以百合一升，以水一斗，渍之一宿，以洗身。洗已，食煮饼，勿以盐豉也。

7. 百合病，渴不差者，用后方主之。

**栝蒌牡蛎散方**

栝蒌根　牡蛎（熬，等分）

上为细末，饮服方寸匕，日三服。

8. 百合病，变发热者一作发寒热，百合滑石散主之。

**百合滑石散方**

百合（一两，炙）　滑石（三两）

上为散，饮服方寸匕，日三服，当微利者，止服，热则除。

9. 百合病，见于阴者，以阳法救之；见于阳者，以阴法救之。见阳攻阴，复发其汗，此为逆；见阴攻阳，乃复下之，此亦为逆。

10. 狐惑之为病，状如伤寒，默默欲眠，目不得闭，卧起不安，蚀于喉为惑，蚀于阴为狐，不欲饮食，恶闻食臭，其面目乍赤、乍黑、乍白。蚀于上部则声喝一作嗄，甘草泻心汤主之。

**甘草泻心汤方**

甘草（四两）　黄芩（三两）　人参（三两）　干姜（三两）　黄连（一两）　大枣（十二枚）　半夏（半升）

上七味，水一斗，煮取六升，去滓，再煎，温服一升，日三服。

11. 蚀于下部则咽干，苦参汤洗之。

**苦参汤方**

苦参一升，以水一斗，煎取七升，去滓，熏洗，日三服。

12. 蚀于肛者，雄黄熏之。

雄黄

上一味，为末，筒瓦二枚合之，烧，向肛熏之。《脉经》云：病人或从呼吸上蚀其咽，或从下焦蚀其肛阴，蚀上为惑，蚀下为狐。狐惑病者，猪苓散主之。

13. 病者脉数，无热，微烦，默默但欲卧，汗出，初得之三四日，目赤如鸠眼；七八日，目四眦一本此有黄字黑。若能食者，脓已成也，赤豆当归散主之。

**赤豆当归散方**

赤小豆（三升，浸令芽出，曝干）　当归

上二味，杵为散，浆水服方寸匕，日三服。

14. 阳毒之为病，面赤斑斑如锦纹，咽喉痛，唾脓血，五日可治，七日不可治，升麻鳖甲汤主之。

15. 阴毒之为病，面目青，身痛如被杖，咽喉痛，五日可治，七日不可治，升麻鳖甲汤去雄黄、蜀椒主之。

**升麻鳖甲汤方**

升麻（二两）　当归（一两）　蜀椒（炒，去汗，一两）　甘草（二两）　雄黄（半两，研）　鳖甲（手指大一片，炙）

上六味，以水四升，煮取一升，顿服之，老小再服取汗。《肘后》《千金方》阳毒用升麻汤，无鳖甲，有桂；阴毒用甘草汤，无雄黄。

# 疟病脉证并治第四

1. 师曰：疟脉自弦，弦数者多热，弦迟者多寒。弦小紧者下之差，弦迟者可温之，弦紧者可发汗针灸也，浮大者可吐之，弦数者风发也，以饮食消息止之。

2. 病疟，以月一日发，当以十五日愈；设不差，当月尽解；如其不差，当云何？师曰：此结为癥瘕，名曰疟母，急治之，宜鳖甲煎丸。

**鳖甲煎丸方**

鳖甲（十二分，炙）　乌扇（三分，烧）　黄芩（三分）　柴胡（六分）　鼠妇（三分，熬）　干姜（三分）　大黄（三分）　芍药（五分）桂枝（三分）　葶苈（一分，熬）　石韦（三分，去毛）　厚朴（三分）牡丹（五分，去心）　瞿麦（二分）　紫葳（三分）　阿胶（三分，炙）蜂窠（四分，炙）　赤硝（十二分）　蜣螂（六分，熬）　桃仁（二分）半夏（一分）　人参（一分）　䗪虫（五分，熬）

上二十三味，为末。取煅灶下灰一斗，清酒一斛五斗，浸灰，候酒尽一半，着鳖甲于中，煮令泛烂如胶漆，绞取汁，内诸药，煎为丸，如梧子大，空心服七丸，日三服。《千金方》用鳖甲十二片，又有海藻三分，大戟一分，䗪虫五分，无鼠妇、赤硝二味，以鳖甲煎和诸药为丸。

3. 师曰：阴气孤绝，阳气独发，则热而少气烦冤，手足热而欲呕，名曰瘅疟。若但热不寒者，邪气内藏于心，外舍分肉之间，令人消铄脱肉。

4. 温疟者，其脉如平，身无寒，但热，骨节疼烦，时呕，白虎加桂枝汤主之。

**白虎加桂枝汤方**

知母（六两）　甘草（二两，炙）　石膏（一斤）　粳米（二合）　桂枝（去皮，三两）

上剉，每五钱，水一盏半，煎至八分，去滓，温服，汗出愈。

5. 疟多寒者，名曰牝疟，蜀漆散主之。

**蜀漆散方**

蜀漆（烧去腥）　云母（烧二日夜）　龙骨（等分）

上三味，杵为散，未发前，以浆水服半钱。温疟加蜀漆半分，临发时，服一钱匕。一方云母作云实。

**附方**

**牡蛎汤**　治牝疟（《外台秘要》方）。

牡蛎（四两，熬）　麻黄（四两，去节）　甘草（二两）　蜀漆（三两）

上四味，以水八升，先煮蜀漆、麻黄，去上沫，得六升，内诸药，煮取二升，温服一升。若吐，则勿更服。

**柴胡去半夏加栝蒌根汤**　治疟病发渴者，亦治劳疟。（《外台秘要》方）

柴胡（八两）　人参（三两）　黄芩（三两）　甘草（三两）　栝蒌根（四两）　生姜（二两）　大枣（十二枚）

上七味，以水一斗二升，煮取六升，去滓，再煎取三升，温服一升，日二服。

**柴胡桂姜汤方**　治疟寒多微有热，或但寒不热。服一剂如神效。（《外台秘要》方）

柴胡（半斤）　桂枝（三两，去皮）　干姜（二两）　黄芩（三两）栝蒌根（四两）　牡蛎（三两，熬）　甘草（二两，炙）

上七味，以水一斗二升，煮取六升，去滓，再煎取三升，温服一升，日三服。初服微烦，复服汗出，便愈。

# 中风历节病脉证并治第五

1. 夫风之为病，当半身不遂，或但臂不遂者，此为痹。脉微而数，中风使然。

2. 寸口脉浮而紧，紧则为寒，浮则为虚，寒虚相搏，邪在皮肤；浮者血虚，络脉空虚，贼邪不泻，或左或右；邪气反缓，正气即急，正气引邪，喎僻不遂；邪在于络，肌肤不仁；邪在于经，即重不胜；邪入于府，即不识人；邪入于脏，舌即难言，口吐涎。

**侯氏黑散**　治大风，四肢烦重，心中恶寒不足者。《外台》治风癫。

菊花（四十分）　白术（十分）　细辛（三分）　茯苓（三分）　牡蛎（三分）　桔梗（八分）　防风（十分）　人参（三分）　矾石（三分）　黄芩（五分）　当归（三分）　干姜（三分）　芎䓖（三分）　桂枝（三分）

上十四味，杵为散，酒服方寸匕，日一服。初服二十日，温酒调服，禁一切鱼、肉、大蒜，常宜冷食，自能助药力，在腹中不下也，热食即下矣，冷食自能助药力。

3. 寸口脉迟而缓，迟则为寒，缓则为虚；荣缓则为亡血，卫缓则为中风。邪气中经，则身痒而瘾疹；心气不足，邪气入中，则胸满而短气。

**风引汤**　除热瘫痫。

大黄　干姜　龙骨（各四两）　桂枝（三两）　甘草　牡蛎（各二两）寒水石　滑石　赤石脂　白石脂　紫石英　石膏（各六两）

上十二味，杵，粗筛，以韦囊盛之，取三指撮，井花水三升，煮三沸，温服一升。治大人风引，少小惊痫瘛疭，日数十发，医所不疗，除热方。巢氏云：脚气宜风引汤。

**防己地黄汤**　治病如狂状，妄行，独语不休，无寒热，其脉浮。

防己（一分）　桂枝（三分）　防风（三分）　甘草（二分）

上四味，以酒一杯，浸之一宿，绞取汁，生地黄二斤，㕮咀，蒸之如斗米饭久，以铜器盛其汁，更绞地黄汁，和分再服。

**头风摩散方**

大附子（一枚，炮）　盐（等分）

上二味，为散，沐了，以方寸匕，已摩疢上，令药力行。

4. 寸口脉沉而弱，沉即主骨，弱即主筋，沉即为肾，弱即为肝；汗出入水中，如水伤心，历节黄汗出，故曰历节。

5. 趺阳脉浮而滑，滑则谷气实，浮则汗自出。

6. 少阴脉浮而弱，弱则血不足，浮则为风，风血相搏，即疼痛如掣。

7. 盛人脉涩小，短气自汗出，历节疼不可屈伸，此皆饮酒汗出当风所致。

8. 诸肢节疼痛，身体魁羸，脚肿如脱，头眩短气，温温欲吐，桂枝芍药知母汤主之。

**桂枝芍药知母汤方**

桂枝（四两）　芍药（三两）　甘草（二两）　麻黄（二两）　生姜（五两）　白术（五两）　知母（四两）　防风（四两）　附子（二两，炮）

上九味，以水七升，煮取二升，温服七合，日三服。

9. 味酸则伤筋，筋伤则缓，名曰泄；咸则伤骨，骨伤则痿，名曰枯；枯泄相搏，名曰断泄。荣气不通，卫不独行，荣卫俱微，三焦无所御，四属断绝，身体羸瘦，独足肿大。黄汗出，胫冷。假令发热，便为历节也。

10. 病历节，不可屈伸，疼痛，乌头汤主之。

**乌头汤方**　治脚气疼痛，不可屈伸。

麻黄　芍药　黄芪（各三两）　甘草（三两，炙）　川乌（五枚，㕮咀，以蜜二升，煎取一升，即出乌头。）

上五味，㕮咀四味，以水三升，煮取一升，去滓，内蜜煎中，更煎之，服七合。不知，尽服之。

**矾石汤**　治脚气冲心。

矾石（二两）

上一味，以浆水一斗五升，煎三五沸，浸脚良。

**附方**

**《古今录验》续命汤**　治中风痱，身体不能自收，口不能言，冒昧不知痛处，或拘急不得转侧。姚云：与大续命同，兼治妇人产后去血者及老人、小儿。

麻黄　桂枝　当归　人参　石膏　干姜　甘草（各三两）　芎劳（一两）

杏仁（四十枚）

上九味，以水一斗，煮取四升，温服一升，当小汗，薄覆脊，凭几坐，汗出则愈。不汗，更服，无所禁，勿当风。并治但伏不得卧，咳逆上气，面目浮肿。

《千金》三黄汤　治中风手足拘急，百节疼痛，烦热心乱，恶寒，经日不欲饮食。

麻黄（五分）　独活（四分）　细辛（二分）　黄芪（二分）　黄芩（三分）

上五味，以水六升，煮取二升，分温三服。一服小汗，二服大汗。心热加大黄二分，腹满加枳实一枚，气逆加人参三分，悸加牡蛎三分，渴加栝蒌根三分，先有寒加附子一枚。

《近效方》术附汤　治风虚头重眩，苦极，不知食味，暖肌补中，益精气。

白术（二两）　甘草（一两，炙）　附子（一枚半，炮，去皮）

上三味，剉，每五钱匕，姜五片，枣一枚，水盏半，煎七分，去滓，温服。

崔氏八味丸　治脚气上入，少腹不仁。

干地黄（八两）　山茱萸（四两）　薯蓣（四两）　泽泻（三两）　茯苓（三两）　牡丹皮（三两）　桂枝（一两）　附子（炮，一两）

上八味，末之，炼蜜和丸梧子大，酒下十五丸，日再服。

《千金方》越婢加术汤　治肉极热则身体津脱，腠理开，汗大泄，厉风气，下焦脚弱。

麻黄（六两）　石膏（半斤）　生姜（三两）　甘草（二两）　白术（四两）　大枣（十五枚）

上六味，以水六升，先煮麻黄，去沫，内诸药，煮取三升，分温三服。恶风加附子一枚，炮。

## 血痹虚劳病脉证并治第六

1. 问曰：血痹病从何得之？师曰：夫尊荣人，骨弱肌肤盛，重困疲劳汗出，卧不时动摇，加被微风，遂得之。但以脉自微涩，在寸口、关上小紧，宜针引阳气，令脉和，紧去则愈。

2. 血痹，阴阳俱微，寸口关上微，尺中小紧，外证身体不仁，如风痹状，黄芪桂枝五物汤主之。

**黄芪桂枝五物汤方**

黄芪（三两）　芍药（三两）　桂枝（三两）　生姜（六两）　大枣

（十二枚）

上五味，以水六升，煮取二升，温服七合，日三服。一方有人参。

3. 夫男子平人，脉大为劳，极虚亦为劳。

4. 男子面色薄者，主渴及亡血，卒喘悸，脉浮者，里虚也。

5. 男子脉虚沉弦，无寒热，短气里急，小便不利，面色白，时目瞑，兼衄，少腹满，此为劳使之然。

6. 劳之为病，其脉浮大，手足烦，春夏剧，秋冬瘥，阴寒精自出，酸削不能行。

7. 男子脉浮弱而涩，为无子，精气清冷一作泠。

8. 夫失精家，少腹弦急，阴头寒，目眩一作目眶痛，发落，脉极虚芤迟，为清谷、亡血、失精。脉得诸芤动微紧，男子失精，女子梦交，桂枝龙骨牡蛎汤主之。

**桂枝龙骨牡蛎汤方**　　《小品》云：虚弱浮热汗出者，除桂枝，加白薇、附子各三分，故曰二加龙骨汤。

桂枝　芍药　生姜（各三两）　甘草（二两）　大枣（十二枚）　龙骨　牡蛎（各三两）

上七味，以水七升，煮取三升，分温三服。

**天雄散方**

天雄（三两，炮）　白术（八两）　桂枝（六两）　龙骨（三两）

上四味，杵为散，酒服半钱匕，日三服，不知，稍增之。

9. 男子平人，脉虚弱细微者，善盗汗也。

10. 人年五六十，其病脉大者，痹侠背行，苦肠鸣，马刀侠瘿者，皆为劳得之。

11. 脉沉小迟，名脱气，其人疾行则喘喝，手足逆寒，腹满，甚则溏泄，食不消化也。

12. 脉弦而大，弦则为减，大则为芤，减则为寒，芤则为虚，虚寒相搏，此名为革。妇人则半产漏下，男子则亡血失精。

13. 虚劳里急，悸，衄，腹中痛，梦失精，四肢酸疼，手足烦热，咽干口燥，小建中汤主之。

**小建中汤方**

桂枝（三两，去皮）　甘草（三两，炙）　大枣（十二枚）　芍药（六两）　生姜（三两）　胶饴（一升）

上六味，以水七升，煮取三升，去滓，内胶饴，更上微火消解，温服一升，日三服。呕家不可用建中汤，以甜故也。

《千金》疗男女，因积冷气滞，或大病后不复常，苦四肢沉重，骨肉酸痛，呼吸少气，行动喘乏，胸满气急，腰背强痛，心中虚悸，咽干唇燥，面体少色，或饮食无味，胁肋腹胀，头重不举，多卧少起，甚者积年，轻者百日，渐致瘦弱，五脏气竭，则难可复常，六脉俱不足，虚寒乏气，少腹拘急，羸瘠百病，名曰黄芪建中汤，又有人参二两。

14. 虚劳里急，诸不足，黄芪建中汤主之。于小建中汤内加黄芪一两半，余依上法。气短胸满者加生姜；腹满者去枣，加茯苓一两半；及疗肺虚损不足，补气加半夏三两。

15. 虚劳腰痛，少腹拘急，小便不利者，八味肾气丸主之。方见脚气中。

16. 虚劳诸不足，风气百疾，薯蓣丸主之。

**薯蓣丸方**

薯蓣（三十分）　当归　桂枝　干地黄　曲　豆黄卷（各十分）　甘草（二十八分）　芎劳　麦门冬　芍药　白术　杏仁（各六分）　人参（七分）柴胡　桔梗　茯苓（各五分）　阿胶（七分）　干姜（三分）　白蔹（二分）　防风（六分）　大枣（百枚，为膏）

上二十一味，末之，炼蜜和丸如弹子大，空腹酒服一丸，一百丸为剂。

17. 虚劳虚烦不得眠，酸枣仁汤主之。

**酸枣仁汤方**

酸枣仁（二升）　甘草（一两）　知母（二两）　茯苓（二两）　芎劳（二两）　《深师》有生姜二两

上五味，以水八升，煮酸枣仁，得六升，内诸药，煮取三升，分温三服。

18. 五劳虚极羸瘦，腹满不能饮食，食伤，忧伤，饮伤，房室伤，饥伤，劳伤，经络荣卫气伤，内有干血，肌肤甲错，两目黯黑，缓中补虚，大黄䗪虫丸主之。

**大黄䗪虫丸方**

大黄（十分，蒸）　黄芩（二两）　甘草（三两）　桃仁（一升）　杏仁（一升）　芍药（四两）　干地黄（十两）　干漆（一两）　虻虫（一升）　水蛭（百枚）　蛴螬（一升）　䗪虫（半升）

上十二味，末之，炼蜜和丸小豆大，酒饮服五丸，日三服。

**附方**

《千金翼》炙甘草汤—云复脉汤　治虚劳不足，汗出而闷，脉结悸，行动如常，不出百日，危急者，十一日死。

甘草（四两，炙）　桂枝　生姜（各三两）　麦门冬（半升）　麻仁（半升）　人参（二两）　阿胶（二两）　大枣（三十枚）　生地黄（一斤）

上九味，以酒七升，水八升，先煮八味，取三升，去滓，内胶消尽，温服一升，日三服。

《肘后》獭肝散　治冷劳。又主鬼疰，一门相染。

獭肝一具，炙干末之，水服方寸匕，日三服。

## 肺痿肺痈咳嗽上气病脉证治第七

1. 问曰：热在上焦者，因咳为肺痿。肺痿之病，何从得之？师曰：或从汗出，或从呕吐，或从消渴，小便利数，或从便难，又被快药下利，重亡津液，故得之。曰：寸口脉数，其人咳，口中反有浊唾涎沫者何？师曰：为肺痿之病，若口中辟辟燥，咳即胸中隐隐痛，脉反滑数，此为肺痈，咳唾脓血。脉数虚者为肺痿，数实者为肺痈。

2. 问曰：病咳逆，脉之，何以知此为肺痈？当有脓血，吐之则死，其脉何类？师曰：寸口脉微而数，微则为风，数则为热；微则汗出，数则恶寒。风中于卫，呼气不入；热过于荣，吸而不出。风伤皮毛，热伤血脉。风舍于肺，其人则咳，口干喘满，咽燥不渴，时唾浊沫，时时振寒。热之所过，血为之凝滞，蓄结痈脓，吐如米粥。始萌可救，脓成则死。

3. 上气面浮肿，肩息，其脉浮大，不治；又加下利尤甚。

4. 上气喘而躁者，属肺胀，欲作风水，发汗则愈。

5. 肺痿吐涎沫而不咳者，其人不渴，必遗尿，小便数，所以然者，以上虚不能制下故也。此为肺中冷，必眩，多涎唾，甘草干姜汤以温之。若服汤已渴者，属消渴。

**甘草干姜汤方**

甘草（四两，炙）    干姜（二两，炮）

上㕮咀，以水三升，煮取一升五合，去滓，分温再服。

6. 咳而上气，喉中水鸡声，射干麻黄汤主之。

**射干麻黄汤方**

射干（十三枚，一云三两）    麻黄（四两）    生姜（四两）    细辛（三两）    紫菀（三两）    款冬花（三两）    五味子（半升）    大枣（七枚）半夏（大者八枚，洗，一法半升）

上九味，以水一斗二升，先煮麻黄两沸，去上沫，内诸药，煮取三升，分温三服。

7. 咳逆上气，时时吐浊，但坐不得眠，皂荚丸主之。

**皂荚丸方**

皂荚（八两，刮去皮，用酥炙）

上一味，末之，蜜丸如梧子大，以枣膏和汤服三丸，日三夜一服。

8. 咳而脉浮者，厚朴麻黄汤主之。

**厚朴麻黄汤方**

厚朴（五两）    麻黄（四两）    石膏（如鸡子大）    杏仁（半升）    半夏

（半升）　干姜（二两）　细辛（二两）　小麦（一升）　五味子（半升）

上九味，以水一斗二升，先煮小麦熟，去滓，内诸药，煮取三升，温服一升，日三服。

9. 脉沉者，泽漆汤主之。

**泽漆汤方**

半夏（半升）　紫参（五两，一作紫菀）　生姜（五两）　泽漆（三斤，以东流水五斗，煮取一斗五升）　白前（五两）　甘草　黄芩　人参桂枝（各三两）

上九味，㕮咀，内泽漆汁中，煮取五升，温服五合，至夜尽。

10. 大逆上气，咽喉不利，止逆下气者，麦门冬汤主之。

**麦门冬汤方**

麦门冬（七升）　半夏（一升）　人参（三两）　甘草（二两）　粳米（三合）　大枣（十二枚）

上六味，以水一斗二升，煮取六升，温服一升，日三夜一服。

11. 肺痈，喘不得卧，葶苈大枣泻肺汤主之。

**葶苈大枣泻肺汤方**

葶苈（熬令黄色，捣丸如弹丸大）　大枣（十二枚）

上先以水三升，煮枣取二升，去枣，内葶苈，煮取一升，顿服。

12. 咳而胸满，振寒脉数，咽干不渴，时出浊唾腥臭，久久吐脓如米粥者，为肺痈，桔梗汤主之。

**桔梗汤方**　亦治血痹。

桔梗（一两）　甘草（二两）

上二味，以水三升，煮取一升，分温再服，则吐脓血也。

13. 咳而上气，此为肺胀。其人喘，目如脱状，脉浮大者，越婢加半夏汤主之。

**越婢加半夏汤方**

麻黄（六两）　石膏（半斤）　生姜（三两）　大枣（十五枚）　甘草（二两）　半夏（半升）

上六味，以水六升，先煮麻黄，去上沫，内诸药，煮取三升，分温三服。

14. 肺胀，咳而上气，烦躁而喘，脉浮者，心下有水，小青龙加石膏汤主之。

**小青龙加石膏汤方**　《千金》证治同，外更加胁下痛引缺盆。

麻黄　芍药　桂枝　细辛　甘草　干姜（各三两）　五味子　半夏（各半升）　石膏（二两）

上九味，以水一斗，先煮麻黄，去沫，内诸药，煮取三升。强人服一升，羸者减之，日三服，小儿服四合。

**附方**

《外台》**炙甘草汤**  治肺痿涎唾多，心中温温液液者。（方见虚劳）

《千金》**甘草汤**

甘草

上一味，以水三升，煮减半，分温三服。

《千金》**生姜甘草汤**  治肺痿，咳唾涎沫不止，咽燥而渴。

生姜（五两）  人参（三两）  甘草（四两）  大枣（十五枚）

上四味，以水七升，煮取三升，分温三服。

《千金》**桂枝去芍药加皂荚汤**  治肺痿，吐涎沫。

桂枝（三两）  生姜（三两）  甘草（二两）  大枣（十枚）  皂荚（一枚，去皮子，炙焦）

上五味，以水七升，微微火煮取三升，分温三服。

《外台》**桔梗白散**  治咳而胸满，振寒脉数，咽干不渴，时出浊唾腥臭，久久吐脓如米粥者，为肺痈。

桔梗  贝母（各三分）  巴豆（一分，去皮熬，研如脂）

上三味，为散，强人饮服半钱匕，羸者减之。病在膈上者，吐脓血，在膈下者泻出，若下多不止，饮冷水一杯则定。

《千金》**苇茎汤**  治咳有微热，烦满，胸中甲错，是为肺痈。

苇茎（二升）  薏苡仁（半升）  桃仁（五十枚）  瓜瓣（半升）

上四味，以水一斗，先煮苇茎得五升，去滓，内诸药，煮取二升，服一升，再服，当吐如脓。

15. 肺痈胸满胀，一身面目浮肿，鼻塞清涕出，不闻香臭酸辛，咳逆上气，喘鸣迫塞，葶苈大枣泻肺汤主之。方见上。三日一剂，可至三四剂，此先服小青龙汤一剂乃进。小青龙汤方见咳嗽门中。

# 奔豚气病脉证治第八

1. 师曰：病有奔豚，有吐脓，有惊怖，有火邪，此四部病，皆从惊发得之。

2. 师曰：奔豚病，从少腹起，上冲咽喉，发作欲死，复还止，皆从惊恐得之。

3. 奔豚，气上冲胸，腹痛，往来寒热，奔豚汤主之。

**奔豚汤方**

甘草  芎䓖  当归（各二两）  半夏（四两）  黄芩（二两）  生葛（五两）  芍药（二两）  生姜（四两）  甘李根白皮（一升）

上九味，以水二斗，煮取五升，温服一升，日三夜一服。

4. 发汗后，烧针令其汗，针处被寒，核起而赤者，必发奔豚。气从小腹上至心，灸其核上各一壮，与桂枝加桂汤主之。

**桂枝加桂汤方**

桂枝（五两）　芍药（三两）　甘草（二两，炙）　生姜（三两）　大枣（十二枚）

上五味，以水七升，微火煮取三升，去滓，温服一升。

5. 发汗后，脐下悸者，欲作奔豚，茯苓桂枝甘草大枣汤主之。

**茯苓桂枝甘草大枣汤方**

茯苓（半斤）　甘草（二两，炙）　大枣（十五枚）　桂枝（四两）

上四味，以甘澜水一斗，先煮茯苓，减二升，内诸药，煮取三升，去滓，温服一升，日三服。甘澜水法：取水二斗，置大盆内，以勺扬之，水上有珠子五六千颗相逐，取用之。

# 胸痹心痛短气病脉证治第九

1. 师曰：夫脉当取太过不及，阳微阴弦，即胸痹而痛，所以然者，责其极虚也。今阳虚知在上焦，所以胸痹心痛者，以其阴弦故也。

2. 平人无寒热，短气不足以息者，实也。

3. 胸痹之病，喘息咳唾，胸背痛，短气，寸口脉沉而迟，关上小紧数，栝蒌薤白白酒汤主之。

**栝蒌薤白白酒汤方**

栝蒌实（一枚，捣）　薤白（半斤）　白酒（七升）

上三味，同煮，取二升，分温再服。

4. 胸痹不得卧，心痛彻背者，栝蒌薤白半夏汤主之。

**栝蒌薤白半夏汤方**

栝蒌实（一枚）　薤白（三两）　半夏（半升）　白酒（一斗）

上四味，同煮，取四升，温服一升，日三服。

5. 胸痹心中痞，留气结在胸，胸满，胁下逆抢心，枳实薤白桂枝汤主之，人参汤亦主之。

**枳实薤白桂枝汤方**

枳实（四枚）　厚朴（四两）　薤白（半斤）　桂枝（一两）　栝蒌（一枚，捣）

上五味，以水五升，先煮枳实、厚朴，取二升，去滓，内诸药，煮数沸，分温三服。

**人参汤方**

人参　甘草　干姜　白术（各三两）

上四味，以水八升，煮取三升，温服一升，日三服。

6. 胸痹，胸中气塞，短气，茯苓杏仁甘草汤主之，橘枳姜汤亦主之。

**茯苓杏仁甘草汤方**

茯苓（三两）　杏仁（五十个）　甘草（一两）

上三味，以水一斗，煮取五升，温服一升，日三服。不差，更服。

**橘枳姜汤方**

橘皮（一斤）　枳实（三两）　生姜（半斤）

上三味，以水五升，煮取二升，分温再服。《肘后》《千金》云：治胸痹，胸中愊愊如满，噎塞习习如痒，喉中涩，唾燥沫。

7. 胸痹，缓急者，薏苡附子散主之。

**薏苡附子散方**

薏苡仁（十五两）　大附子（十枚，炮）

上二味，杵为散，服方寸匕，日三服。

8. 心中痞，诸逆心悬痛，桂枝生姜枳实汤主之。

**桂枝生姜枳实汤方**

桂枝（三两）　生姜（三两）　枳实（五枚）

上三味，以水六升，煮取三升，分温三服。

9. 心痛彻背，背痛彻心，乌头赤石脂丸主之。

**乌头赤石脂丸方**

蜀椒（一两，一法二分）　附子（半两，炮，一法一分）　干姜（一两，一法一分）　赤石脂（一两，一法二分）　乌头（一分，炮）

上五味，末之，蜜丸如桐子大，先食服一丸，日三服。不知稍加服。

**附方**

九痛丸　治九种心痛。

附子（三两，炮）　巴豆（一两，去皮心，熬研如脂）　生狼牙（一两，炙香）　人参　干姜　吴茱萸（各一两）

上六味，末之，炼蜜丸如桐子大，酒下，强人初服三丸，日三服，弱者二丸。兼治卒中恶，腹胀痛，口不能言；又治连年积冷，流注心胸痛，并冷肿上气，落马、坠车、血疾等皆主之。忌口如常法。

# 腹满寒疝宿食病脉证治第十

1. 趺阳脉微弦，法当腹满，不满者必便难，两胠疼痛，此虚寒从下上也，以温药服之。

2. 病者腹满，按之不痛为虚，痛者为实，可下之。舌黄未下者，下之黄自去。

3. 腹满时减，复如故，此为寒，当与温药。

4. 病者痿黄，躁而不渴，胸中寒实而利不止者，死。

5. 寸口脉弦者，即胁下拘急而痛，其人啬啬恶寒也。

6. 夫中寒家，喜欠；其人清涕出，发热色和者，善嚏。

7. 中寒，其人下利，以里虚也；欲嚏不能，此人肚中寒一云痛。

8. 夫瘦人绕脐痛，必有风冷，谷气不行，而反下之，其气必冲；不冲者，心下则痞也。

9. 病腹满，发热十日，脉浮而数，饮食如故，厚朴七物汤主之。

**厚朴七物汤方**

厚朴（半斤）　甘草（三两）　大黄（三两）　大枣（十枚）　枳实（五枚）　桂枝（二两）　生姜（五两）

上七味，以水一斗，煮取四升，温服八合，日三服。呕者加半夏五合；下利去大黄；寒多者加生姜至半斤。

10. 腹中寒气，雷鸣切痛，胸胁逆满，呕吐，附子粳米汤主之。

**附子粳米汤方**

附子（一枚，炮）　半夏（半升）　甘草（一两）　大枣（十枚）　粳米（半升）

上五味，以水八升，煮米熟汤成，去滓，温服一升，日三服。

11. 痛而闭者，厚朴三物汤主之。

**厚朴三物汤方**

厚朴（八两）　大黄（四两）　枳实（五枚）

上三味，以水一斗二升，先煮二味，取五升，内大黄，煮取三升，温服一升，以利为度。

12. 按之心下满痛者，此为实也，当下之，宜大柴胡汤。

**大柴胡汤方**

柴胡（半斤）　黄芩（三两）　芍药（三两）　半夏（半升，洗）　枳实（四枚，炙）　大黄（二两）　大枣（十二枚）　生姜（五两）

上八味，以水一斗二升，煮取六升，去滓，再煎，温服一升，日三服。

13. 腹满不减，减不足言，当须下之，宜大承气汤。

**大承气汤方**

大黄（四两，酒洗）　厚朴（半斤，去皮，炙）　枳实（五枚，炙）芒硝（三合）

上四味，以水一斗，先煮二物，取五升，去滓，内大黄，煮取二升，内芒硝，更上火微一二沸，分温再服，得下，余勿服。

14. 心胸中大寒痛，呕不能饮食，腹中寒，上冲皮起，出见有头足，上下痛而不可触近，大建中汤主之。

**大建中汤方**

蜀椒（二合，炒去汗）　干姜（四两）　人参（二两）

上三味，以水四升，煮取二升，去滓，内胶饴一升，微火煎取一升半，分温再服，如一炊顷，可饮粥二升，后更服，当一日食糜，温覆之。

15. 胁下偏痛，发热，其脉紧弦，此寒也，以温药下之，宜大黄附子汤。

**大黄附子汤方**

大黄（三两）　附子（三枚，炮）　细辛（二两）

上三味，以水五升，煮取二升，分温三服；若强人煮取二升半，分温三服，服后如人行四五里，进一服。

16. 寒气厥逆，赤丸主之。

**赤丸方**

茯苓（四两）　半夏（四两，洗，一方用桂）　乌头（二两，炮）　细辛（一两）

上四味，末之，内真朱为色，炼蜜丸如麻子大，先食酒饮下三丸，日再夜一服；不知，稍增之，以知为度。

17. 腹痛，脉弦而紧，弦则卫气不行，即恶寒，紧则不欲食，邪正相搏，即为寒疝。绕脐痛，若发则白汗出，手足厥冷，其脉沉弦者，大乌头煎主之。

**大乌头煎方**

乌头（大者五枚，熬，去皮，不㕮咀）

上以水三升，煮取一升，去滓，内蜜二升，煎令水气尽，取二升，强人服七合，弱人服五合。不差，明日更服，不可日再服。

18. 寒疝腹中痛，及胁痛里急者，当归生姜羊肉汤主之。

**当归生姜羊肉汤方**

当归（三两）　生姜（五两）　羊肉（一斤）

上三味，以水八升，煮取三升，温服七合，日三服。若寒多，则加生姜成一斤，痛多而呕者，加橘皮二两、白术一两。加生姜者，亦加水五升，煮取三升二合，服之。

19. 寒疝腹中痛，逆冷，手足不仁，若身疼痛，灸刺诸药不能治，抵当乌头桂枝汤主之。

**乌头桂枝汤方**

乌头

上一味，以蜜二斤，煎减半，去滓，以桂枝汤五合解之，得一升后，初服二合，不知，即服三合，又不知，复加至五合。其知者，如醉状，得吐者，为中病。

**桂枝汤方**

桂枝（三两，去皮）　芍药（三两）　甘草（二两，炙）　生姜（三两）　大枣（十二枚）

上五味，剉，以水七升，微火煮取三升，去滓。

20. 其脉数而紧乃弦，状如弓弦，按之不移。脉数弦者，当下其寒；脉紧大而迟者，必心下坚；脉大而紧者，阳中有阴，可下之。

## 附方

《外台》**乌头汤**　治寒疝腹中绞痛，贼风入攻五脏，拘急不得转侧，发作有时，使人阴缩，手足厥逆。方见上。

《外台》**柴胡桂枝汤方**　治心腹卒中痛者。

柴胡（四两）　黄芩　人参　芍药　桂枝　生姜（各一两半）　甘草（一两）　半夏（二合半）　大枣（六枚）

上九味，以水六升，煮取三升，温服一升，日三服。

《外台》**走马汤**　治中恶，心痛，腹胀，大便不通。

杏仁（二枚）　巴豆（二枚，去皮心，熬）

上二味，以绵缠，捶令碎，热汤二合，捻取白汁饮之，当下，老小量之。通治飞尸鬼击病。

21. 问曰：人病有宿食，何以别之？师曰：寸口脉浮而大，按之反涩，尺中亦微而涩，故知有宿食，大承气汤主之。

22. 脉数而滑者，实也，此有宿食，下之愈，宜大承气汤。

23. 下利不欲食者，有宿食也，当下之，宜大承气汤。

24. 宿食在上脘，当吐之，宜瓜蒂散。

**瓜蒂散方**

瓜蒂（一分，熬黄）　赤小豆（一分，煮）

上二味，杵为散，以香豉七合煮取汁，和散一钱匕，温服之。不吐者少加之，以快吐为度而止。亡血及虚者不可与之。

25. 脉紧，如转索无常者，有宿食也。

26. 脉紧，头痛风寒，腹中有宿食不化也。

# 五脏风寒积聚病脉证并治第十一

1. 肺中风者，口燥而喘，身运而重，冒而肿胀。

2. 肺中寒，吐浊涕。

3. 肺死脏，浮之虚，按之弱如葱叶，下无根者，死。

4. 肝中风者，头目瞤，两胁痛，行常伛，令人嗜甘。

5. 肝中寒者，两臂不举，舌本燥，喜太息，胸中痛，不得转侧，食则吐而汗出也。《脉经》《千金》云：时盗汗，咳，食已吐其汁。

6. 肝死脏，浮之弱，按之如索不来，或曲如蛇行者，死。

7. 肝着，其人常欲蹈其胸上，先未苦时，但欲饮热，旋覆花汤主之。臣亿等校诸本旋覆花汤方，皆同。

**旋覆花汤方**

旋覆花（三两）　葱（十四茎）　新绛（少许）

上三味，以水三升，煮取一升，顿服之。

8. 心中风者，翕翕发热，不能起，心中饥，食即呕吐。

9. 心中寒者，其人苦病心如啖蒜状；剧者心痛彻背，背痛彻心，譬如蛊注；其脉浮者，自吐乃愈。

10. 心伤者，其人劳倦，即头面赤而下重，心中痛而自烦，发热，当脐跳，其脉弦，此为心脏伤所致也。

11. 心死脏，浮之实如麻豆，按之益躁疾者，死。

12. 邪哭使魂魄不安者，血气少也；血气少者属于心，心气虚者，其人则畏，合目欲眠，梦远行而精神离散，魂魄妄行。阴气衰者为癫，阳气衰者为狂。

13. 脾中风者，翕翕发热，形如醉人，腹中烦重，皮目瞤瞤而短气。

14. 脾死脏，浮之大坚，按之如覆杯，洁洁状如摇者，死。臣亿等详：五脏各有中风中寒，今脾只载中风，肾中风、中寒俱不载者，以古文简乱极多，去古既远，无文可以补缀也。

15. 趺阳脉浮而涩，浮则胃气强，涩则小便数，浮涩相搏，大便则坚，其脾为约，麻子仁丸主之。

**麻子仁丸方**

麻子仁（二升）　芍药（半斤）　枳实（一斤）　大黄（一斤）　厚朴（一尺）　杏仁（一升）

上六味，末之，炼蜜和丸梧子大，饮服十丸，日三服，以知为度。

16. 肾着之病，其人身体重，腰中冷，如坐水中，形如水状，反不渴，小便自利，饮食如故，病属下焦，身劳汗出，衣一作表里冷湿，久久得之，腰以下冷痛，腹重如带五千钱，甘姜苓术汤主之。

**甘草干姜茯苓白术汤方**

甘草（二两）　　白术（各二两）　　茯苓（四两）　　干姜（四两）

上四味，以水五升，煮取三升，分温三服，腰中即温。

17. 肾死脏，浮之坚，按之乱如转丸，益下入尺中者，死。

18. 问曰：三焦竭部，上焦竭，善噫，何谓也？师曰：上焦受中焦气未和，不能消谷，故能噫耳；下焦竭，即遗溺失便，其气不和，不能自禁制，不须治，久则愈。

19. 师曰：热在上焦者，因咳为肺痿；热在中焦者，则为坚；热在下焦者，则尿血，亦令淋秘不通。大肠有寒者，多鹜溏；有热者，便肠垢。小肠有寒者，其人下重便血；有热者，必痔。

20. 问曰：病有积、有聚、有䅽气，何谓也？

21. 师曰：积者，脏病也，终不移。聚者，腑病也，发作有时，辗转痛移，为可治。䅽气者，胁下痛，按之则愈，复发为䅽气。诸积大法，脉来细而附骨者，乃积也；寸口，积在胸中；微出寸口，积在喉中；关上，积在脐旁；上关上，积在心下；微下关，积在少腹；尺中，积在气冲。脉出左，积在左；脉出右，积在右；脉两出，积在中央。各以其部处之。

## 痰饮咳嗽病脉证并治第十二

1. 问曰：夫饮有四，何谓也？师曰：有痰饮，有悬饮，有溢饮，有支饮。

2. 问曰：四饮何以为异？师曰：其人素盛今瘦，水走肠间，沥沥有声，谓之痰饮。饮后水流在胁下，咳唾引痛，谓之悬饮。饮水流行，归于四肢，当汗出而不汗出，身体疼重，谓之溢饮。咳逆倚息，短气不得卧，其形如肿，谓之支饮。

3. 水在心，心下坚筑，短气，恶水不欲饮。

4. 水在肺，吐涎沫，欲饮水。

5. 水在脾，少气身重。

6. 水在肝，胁下支满，嚏而痛。

7. 水在肾，心下悸。

8. 夫心下有留饮，其人背寒冷如手大。

9. 留饮者，胁下痛引缺盆，咳嗽则辄已。一作转甚

10. 胸中有留饮，其人短气而渴，四肢历节痛，脉沉者，有留饮。

11. 膈上病痰，满喘咳吐，发则寒热，背痛腰疼，目泣自出，其人振振身瞤剧，必有伏饮。

12. 夫病人饮水多，必暴喘满。凡食少饮多，水停心下，甚者则悸，微者

短气。脉双弦者，寒也，皆大下后善虚，脉偏弦者，饮也。

13. 肺饮不弦，但苦喘短气。

14. 支饮亦喘而不能卧，加短气，其脉平也。

15. 病痰饮者，当以温药和之。

16. 心下有痰饮，胸胁支满，目眩，苓桂术甘汤主之。

**苓桂术甘汤方**

茯苓（四两）　桂枝（三两）　白术（三两）　甘草（二两）

上四味，以水六升，煮取三升，分温三服，小便则利。

17. 夫短气，有微饮，当从小便去之，苓桂术甘汤主之。方见上肾气丸亦主之。方见脚气中

18. 病者脉伏，其人欲自利，利反快；虽利，心下续坚满，此为留饮欲去故也，甘遂半夏汤主之。

**甘遂半夏汤方**

甘遂（大者三枚）　半夏（十二枚，以水一升，煮取半升，去滓）　芍药（五枚）　甘草（如指大一枚，炙，一本作无）

上四味，以水二升，煮取半升，去滓，以蜜半升，和药汁煎取八合，顿服之。

19. 脉浮而细滑，伤饮。

20. 脉弦数，有寒饮，冬夏难治。

21. 脉沉而弦者，悬饮内痛。

22. 病悬饮者，十枣汤主之。

**十枣汤方**

芫花（熬）　甘遂　大戟（各等分）

上三味，捣筛，以水一升五合，先煮肥大枣十枚，取九合，去滓，内药末。强人服一钱匕，羸人服半钱，平旦温服之；不下者，明日更加半钱，得快下后，糜粥自养。

23. 病溢饮者，当发其汗，大青龙汤主之，小青龙汤亦主之。

**大青龙汤方**

麻黄（六两，去节）　桂枝（二两，去皮）　甘草（二两，炙）　杏仁（四十个，去皮尖）　生姜（三两，切）　大枣（十二枚）　石膏（如鸡子大，碎）

上七味，以水九升，先煮麻黄，减二升，去上沫，内诸药，煮取三升，去滓，温服一升，取微似汗。汗多者，温粉粉之。

**小青龙汤方**

麻黄（三两，去节）　芍药（三两）　五味子（半升）　干姜（三两）　甘草（炙，三两）　细辛（三两）　桂枝（三两，去皮）　半夏（半升，洗）

上八味，以水一斗，先煮麻黄，减二升，去上沫，内诸药，煮取三升，去滓，温服一升。

24. 膈间支饮，其人喘满，心下痞坚，面色黧黑，其脉沉紧，得之数十日，医吐下之不愈，木防己汤主之。虚者即愈；实者三日复发，复与不愈者，宜木防己汤去石膏加茯苓芒硝汤主之。

**木防己汤方**

木防己（三两）　石膏（十二枚，鸡子大）　桂枝（二两）　人参（四两）

上四味，以水六升，煮取二升，分温再服。

**木防己去石膏加茯苓芒硝汤方**

木防己　桂枝（各二两）　人参　茯苓（各四两）　芒硝（三合）

上五味，以水六升，煮取二升，去滓，内芒硝，再微煎，分温再服，微利则愈。

25. 心下有支饮，其人苦冒眩，泽泻汤主之。

**泽泻汤方**

泽泻（五两）　白术（二两）

上二味，以水二升，煮取一升，分温再服。

26. 支饮胸满者，厚朴大黄汤主之。

**厚朴大黄汤方**

厚朴（一尺）　大黄（六两）　枳实（四枚）

上三味，以水五升，煮取二升，分温再服。

27. 支饮不得息，葶苈大枣泻肺汤主之。方见肺痈中

28. 呕家本渴，渴者为欲解，今反不渴，心下有支饮故也，小半夏汤主之。

**小半夏汤方**

半夏（一升）　生姜（半斤）

上二味，以水七升，煮取一升半，分温再服。

29. 腹满，口舌干燥，此肠间有水气，己椒苈黄丸主之。

**己椒苈黄丸方**

防己　椒目　葶苈（熬）　大黄（各一两）

上四味，末之，蜜丸如梧子大，先食饮服一丸，日三服，稍增。口中有津液，渴者，加芒硝半两。

30. 卒呕吐，心下痞，膈间有水，眩悸者，小半夏加茯苓汤主之。

**小半夏加茯苓汤方**

半夏（一升）　生姜（半斤）　茯苓（三两，一法四两）

上三味，以水七升，煮取一升五合，去滓，分温再服。

31. 假令瘦人脐下有悸，吐涎沫而癫眩，此水也，五苓散主之。

**五苓散方**

茯苓（三分）　猪苓（三分，去皮）　白术（三分）　泽泻（一两一分）　桂枝（二分，去皮）

上五味，为末，白饮服方寸匕，日三服，多服暖水，汗出愈。

## 附方

《外台》茯苓饮　治心胸中有停痰宿水，自吐出水后，心胸间虚，气满不能食，消痰气，令能食。

茯苓　人参　白术（各三两）　枳实（二两）　橘皮（二两半）　生姜（四两）

上六味，水六升，煮取一升八合，分温三服，如人行八九里，进之。

32. 咳家其脉弦，为有水，十枣汤主之。方见上

33. 夫有支饮家，咳烦，胸中痛者，不卒死，至一百日或一岁，宜十枣汤。方见上

34. 久咳数岁，其脉弱者，可治；实大数者，死；其脉虚者，必苦冒，其人本有支饮在胸故也，治属饮家。

35. 咳逆倚息不得卧，小青龙汤主之。方见上文肺痈中

36. 青龙汤下已，多唾，口燥，寸脉沉，尺脉微，手足厥逆，气从小腹上冲胸咽，手足痹，其面翕热如醉状，因复下流阴股，小便难，时复冒者，与茯苓桂枝五味甘草汤，治其气冲。

**桂苓五味甘草汤方**

茯苓（四两）　桂枝（四两，去皮）　甘草（三两，炙）　五味子（半升）

上四味，以水八升，煮取三升，去滓，分三温服。

37. 冲气即低，而反更咳，胸满者，用桂苓五味甘草汤，去桂加干姜、细辛，以治其咳满。

**苓甘五味姜辛汤方**

茯苓（四两）　甘草（三两）　干姜（三两）　细辛（三两）　五味（半升）

上五味，以水八升，煮取三升，去滓，温服半升，日三服。

38. 咳满即止，而更复渴，冲气复发者，以细辛、干姜为热药也，服之当遂渴，而渴反止者，为支饮也；支饮者，法当冒，冒者必呕，呕者复内半夏，以去其水。

**桂苓五味甘草去桂加姜辛半夏汤方**

茯苓（四两）　甘草（二两）　细辛（二两）　干姜（二两）　五味子　半夏（各半升）

上六味，以水八升，煮取三升，去滓，温服半升，日三服。

39. 水去呕止，其人形肿者，加杏仁主之。其证应内麻黄，以其人遂痹，故不内之。若逆而内之者，必厥。所以然者，以其人血虚，麻黄发其阳故也。

**苓甘五味加姜辛半夏杏仁汤方**

茯苓（四两）　甘草（三两）　干姜（三两）　细辛（三两）　五味（半升）　半夏（半升）　杏仁（半升，去皮尖）

上七味，以水一斗，煮取三升，去滓，温服半升，日三服。

40. 若面热如醉，此为胃热上冲熏其面，加大黄以利之。

**苓甘五味加姜辛半夏仁黄汤方**

茯苓（四两）　甘草（三两）　五味（半升）　干姜（三两）　细辛（三两）　半夏（半升）　杏仁（半升）　大黄（三两）

上八味，以水一斗，煮取三升，温服半升，日三服。

41. 先渴后呕，为水停心下，此属饮家，小半夏茯苓汤主之。方见上。

# 消渴小便不利淋病脉证并治第十三

1. 厥阴之为病，消渴，气上冲心，心中疼热，饥而不欲食，食即吐蛔，下之不肯止。

2. 寸口脉浮而迟，浮即为虚，迟即为劳，虚则卫气不足，劳则荣气竭。

3. 趺阳脉浮而数，浮即为气，数即为消谷而大坚一作紧，气盛则溲数，溲数即坚，坚数相搏，即为消渴。

4. 男子消渴，小便反多，以饮一斗，小便一斗，肾气丸主之。方见脚气中。

5. 脉浮，小便不利，微热消渴者，宜利小便，发汗，五苓散主之。

6. 渴欲饮水，水入则吐者，名曰水逆，五苓散主之。方见上。

7. 渴欲饮水不止者，文蛤散主之。

**文蛤散方**

文蛤（五两）

上一味，杵为散，以沸汤五合，和服方寸匕。

8. 淋之为病，小便如粟状，小腹弦急，痛引脐中。

9. 趺阳脉数，胃中有热，即消谷引食，大便必坚，小便即数。

10. 淋家不可发汗，发汗必便血。

11. 小便不利者，有水气，其人若渴，栝蒌瞿麦丸主之。

**栝蒌瞿麦丸方**

栝蒌根（二两）　茯苓（三两）　薯蓣（三两）　附子（一枚，炮）瞿麦（一两）

上五味，末之，炼蜜丸梧子大，饮服三丸，日三服，不知，增至七八丸，以小便利，腹中温为知。

12. 小便不利，蒲灰散主之，滑石白鱼散、茯苓戎盐汤并主之。

**蒲灰散方**

蒲灰（七分）　滑石（三分）

上二味，杵为散，饮服方寸匕，日三服。

**滑石白鱼散方**

滑石（二分）　乱发（二分，烧）　白鱼（二分）

上三味，杵为散，饮服方寸匕，日三服。

**茯苓戎盐汤方**

茯苓（半斤）　白术（二两）　戎盐（弹丸大一枚）

上三味，先将茯苓、白术，以水五升，煮取三升，入戎盐再煎，分温三服。

13. 渴欲饮水，口干舌燥者，白虎加人参汤主之。方见中暍篇中

14. 脉浮，发热，渴欲饮水，小便不利者，猪苓汤主之。

**猪苓汤方**

猪苓（去皮）　茯苓　泽泻　滑石　阿胶（各一两）

上五味，以水四升，先煮四味，取二升，去滓，内胶烊消，温服七合，日三服。

# 水气病脉证并治第十四

1. 师曰：病有风水，有皮水，有正水，有石水，有黄汗。风水，其脉自浮，外证骨节疼痛，恶风；皮水，其脉亦浮，外证胕肿，按之没指，不恶风，其腹如鼓，不渴，当发其汗；正水，其脉沉迟，外证自喘；石水，其脉自沉，外证腹满不喘；黄汗，其脉沉迟，身发热，胸满，四肢头面肿，久不愈，必致痈脓。

2. 脉浮而洪，浮则为风，洪则为气，风气相搏，风强则为隐疹，身体为痒，痒为泄风，久为痂癞；气强则为水，难以俯仰。风气相击，身体洪肿，汗出乃愈，恶风则虚，此为风水；不恶风者，小便通利，上焦有寒，其口多涎，此为黄汗。

3. 寸口脉沉滑者，中有水气，面目肿大有热，名曰风水；视人之目裹上微拥，如蚕新卧起状，其颈脉动，时时咳，按其手足上，陷而不起者，风水。

4. 太阳病，脉浮而紧，法当骨节疼痛，反不疼，身体反重而酸。其人不渴，汗出即愈，此为风水。恶寒者，此为极虚，发汗得之。渴而不恶寒者，此为皮水。身肿而冷，状如周痹，胸中窒，不能食，反聚痛，暮躁不得眠，此为

黄汗，痛在骨节。咳而喘，不渴者，此为脾胀，其状如肿，发汗即愈。然诸病此者，渴而下利，小便数者，皆不可发汗。

5. 里水者，一身面目黄肿，其脉沉，小便不利，故令病水；假如小便自利，此亡津液，故令渴也，越婢加术汤主之。方见下

6. 趺阳脉当伏，今反紧，本自有寒，疝瘕腹中痛，医反下之，下之即胸满短气。趺阳脉当伏，今反数，本自有热，消谷，小便数，今反不利，此欲作水。

7. 寸口脉浮而迟，浮脉则热，迟脉则潜，热潜相搏，名曰沉。趺阳脉浮而数，浮脉即热，数脉即止，热止相搏，名曰伏。沉伏相搏，名曰水。沉则络脉虚，伏则小便难，虚难相搏，水走皮肤，即为水矣。

8. 寸口脉弦而紧，弦则卫气不行，即恶寒，水不沾流，走于肠间。

9. 少阴脉紧而沉，紧则为痛，沉则为水，小便即难。脉得诸沉，当责有水，身体肿重，水病脉出者，死。

10. 夫水病人，目下有卧蚕，面目鲜泽，脉伏，其人消渴。病水腹大，小便不利，其脉沉绝者，有水，可下之。

11. 问曰：病下利后，渴饮水，小便不利，腹满因肿者，何也？答曰：此法当病水，若小便自利及汗出者，自当愈。

12. 心水者，其身重而少气，不得卧，烦而躁，其人阴肿。

13. 肝水者，其腹大，不能自转侧，胁下腹痛，时时津液微生，小便续通。

14. 肺水者，其身肿，小便难，时时鸭溏。

15. 脾水者，其腹大，四肢苦重，津液不生，但苦少气，小便难。

16. 肾水者，其腹大，脐肿腰痛，不能溺，阴下湿如牛鼻上汗，其足逆冷，面反瘦。

17. 师曰：诸有水者，腰以下肿，当利小便；腰以上肿，当发汗乃愈。

18. 师曰：寸口脉沉而迟，沉则为水，迟则为寒，寒水相搏。趺阳脉伏，水谷不化，脾气衰则鹜溏，胃气衰则身肿。少阳脉卑，少阴脉细；男子则小便不利，妇人则经水不通。经为血，血不利则为水，名曰血分。

19. 问曰：病者苦水，面目身体四肢皆肿，小便不利，脉之不言水，反言胸中痛，气上冲咽，状如炙肉，当微咳喘，审如师言，其脉何类？

师曰：寸口脉沉而紧，沉为水，紧为寒，沉紧相搏，结在关元，始时当微，年盛不觉，阳衰之后，荣卫相干，阳损阴盛，结寒微动，肾气上冲，喉咽噎塞，胁下急痛。医以为留饮而大下之，气击不去，其病不除；后重吐之，胃家虚烦，咽燥欲饮水，小便不利，水谷不化，面目手足浮肿；又与葶苈丸下水，当时如小差，食饮过度，肿复如前，胸胁苦痛，象若奔豚，其水扬溢，则

浮咳喘逆。当先攻击冲气，令止，乃治咳；咳止，其喘自差，先治新病，病当在后。

20. 风水脉浮，身重，汗出恶风者，防己黄芪汤主之。腹痛加芍药。

**防己黄芪汤方**

防己（一两）　　黄芪（一两一分）　　白术（三分）　　甘草（半两，炙）

上剉，每服五钱匕，生姜四片，枣一枚，水盏半，煎取八分，去滓，温服，良久再服。

21. 风水恶风，一身悉肿，脉浮不渴，续自汗出，无大热，越婢汤主之。

**越婢汤方**

麻黄（六两）　　石膏（半斤）　　生姜（三两）　　甘草（二两）　　大枣（十五枚）

上五味，以水六升，先煮麻黄，去上沫，内诸药，煮取三升，分温三服。恶风者，加附子一枚，炮。风水加术四两。《古今录验》。

22. 皮水为病，四肢肿，水气在皮肤中，四肢聂聂动者，防己茯苓汤主之。

**防己茯苓汤方**

防己（三两）　　黄芪（三两）　　桂枝（三两）　　茯苓（六两）　　甘草（二两）

上五味，以水六升，煮取二升，分温三服。

23. 里水，越婢加术汤主之，甘草麻黄汤亦主之。

**越婢加术汤方**　见上，于内加白术四两。又见脚气中。

**甘草麻黄汤方**

甘草（二两）　　麻黄（四两）

上二味，以水五升，先煮麻黄，去上沫，内甘草，煮取三升，温服一升，重覆汗出，不汗，再服，慎风寒。

24. 水之为病，其脉沉小，属少阴；浮者为风，无水虚胀者，为气。水发其汗即已。脉沉者，宜麻黄附子汤；浮者，宜杏子汤。

**麻黄附子汤方**

麻黄（三两）　　甘草（二两）　　附子（一枚，炮）

上三味，以水七升，先煮麻黄，去上沫，内诸药，煮取二升半，温服八分，日三服。

**杏子汤方**　未见。恐是麻黄杏仁甘草石膏汤。

25. 厥而皮水者，蒲灰散主之。方见消渴中。

26. 问曰：黄汗之为病，身体肿一作重，发热汗出而渴，状如风水，汗沾衣，色正黄如药汁，脉自沉，何从得之？师曰：以汗出入水中浴，水从汗孔入得之，宜芪芍桂酒汤主之。

### 黄芪芍药桂枝苦酒汤方

黄芪（五两）　芍药（三两）　桂枝（三两）

上三味，以苦酒一升、水七升相和，煮取三升，温服一升，当心烦，服至六七日，乃解。若心烦不止者，以苦酒阻故也。一方用美酒醯代苦酒。

27. 黄汗之病，两胫自冷；假令发热，此属历节；食已汗出，又身常暮盗汗出者，此劳气也；若汗出已，反发热者，久久其身必甲错，发热不止者，必生恶疮。若身重汗出已辄轻者，久久必身𥆧，𥆧即胸中痛，又从腰以上必汗出，下无汗，腰髋弛痛，如有物在皮中状，剧者不能食，身疼重，烦躁，小便不利，此为黄汗，桂枝加黄芪汤主之。

### 桂枝加黄芪汤方

桂枝（三两）　芍药（三两）　甘草（二两）　生姜（三两）　大枣（十二枚）　黄芪（二两）

上六味，以水八升，煮取三升，温服一升，须臾进饮热稀粥一升余，以助药力，温服取微汗，若不汗，更服。

28. 师曰：寸口脉迟而涩，迟则为寒，涩为血不足；趺阳脉微而迟，微则为气，迟则为寒。寒气不足，则手足逆冷，手足逆冷，则荣卫不利，荣卫不利，则腹满胁鸣相逐，气转膀胱，荣卫俱劳，阳气不通即身冷，阴气不通即骨疼；阳前通则恶寒，阴前通则痹不仁；阴阳相得，其气乃行，大气一转，其气乃散，实则失气，虚则遗尿，名曰气分。

29. 气分，心下坚，大如盘，边如旋杯，水饮所作，桂枝去芍药加麻辛附子汤主之。

### 桂姜草枣黄辛附子汤方

桂枝（三两）　生姜（三两）　甘草（二两）　大枣（十二枚）　麻黄（二两）　细辛（二两）　附子（一枚，炮）

上七味，以水七升，煮麻黄，去上沫，内诸药，煮取二升，分温三服，当汗出，如虫行皮中，即愈。

30. 心下坚，大如盘，边如旋盘，水饮所作，枳术汤主之。

### 枳术汤方

枳实（七枚）　白术（二两）

上二味，以水五升，煮取三升，分温三服，腹中软，即当散也。

## 附方

《外台》防己黄芪汤　治风水，脉浮为在表，其人或头汗出，表无他病，病者但下重，从腰以上和，腰以下当肿及阴，难以屈伸。方见风湿中。

## 补充条文

寸口脉沉而数，数则为出，沉则为入，出则为阳实，入则为阴结。趺阳脉微而弦，微则无胃气，弦则不得息，少阴脉沉而滑，沉则为在里，滑则为实，沉滑相搏。血结胞门，其瘕不泻，经络不通，名曰血分。（此条文据元邓珍本仿宋刻本《金匮要略》补入）

问曰：病有血分、水分，何也？师曰：经水前断，后病水，名曰血分，此病难治；先病水，后经水断，名曰水分，此病易治。何以故？去水，其经自下。（此条文原书已缺佚，兹据王叔和《脉经》补入）

# 黄疸病脉证并治第十五

1. 寸口脉浮而缓，浮则为风，缓则为痹，痹非中风，四肢苦烦，脾色必黄，瘀热以行。

2. 趺阳脉紧而数，数则为热，热则消谷，紧则为寒，食即为满。尺脉浮为伤肾；趺阳脉紧为伤脾。风寒相搏，食谷即眩，谷气不消，胃中苦浊，浊气下流，小便不通，阴被其寒，热流膀胱，身体尽黄，名曰谷疸。额上黑，微汗出，手足中热，薄暮即发，膀胱急，小便自利，名曰女劳疸。腹如水状，不治。心中懊侬而热，不能食，时欲吐，名曰酒疸。

3. 阳明病，脉迟者，食难用饱，饱则发烦，头眩，小便必难，此欲作谷疸。虽下之，腹满如故，所以然者，脉迟故也。

4. 夫病酒黄疸，必小便不利，其候心中热，足下热，是其证也。

5. 酒黄疸者，或无热，靖言了了，小腹满欲吐，鼻燥；其脉浮者，先吐之；沉弦者，先下之。

6. 酒疸，心中热，欲呕者，吐之愈。

7. 酒疸下之，久久为黑疸，目青面黑，心中如啖蒜虀状，大便正黑，皮肤爪之不仁，其脉浮弱，虽黑微黄，故知之。

8. 师曰：病黄疸，发热烦喘，胸满口燥者，以病发时，火劫其汗，两热所得。然黄家所得，从湿得之，一身尽发热而黄，肚热，热在里，当下之。

9. 脉沉，渴欲饮水，小便不利者，皆发黄。

10. 腹满，舌痿黄，躁不得睡，属黄家。舌痿，疑作身痿。

11. 黄疸之病，当以十八日为期，治之十日以上瘥，反极为难治。

12. 疸而渴者，其疸难治；疸而不渴者，其疸可治。发于阴部，其人必呕；阳部，其人振寒而发热也。

13. 谷疸之为病，寒热不食，食即头眩，心胸不安，久久发黄为谷疸，茵陈蒿汤主之。

**茵陈蒿汤方**
茵陈（六两）　栀子（十四枚）　大黄（二两）

上三味，以水一斗，先煮茵陈，减六升，内二味，煮取三升，去滓，分温三服，小便当利，尿如皂角汁状，色正赤，一宿腹减，黄从小便去也。

14. 黄家，日晡所发热，而反恶寒，此为女劳得之；膀胱急，少腹满，身尽黄，额上黑，足下热，因作黑疸；其腹胀如水状，大便必黑，时溏，此女劳之病，非水也，腹满者难治，用硝石矾石散主之。

**硝石矾石散方**

硝石　矾石（烧，等分）

上二味，为散，以大麦粥汁，和服方寸匕，日三服，病随大小便去，小便正黄，大便正黑，是候也。

15. 酒黄疸，心中懊侬，或热痛，栀子大黄汤主之。

**栀子大黄汤方**

栀子（十四枚）　大黄（一两）　枳实（五枚）　豉（一升）

上四味，以水六升，煮取二升，分温三服。

16. 诸病黄家，但利其小便。假令脉浮，当以汗解之，宜桂枝加黄芪汤主之。方见水气中。

17. 诸黄，猪膏发煎主之。

**猪膏发煎方**

猪膏（半斤）　乱发（如鸡子大三枚）

上二味，和膏中煎之，发消药成，分再服，病从小便出。

18. 黄疸病，茵陈五苓散主之。一本云：茵陈汤及五苓散并主之。

**茵陈五苓散方**

茵陈蒿末（十分）　五苓散（五分，方见痰饮中）

上二物和，先食饮方寸匕，日三服。

19. 黄疸腹满，小便不利而赤，自汗出，此为表和里实，当下之，宜大黄硝石汤。

**大黄硝石汤方**

大黄　黄柏　硝石（各四两）　栀子（十五枚）

上四味，以水六升，煮取二升，去滓，内硝，更煮取一升，顿服。

20. 黄疸病，小便色不变，欲自利，腹满而喘，不可除热，热除必哕，哕者，小半夏汤主之。方见痰饮中。

21. 诸黄，腹痛而呕者，宜柴胡汤。必小柴胡汤，方见呕吐中。

22. 男子黄，小便自利，当与虚劳小建中汤。方见虚劳中。

**附方**

**瓜蒂汤**　治诸黄。方见暍病中。

**《千金》麻黄醇酒汤**　治黄疸。

麻黄（三两）

上一味，以美清酒五升，煮取二升半，顿服尽。冬月用酒，春月用水煮之。

# 惊悸吐衄下血胸满瘀血病脉证治第十六

1. 寸口脉动而弱，动即为惊，弱则为悸。

2. 师曰：夫脉浮，目睛晕黄，衄未止；晕黄去，目睛慧了，知衄今止。

3. 又曰：从春至夏，衄者，太阳；从秋至冬，衄者，阳明。

4. 衄家不可汗，汗出必额上陷，脉紧急，直视不能眴，不得眠。

5. 病人面无色，无寒热，脉沉弦者，衄；浮弱，手按之绝者，下血；烦咳者，必吐血。

6. 夫吐血，咳逆上气，其脉数而有热，不得卧者，死。

7. 夫酒客咳者，必致吐血，此因极饮过度所致也。

8. 寸口脉弦而大，弦则为减，大则为芤，减则为寒，芤则为虚，寒虚相击，此名曰革，妇人则半产漏下，男子则亡血。

9. 亡血不可发其表，汗出则寒栗而振。

10. 病人胸满，唇痿，舌青，口燥，但欲漱水不欲咽，无寒热，脉微大来迟，腹不满，其人言我满，为有瘀血。

11. 病者如热状，烦满，口干燥而渴，其脉反无热，此为阴状，是瘀血也，当下之。

12. 火邪者，桂枝去芍药加蜀漆牡蛎龙骨救逆汤主之。

**桂枝救逆汤方**

桂枝（三两，去皮）　甘草（二两，炙）　生姜（三两）　大枣（十二枚）　蜀漆（三两，去腥）　牡蛎（五两，熬）　龙骨（四两）

上为末，以水一斗二升，先煮蜀漆，减二升，内诸药，煮取三升，去滓，温服一升。

13. 心下悸者，半夏麻黄丸主之。

**半夏麻黄丸方**

半夏　麻黄（各等分）

上二味，末之，炼蜜和丸，小豆大，饮服三丸，日三服。

14. 吐血不止者，柏叶汤主之。

**柏叶汤方**

柏叶　干姜（各三两）　艾（三把）

上三味，以水五升，取马通汁一升，合煮，取一升，分温再服。

15. 下血，先便后血，此远血也，黄土汤主之。

**黄土汤方**　亦主吐血、衄血。

甘草　干地黄　白术　附子（炮）　阿胶　黄芩（各三两）　灶中黄土（半斤）

上七味，以水八升，煮取三升，分温二服。

16. 下血，先血后便，此近血也，赤小豆当归散主之。（方见狐惑中）

17. 心气不足，吐血衄血，泻心汤主之。

**泻心汤方**　亦治霍乱。

大黄（二两）　黄连　黄芩（各一两）

上三味，以水三升，煮取一升，顿服之。

# 呕吐哕下利病脉证治第十七

1. 夫呕家有痈脓，不可治呕，脓尽自愈。

2. 先呕却渴者，此为欲解；先渴却呕者，为水停心下，此属饮家；呕家本渴，今反不渴者，以心下有支饮故也，此属支饮。

3. 问曰：病人脉数，数为热，当消谷引食，而反吐者，何也？师曰：以发其汗，令阳微，膈气虚，脉乃数，数为客热，不能消谷，胃中虚冷故也。脉弦者虚也，胃气无余，朝食暮吐，变为胃反。寒在于上，医反下之，今脉反弦，故名曰虚。

4. 寸口脉微而数，微则无气，无气则荣虚，荣虚则血不足，血不足则胸中冷。

5. 趺阳脉浮而涩，浮则为虚，涩则伤脾，脾伤则不磨，朝食暮吐，暮食朝吐，宿谷不化，名曰胃反，脉紧而涩，其病难治。

6. 病人欲吐者，不可下之。

7. 哕而腹满，视其前后，知何部不利，利之即愈。

8. 呕而胸满者，茱萸汤主之。

**茱萸汤方**

吴茱萸（一升）　人参（三两）　生姜（六两）　大枣（十二枚）

上四味，以水五升，煮取三升，温服七合，日三服。

9. 干呕，吐涎沫，头痛者，茱萸汤主之。方见上。

10. 呕而肠鸣，心下痞者，半夏泻心汤主之。

**半夏泻心汤方**

半夏（半升，洗）　黄芩（三两）　干姜（三两）　人参（三两）　黄连（一两）　大枣（十二枚）　甘草（三两，炙）

上七味，以水一斗，煮取六升，去滓，再煮取三升，温服一升，日三服。

11. 干呕而利者，黄芩加半夏生姜汤主之。

**黄芩加半夏生姜汤方**

黄芩（三两）　甘草（二两，炙）　芍药（二两）　半夏（半升）　生姜（三两）　大枣（十二枚）

上六味，以水一斗，煮取三升，去滓，温服一升，日再夜一服。

12. 诸呕吐，谷不得下者，小半夏汤主之。方见痰饮中。

13. 呕吐而病在膈上，后思水者，解，急与之，思水者，猪苓散主之。

**猪苓散方**

猪苓　茯苓　白术（各等分）

上三味，杵为散，饮服方寸匕，日三服。

14. 呕而脉弱，小便复利，身有微热，见厥者难治，四逆汤主之。

**四逆汤方**

附子（一枚，生用）　干姜（一两半）　甘草（二两，炙）

上三味，以水三升，煮取一升二合，去滓，分温再服。强人可大附子一枚，干姜三两。

15. 呕而发热者，小柴胡汤主之。

**小柴胡汤方**

柴胡（半斤）　黄芩（三两）　人参（三两）　甘草（三两）　半夏（半斤）　生姜（三两）　大枣（十二枚）

上七味，以水一斗二升，煮取六升，去滓，再煎取三升，温服一升，日三服。

16. 胃反呕吐者，大半夏汤主之。《千金》云：治胃反不受食，食入即吐。《外台》云：治呕，心下痞硬者。

**大半夏汤方**

半夏（二升，洗完用）　人参（三两）　白蜜（一升）

上三味，以水一斗二升，和蜜扬之二百四十遍，煮取二升半，温服一升，余分再服。

17. 食已即吐者，大黄甘草汤主之。《外台》方又治吐水。

**大黄甘草汤方**

大黄（四两）　甘草（一两）

上二味，以水三升，煮取一升，分温再服。

18. 胃反，吐而渴欲饮水者，茯苓泽泻汤主之。

**茯苓泽泻汤方**　《外台》云：治消渴脉绝，胃反吐食之，有小麦一升。

茯苓（半斤）　泽泻（四两）　甘草（二两）　桂枝（二两）　白术（三两）　生姜（四两）

上六味，以水一斗，煮取三升，内泽泻，再煮取二升半，温服八合，日三服。

19. 吐后渴欲得水而贪饮者，文蛤汤主之。兼主微风，脉紧，头痛。

**文蛤汤方**

文蛤（五两）　麻黄（三两）　甘草（三两）　生姜（三两）　石膏（五两）　杏仁（五十枚）　大枣（十二枚）

上七味，以水六升，煮取二升，温服一升，汗出即愈。

20. 干呕吐逆，吐涎沫，半夏干姜散主之。

**半夏干姜散方**

半夏　干姜（等分）

上二味，杵为散，取方寸匕，浆水一升半，煎取七合，顿服之。

21. 病人胸中似喘不喘，似呕不呕，似哕不哕，彻心中愦愦然无奈者，生姜半夏汤主之。

**生姜半夏汤方**

半夏（半升）　生姜汁（一升）

上二味，以水三升，煮半夏，取二升，内生姜汁，煮取一升半，小冷，分四服，日三夜一服，停后服。

22. 干呕哕，若手足厥者，橘皮汤主之。

**橘皮汤方**

橘皮（四两）　生姜（半斤）

上二味，以水七升，煮取三升，温服一升，下咽即愈。

23. 哕逆者，橘皮竹茹汤主之。

**橘皮竹茹汤方**

橘皮（二升）　竹茹（二升）　大枣（三十枚）　生姜（半斤）　甘草（五两）　人参（一两）

上六味，以水一斗，煮取三升，温服一升，日三服。

24. 夫六腑气绝于外者，手足寒，上气脚缩；五脏气绝于内者，利不禁；下甚者，手足不仁。

25. 下利，脉沉弦者，下重，脉大者，为未止；脉微弱数者，为欲自止，虽发热不死。

26. 下利，手足厥冷，无脉者，灸之不温；若脉不还，反微喘者，死；少阴负趺阳者，为顺也。

27. 下利，有微热而渴，脉弱者，今自愈。

28. 下利脉数，有微热汗出，今自愈；设脉紧，为未解。

29. 下利，脉数而渴者，今自愈；设不差，必清脓血，以有热故也。

30. 下利，脉反弦，发热身汗者，自愈。

31. 下利气者，当利其小便。

32. 下利，寸脉反浮数，尺中自涩者，必清脓血。

33. 下利清谷，不可攻其表，汗出必胀满。

34. 下利脉沉而迟，其人面少赤，身有微热，下利清谷者，必郁冒，汗出而解，病人必微厥，所以然者，其面戴阳，下虚故也。

35. 下利后，脉绝，手足厥冷，晬时脉还，手足温者生，脉不还者死。

36. 下利，腹胀满，身体疼痛者，先温其里，乃攻其表。温里宜四逆汤，攻表宜桂枝汤。

**四逆汤方**　　方见上。

**桂枝汤方**

桂枝（三两，去皮）　　芍药（三两）　　甘草（二两，炙）　　生姜（三两）　　大枣（十二枚）

上五味，㕮咀，以水七升，微火煮取三升，去滓，适寒温，服一升。服已，须臾啜稀粥一升，以助药力，温覆令一时许，遍身漐漐，微似有汗者益佳，不可令如水流漓。若一服，汗出病差，停后服。

37. 下利三部脉皆平，按之心下坚者，急下之，宜大承气汤。

38. 下利脉迟而滑者，实也，利未欲止，急下之，宜大承气汤。

39. 下利脉反滑者，当有所去，下乃愈，宜大承气汤。

40. 下利已差，至其年月日时复发者，以病不尽故也，当下之，宜大承气汤。

**大承气汤方**　　见痉病中。

41. 下利谵语者，有燥屎也，小承气汤主之。

**小承气汤方**

大黄（四两）　　厚朴（二两，炙）　　枳实（大者三枚，炙）

上三味；以水四升，煮取一升二合，去滓，分温二服，得利则止。

42. 下利便脓血者，桃花汤主之。

**桃花汤方**

赤石脂（一斤，一半剉，一半筛末）　　干姜（一两）　　粳米（一升）

上三味，以水七升，煮米令熟，去滓，温七合，内赤石脂末方寸匕，日三服；若一服愈，余勿服。

43. 热利下重者，白头翁汤主之。

**白头翁汤方**

白头翁（二两）　　黄连（三两）　　黄柏（三两）　　秦皮（三两）

上四味，以水七升，煮取二升；去滓，温服一升，不愈更服。

44. 下利后更烦，按之心下濡者，为虚烦也，栀子豉汤主之。

**栀子豉汤方**

栀子（十四枚）　香豉（四合，绵裹）

上二味，以水四升，先煮栀子得二升半，内豉，煮取一升半，去滓，分二服，温进一服，得吐则止。

45. 下利清谷，里寒外热，汗出而厥者，通脉四逆汤主之。

**通脉四逆汤方**

附子（大者一枚，生用）　干姜（三两，强人可四两）　甘草（二两，炙）

上三味，以水三升，煮取一升二合，去滓，分温再服。

46. 下利肺痛，紫参汤主之。

**紫参汤方**

紫参（半斤）　甘草（三两）

上二味，以水五升，先煮紫参取二升，内甘草，煮取一升半，分温三服。疑非仲景方。

47. 气利，诃梨勒散主之。

**诃梨勒散方**

诃梨勒（十枚，煨）

上一味为散，粥饮和，顿服。疑非仲景方。

**附方**

《千金翼》小承气汤　治大便不通，哕，数谵语。方见上。

《外台》黄芩汤　治干呕下利。

黄芩　人参　干姜（各三两）　桂枝（一两）　大枣（十二枚）　半夏（半升）

上六味，以水七升，煮取三升，温分三服。


# 疮痈肠痈浸淫病脉证并治第十八

1. 诸浮数脉，应当发热，而反洒淅恶寒，若有痛处，当发其痈。

2. 师曰：诸痈肿，欲知有脓无脓，以手掩肿上，热者为有脓，不热者为无脓。

3. 肠痈之为病，其身甲错，腹皮急，按之濡如肿状，腹无积聚，身无热，脉数，此为肠内有痈脓，薏苡附子败酱散主之。

**薏苡附子败酱散方**

薏苡仁（十分）　附子（二分）　败酱（五分）

上三味，杵为末，取方寸匕，以水二升，煎减半，顿服。小便当下。

4. 肠痈者，少腹肿痞，按之即痛如淋，小便自调，时时发热，自汗出，复恶寒，其脉迟紧者，脓未成，可下之，当有血；脉洪数者，脓已成，不可下也。大黄牡丹汤主之。

**大黄牡丹汤方**

大黄（四两）　牡丹皮（一两）　桃仁（五十枚）　瓜子（半升）　芒硝（三合）

上五味，以水六升，煮取一升，去滓，内芒硝，再煎沸，顿服之，有脓当下，如无脓当下血。

5. 问曰：寸口脉浮微而涩，然当亡血，若汗出，设不汗者云何？答曰：若身有疮，被刀斧所伤，亡血故也。

6. 病金疮，王不留行散主之。

**王不留行散方**

王不留行（十分，八月八日采）　蒴藋细叶（十分，七月七日采）　桑东南根白皮（十分，三月三日采）　甘草（十八分）　川椒（三分，除目及闭口者，去汗）　黄芩　干姜（各二分）　芍药　厚朴（各二分）

上九味，桑根皮以上三味，烧灰存性，勿令灰过，各别杵筛，合治之为散。服方寸匕，小疮即粉之，大疮但服之。产后亦可服。如风寒，桑东根勿取之。前三物，皆阴干百日。

**排脓散方**

枳实（十六枚）　芍药（六分）　桔梗（二分）

上三味，杵为散，取鸡子黄一枚，以药散与鸡子黄相等，揉和令相得，饮和服之，日一服。

**排脓汤方**

甘草（二两）　桔梗（三两）　生姜（一两）　大枣（十枚）

上四味，以水三升，煮取一升，温服五合，日再服。

7. 浸淫疮，从口流向四肢者可治；从四肢流来入口者不可治。

8. 浸淫疮，黄连粉主之。方未见。

## 跌蹶手指臂肿转筋阴狐疝蛔虫病脉证治第十九

1. 师曰：病跌蹶，其人但能前，不能却，刺腨入二寸，此太阳经伤也。

2. 病人常以手指臂肿动，此人身体瞤瞤者，藜芦甘草汤主之。

**藜芦甘草汤方**　未见。

3. 转筋之为病，其人臂脚直，脉上下行，微弦，转筋入腹者，鸡屎白散主之。

### 鸡屎白散方

鸡屎白

上一味为散，取方寸匕，以水六合，和，温服。

4. 阴狐疝气者，偏有小大，时时上下，蜘蛛散主之。

### 蜘蛛散方

蜘蛛（十四枚，熬焦）　桂枝（半两）

上二味为散，取八分一匕，饮和服，日再服，蜜丸亦可。

5. 问曰：病腹痛有虫，其脉何以别之？师曰：腹中痛，其脉当沉，若弦，反洪大，故有蛔虫。

6. 蛔虫之为病，令人吐涎，心痛，发作有时，毒药不止，甘草粉蜜汤主之。

### 甘草粉蜜汤方

甘草（二两）　粉（一两）　蜜（四两）

上三味，以水三升，先煮甘草，取二升，去滓，内粉蜜，搅令和，煎如薄粥，温服一升，差即止。

7. 蛔厥者，当吐蛔，令病者静而复时烦，此为脏寒，蛔上入膈，故烦。须臾复止，得食而呕又烦者，蛔闻食臭出，其人常自吐蛔。

8. 蛔厥者，乌梅丸主之。

### 乌梅丸方

乌梅（三百枚）　细辛（六两）　干姜（十两）　黄连（一斤）　当归（四两）　附子（六两，炮）　川椒（四两，去汗）　桂枝（六两）　人参（六两）　黄柏（六两）

上十味，异捣筛，合治之，以苦酒渍乌梅一宿，去核，蒸之五升米下，饭熟，捣成泥，和药令相得，内臼中，与蜜杵二千下，丸如梧子大。先食，饮服十丸，日三服，稍加至二十丸。禁生冷滑臭等食。

# 妇人妊娠病脉证并治第二十

1. 师曰：妇人得平脉，阴脉小弱，其人渴，不能食，无寒热，名妊娠，桂枝汤主之。方见下利。于法六十日，当有此证，设有医治逆者，却一月加吐下者，则绝之。

2. 妇人宿有癥病，经断未及三月，而得漏下不止。胎动在脐上者，为癥痼害。妊娠六月动者，前三月经水利时胎也。下血者，后断三月衃也。所以血不止者，其癥不去故也，当下其癥，桂枝茯苓丸主之。

**桂枝茯苓丸方**

桂枝　茯苓　牡丹（去心）　　桃仁（去皮尖，熬）　　芍药（各等分）

上五味，末之，炼蜜和丸，如兔屎大，每日食前一丸，不知，加至三丸。

3. 妇人怀妊六七月，脉弦，发热，其胎愈胀，腹痛恶寒者，少腹如扇。所以然者，子脏开故也，当以附子汤温其藏。方未见。

4. 师曰：妇人有漏下者，有半产后因续下血都不绝者，有妊娠下血者。假令妊娠腹中痛，为胞阻，胶艾汤主之。

**胶艾汤方**一方加干姜一两，胡氏治妇人胞动无干姜。

芎劳（二两）　　阿胶（二两）　　甘草（二两）　　艾叶（三两）　　当归（三两）　　芍药（四两）　　干地黄（六两）

上七味，以水五升，清酒三升合煮，取三升，去滓，内胶，令消尽，温服一升，日三服，不差更作。

5. 妇人怀妊，腹中疠痛，当归芍药散主之。

**当归芍药散方**

当归（三两）　　芍药（一斤）　　茯苓（四两）　　白术（四两）　　泽泻（半斤）　　芎劳（半斤，一作三两）

上六味，杵为散，取方寸匕，酒和，日三服。

6. 妊娠呕吐不止，干姜人参半夏丸主之。

**干姜人参半夏丸方**

干姜（一两）　　人参（一两）　　半夏（二两）

上三味，末之，以生姜汁糊为丸，如梧子大，饮服十丸，日三服。

7. 妊娠小便难，饮食如故，当归贝母苦参丸主之。

当归贝母苦参丸方男子加滑石半两。

当归　贝母　苦参（各四两）

上三味，末之，炼蜜丸如小豆大，饮服三丸，加至十丸。

8. 妊娠有水气，身重，小便不利，洒淅恶寒，起即头眩，葵子茯苓散主之。

**葵子茯苓散方**

葵子（一斤）　　茯苓（三两）

上二味，杵为散，饮服方寸匕，日三服，小便利则愈。

9. 妇人妊娠，宜常服当归散主之。

**当归散方**

当归　黄芩　芍药　川芎（各一斤）　　白术（半斤）

上五味，杵为散，酒饮服方寸匕，日再服。妊娠常服即易产，胎无苦疾，产后百病悉主之。

10. 妊娠养胎，白术散主之。

**白术散方**　见《外台》。

白术　芎䓖　蜀椒（去汗）　牡蛎（各三分）

上四味，杵为散，酒服一钱匕，日三服，夜一服。但苦痛，加芍药；心下毒痛，倍芎䓖；心烦吐痛，不能饮食，加细辛一两、半夏大者二十枚。服之后，更以醋浆水服之。若呕，以醋浆水服之，复不解者，小麦汁服之；已后渴者，大麦粥服之。病虽愈，服之勿置。

11. 妇人伤胎，怀身腹满，不得小便，从腰以下重，如有水气状，怀身七月，太阴当养不养，此心气实，当刺泻劳宫及关元，小便微利则愈。见《玉函》

# 妇人产后病脉证并治第二十一

1. 问曰：新产妇人有三病，一者病痉，二者病郁冒，三者大便难，何谓也？师曰：新产血虚，多汗出，喜中风，故令病痉。亡血复汗，寒多，故令郁冒。亡津液胃燥，故令大便难。产妇郁冒，其脉微弱，呕不能食，大便反坚，但头汗出；所以然者，血虚而厥，厥而必冒，冒家欲解，必大汗出；以血虚下厥，孤阳上出，故头汗出；所以产妇喜汗出者，亡阴血虚，阳气独盛，故当汗出，阴阳乃复。大便坚，呕不能食，小柴胡汤主之。方见呕吐中。

2. 病解能食，七八日更发热者，此为胃实，大承气汤主之。方见痉病中。

3. 产后腹中㽲痛，当归生姜羊肉汤主之，并治腹中寒疝虚劳不足。

**当归生姜羊肉汤方**　见寒疝中。

4. 产后腹痛，烦满不得卧，枳实芍药散主之。

**枳实芍药散方**

枳实（烧令黑，勿大过）　芍药（等分）

上二味，杵为散，服方寸匕，日三服，并主痈脓，以麦粥下之。

5. 师曰：产妇腹痛，法当以枳实芍药散，假令不愈者，此为腹中有干血着脐下，宜下瘀血汤主之。亦主经水不利。

**下瘀血汤方**

大黄（三两）　桃仁（二十枚）　䗪虫（二十枚，熬，去足）

上三味，末之，炼蜜和为四丸，以酒一升，煎一丸，取八合，顿服之，新血下如豚肝。

6. 产后七八日，无太阳证，少腹坚痛，此恶露不尽，不大便，烦躁发热，切脉微实，再倍发热，日晡时烦躁者不食，食则谵语，至夜即愈，宜大承气汤主之。热在里，结在膀胱也。方见痉病中。

7. 产后风，续之数十日不解，头微痛，恶寒，时时有热，心下闷，干呕汗出。虽久，阳旦证续在耳，可与阳旦汤。即桂枝汤方，见下利中。

8. 产后中风发热，面正赤，喘而头痛，竹叶汤主之。

**竹叶汤方**

竹叶（一把）　葛根（三两）　防风　桔梗　桂枝　人参　甘草（各一两）　附子（一枚，炮）　大枣（十五枚）　生姜（五两）

上十味，以水一斗，煮取二升半，分温三服，温覆使汗出。颈项强，用大附子一枚，破之如豆大，煎药扬去沫，呕者加半夏半升洗。

9. 妇人乳中虚，烦乱呕逆，安中益气，竹皮大丸主之。

**竹皮大丸方**

生竹茹（二分）　石膏（二分）　桂枝（一分）　甘草（七分）　白薇（一分）

上五味，末之，枣肉和丸，弹子大，以饮服一丸，日三夜二服。有热者，倍白薇，烦喘者，加柏实一分。

10. 产后下利虚极，白头翁加甘草阿胶汤主之。

**白头翁加甘草阿胶汤方**

白头翁　甘草　阿胶（各二两）　秦皮　黄连　柏皮（各三两）

上六味，以水七升，煮取二升半，内胶令清尽，分温三服。

**附方**

**《千金》三物黄芩汤**　治妇人在草褥，自发露得风，四肢苦烦热，头痛者，与小柴胡汤；头不痛但烦者，此汤主之。

黄芩（一两）　苦参（二两）　干地黄（四两）

上三味，以水六升，煮取二升，温服一升，多吐下虫。

**《千金》内补当归建中汤**　治妇人产后虚羸不足，腹中刺痛不止，吸吸少气，或苦少腹中急，摩痛引腰背，不能食饮，产后一月，日得服四五剂为善。令人强壮，宜。

当归（四两）　桂枝（三两）　芍药（六两）　生姜（三两）　甘草（二两）　大枣（十二枚）

上六味，以水一斗，煮取三升，分温三服，一日令尽。若大虚，加饴糖六两，汤成内之，于火上暖，令饴消。若去血过多，崩伤内衄不止，加地黄六两，阿胶二两，合八味，汤成内阿胶。若无当归，以芎劳代之；若无生姜，以干姜代之。

# 妇人杂病脉证并治第二十二

1. 妇人中风，七八日续来寒热，发作有时，经水适断，此为热入血室，其血必结，故使如疟状，发作有时，小柴胡汤主之。方见呕吐中。

2. 妇人伤寒发热，经水适来，昼日明了，暮则谵语，如见鬼状者，此为热入血室，治之无犯胃气及上二焦，必自愈。

3. 妇人中风，发热恶寒，经水适来，得之七八日，热除，脉迟，身凉和，胸胁满，如结胸状，谵语者，此为热入血室也，当刺期门，随其实而取之。

4. 阳明病，下血谵语者，此为热入血室，但头汗出，当刺期门，随其实而泻之，濈然汗出者愈。

5. 妇人咽中如有炙脔，半夏厚朴汤主之。

**半夏厚朴汤方**　　《千金》作胸满，心下坚，咽中怗怗如有炙肉，吐之不出，吞之不下。

半夏（一升）　　厚朴（三两）　　茯苓（四两）　　生姜（五两）　　干苏叶（二两）

上五味，以水七升，煮取四升，分温四服，日三夜一服。

6. 妇人脏躁，喜悲伤欲哭，象如神灵所作，数欠伸，甘麦大枣汤主之。

**甘草小麦大枣汤方**

甘草（三两）　　小麦（一升）　　大枣（十枚）

上三味，以水六升，煮取三升，温分三服。亦补脾气。

7. 妇人吐涎沫，医反下之，心下即痞，当先治其吐涎沫，小青龙汤主之；涎沫止，乃治痞，泻心汤主之。

**小青龙汤方**　　见肺痈中。

**泻心汤方**　　见惊悸中。

8. 妇人之病，因虚、积冷、结气，为诸经水断绝，至有历年，血寒积结胞门，寒伤经络。凝坚在上，呕吐涎唾，久成肺痈，形体损分；在中盘结，绕脐寒疝，或两胁疼痛，与脏相连；或结热中，痛在关元，脉数无疮，肌若鱼鳞，时着男子，非止女身。在下未多，经候不匀，令阴掣痛，少腹恶寒；或引腰脊，下根气街，气冲急痛，膝胫疼烦，奄忽眩冒，状如厥癫，或有忧惨，悲伤多嗔，此皆带下，非有鬼神。久则羸瘦，脉虚多寒。三十六病，千变万端，审脉阴阳，虚实紧弦，行其针药，治危得安，其虽同病，脉各异源，子当辨记，勿谓不然。

9. 问曰：妇人年五十所，病下利，数十日不止，暮即发热，少腹里急，腹满，手掌烦热，唇口干燥，何也？师曰：此病属带下。何以故？曾经半产，瘀血在少腹不去。何以知之？其证唇口干燥，故知之，当以温经汤主之。

**温经汤方**

吴茱萸（三两）　当归（二两）　芎䓖（二两）　芍药（二两）　人参（二两）　桂枝（二两）　阿胶（二两）　生姜（二两）　牡丹皮（二两，去心）　甘草（二两）　半夏（半升）　麦门冬（一升，去心）

上十二味，以水一斗，煮取三升，分温三服。亦主妇人少腹寒，久不受胎，兼取崩中去血，或月水来过多，及至期不来。

10. 带下，经水不利，少腹满痛，经一月再见者，土瓜根散主之。

**土瓜根散方**　阴癞肿亦主之。

土瓜根　蟅虫　桂枝　芍药（各三两）

上四味，杵为散，酒服方寸匕，日三服。

11. 寸口脉弦而大，弦则为减，大则为芤，减则为寒，芤则为虚，寒虚相搏，此名曰革，妇人则半产漏下，旋覆花汤主之。

**旋覆花汤方**

旋覆花（三两）　葱（十四茎）　新绛（少许）

上三味，以水三升，煮取一升，顿服之。

12. 妇人陷经，漏下黑不解，胶姜汤主之。臣亿等校诸本无胶姜汤方，想是前妊娠中胶艾汤。

13. 妇人少腹满如敦状，小便微难而不渴，生后者，此为水与血俱结在血室也，大黄甘遂汤主之。

**大黄甘遂汤方**

大黄（四两）　甘遂（二两）　阿胶（二两）

上三味，以水三升，煮取一升，顿服之，其血当下。

14. 妇人经水不利下，抵当汤主之。亦治男子膀胱满急，有瘀血者。

**抵当汤方**

水蛭（三十个，熬）　虻虫（三十枚，熬，去翅足）　桃仁（二十个，去皮尖）　大黄（三两，酒浸）

上四味，为末，以水五升，煮取三升，去滓，温服一升。

15. 妇人经水闭，不利，脏坚癖不止，中有干血，下白物，矾石丸主之。

**矾石丸方**

矾石（三分，烧）　杏仁（一分）

上二味，末之，炼蜜为丸枣核大，内脏中，剧者再内之。

16. 妇人六十二种风，及腹中血气刺痛，红蓝花酒主之。

**红蓝花酒方**

红蓝花（一两）

上一味，以酒一大升，煎减半，顿服一半，未止，再服。

17. 妇人腹中诸疾痛，当归芍药散主之。

**当归芍药散方**　见前妊娠中。

18. 妇人腹中痛，小建中汤主之。

**小建中汤方**　见前虚劳中。

19. 问曰：妇人病，饮食如故，烦热不得卧，而反倚息者，何也？师曰：此名转胞，不得溺也。以胞系了戾，故致此病，但利小便则愈，宜肾气丸主之。

**肾气丸方**

干地黄（八两）　薯蓣（四两）　山茱萸（四两）　泽泻（三两）　茯苓（三两）　牡丹皮（三两）　桂枝（一两）　附子（一两，炮）

上八味，末之，炼蜜和丸，梧子大，酒下十五丸，加至二十五丸，日再服。

20. 蛇床子散方，温阴中坐药。

**蛇床子散方**

蛇床子仁

上一味，末之，以白粉少许，和令相得，如枣大，绵裹内之，自然温。

21. 少阴脉滑而数者，阴中即生疮，阴中蚀疮烂者，狼牙汤洗之。

**狼牙汤方**

狼牙（三两）

上一味，以水四升，煮取半升，以绵缠箸如茧，浸汤沥阴中，日四遍。

22. 胃气下泄，阴吹而正喧，此谷气之实也，膏发煎导之。

**膏发煎方**　见黄疸中。

**小儿疳虫蚀齿方**　疑非仲景方。

雄黄　葶苈

上二味，末之，取腊月猪脂熔，以槐枝绵裹头四五枚，点药烙之。


# 杂疗方第二十三

1. 退五脏虚热，四时加减柴胡饮子方。

冬三月加柴胡（八分）、白术（八分）、陈皮（五分）、大腹槟榔（四枚，并皮子用）、生姜（五分）、桔梗（七分）。

春三月加枳实，减白术。共六味。

夏三月加生姜（三分）、枳实（五分）、甘草（三分）。共八味。

秋三月加陈皮（三分）。共六味。

上各㕮咀，分为三帖，一帖以水三升，煮取二升，分温三服，如人行四五里进一服。如四体壅，添甘草少许，每帖分作三小帖，每小帖以水一升，煮取七合，温服，再合滓为一服，重煮，都成四服。疑非仲景方。

2. 长服诃黎勒丸方。疑非仲景方。

诃黎勒　陈皮　厚朴（各三两）

上三味，末之，炼蜜丸如梧子大，酒饮服二十丸，加至三十丸。

3. 三物备急丸方见《千金》，司空裴秀为散用。亦可先和成汁，乃倾口中，令从齿间得入，至良验。

大黄（一两）　干姜（一两）　巴豆（一两，去皮心，熬，外研如脂。）

上药，各须精新，先捣大黄、干姜为末，研巴豆内中，合治一千杵，用为散，蜜和丸亦佳，密器中储之，莫令歇。主心腹诸卒暴百病，若中恶客忤，心腹胀满，卒痛如锥刺，气急口噤，停尸卒死者，以暖水若酒服，大豆许三、四丸，或不下，捧头起，灌令下咽，须臾当差；如未差，更与三丸，当腹中鸣，即吐下，便差；若口噤，亦须折齿灌之。

4. 治伤寒，令愈不复，紫石寒食散。方见《千金翼》。

紫石英　白石英　赤石脂　钟乳（碓炼）　栝蒌根　防风　桔梗　文蛤　鬼臼（各十分）　太一余粮（十分，烧）　干姜　附子（炮，去皮）　桂枝（去皮）（各四分）

上十三味，杵为散，酒服方寸匕。

5. 救卒死方。

薤捣汁，灌鼻中。

又方

雄鸡冠，割取血，管吹内鼻中。

猪脂如鸡子大，苦酒一升，煮沸，灌喉中。

鸡肝及血涂面上，以灰围四旁，立起。

大豆二七粒，以鸡子白并酒和，尽以吞之。

6. 救卒死而壮热者方。

矾石（半斤），以水一斗半，煮消，以渍脚，令没踝。

7. 救卒死而目闭者方。

牵牛临面，捣薤汁灌耳中，吹皂荚末鼻中，立效。

8. 救卒死而张口反折者方。

灸手足两爪后，十四壮了，饮以五毒诸膏散。有巴豆者。

9. 救卒死而四肢不收失便者方。

马屎（一升），水三斗，煮取二斗，以洗之，又取牛洞稀粪也一升；温酒灌口中，灸心下一寸、脐上三寸、脐下四寸，各一百壮，差。

10. 救小儿卒死而吐利不知是何病方。

狗屎一丸，绞取汁，以灌之。无湿者，水煮干者，取汁。

11. 尸厥脉动而无气，气闭不通，故静而死也，治方。脉证见上卷。

菖蒲屑，内鼻两孔中吹之。令人以桂屑着舌下。

又方

剔取左角发方寸，烧末酒和，灌令入喉，立起。

12. 救卒死，客忤死，还魂汤主之。

《千金方》云：主卒忤、鬼击、飞尸，诸奄忽气绝，无复觉，或已无脉，口噤拗不开，去齿下汤；汤入口不下者，分病人发左右，捉搦肩引之，药下，复增，取一升，须臾立苏。

麻黄（三两，去节，一方四两）　　杏仁（七十个，去皮尖）　　甘草（一两，炙）　　（《千金》用桂心二两）

上三味，以水八升，煮取三升，去滓，分令咽之，通治诸感忤。

又方

韭根（一把）　　乌梅（二七个）　　吴茱萸（半升，炒）

上三味，以水一斗，煮之。以病人栉内中三沸，栉浮者生，沉者死。煮取三升，去滓，分饮之。

13. 救自缢死，旦至暮，虽已冷，必可治；暮至旦，小难也。恐此当言阴气盛故也，然夏时夜短于昼，又热，犹应可治。又云：心下若微温者，一日以上，犹可治之。

徐徐抱解，不得截绳，上下安被卧之。一人以脚踏其两肩，手少挽其发，常弦弦勿纵之；一人以手按据胸上，数动之；一人摩持臂胫，屈伸之。若已僵，但渐渐强屈之，并按其腹，如此一炊顷，气从口出，呼吸眼开，而犹引按莫置，亦勿苦劳之，须臾，可少桂汤及粥清，含与之，令濡喉，渐渐能咽，吸稍止。若向令两人以管吹其两耳，采好，此法最善，无不活者。

14. 凡中暍死，不可使得冷，得冷便死，疗之方。

屈草带绕暍人脐，使三两人溺其中，令温。亦可用热泥和屈草，亦可扣瓦碗底，按及车缸以着暍人脐，令溺须得流去，此谓道路穷卒无汤。当令溺其中，欲使多人溺，取令温，若汤便可与之，不可泥及车缸，恐此物冷。暍既在夏月，得热泥土、暖车缸，亦可用也。

15. 救溺死方。

取灶中灰两石余以埋人，从头至足，水出七孔，即活。

上疗自缢、溺、暍之法，并出自张仲景为之，其意殊绝，殆非常情所及，本草所能关，实救人之大术矣。伤寒家数有暍病，非此遇热之暍。见《外台》《肘后》目。

16. 治马坠及一切筋骨损方。见《肘后》方。

大黄（一两，切，浸，汤成下）　　绯帛（如手大，烧灰）　　乱发（如鸡子大，烧灰用）　　久用炊单布（一尺，烧灰）　　败蒲（一握三寸）　　桃仁（四十九枚，去皮尖，熬）　　甘草（如中指节，炙，剉）

上七味，以童子小便，量多少，煎汤成，内酒一大盏，次下大黄，去滓，分温三服。先剉败蒲席坐领，煎汤浴，衣被盖覆，斯须通利数行，痛楚立差。利及浴水赤，勿怪，即瘀血也。

# 禽兽鱼虫禁忌并治第二十四

1. 凡饮食滋味，以养于生，食之有妨，反能为害。自非服药炼液，焉能不饮食乎？切见时人，不闲调摄，疾疢竟起；若不因食而生，苟全其生，须知切忌者矣。所食之味，有与病相宜，有与身为害；若得宜则益体，害则成疾，以此致危，例皆难疗。凡煮药饮汁以解毒者，虽云救急，不可热饮，诸毒病得热更甚，宜冷饮之。

2. 肝病禁辛，心病禁咸，脾病禁酸，肺病禁苦，肾病禁甘。春不食肝，夏不食心，秋不食肺，冬不食肾，四季不食脾。辩曰：春不食肝者，为肝气王，脾气败，若食肝则又补肝，脾气败尤甚，不可救。又肝气王之时，不可以死气入肝，恐伤魂也。若非王时，即虚以肝补之，佳。余脏准此。

3. 凡肝脏，自不可轻啖，自死者，弥甚。

4. 凡心，皆为神识所舍，勿食之，使人来生复其报对矣。

5. 凡肉及肝，落地不着尘土者，不可食之。猪肉落水浮者，不可食。

6. 诸肉及鱼，若狗不食，鸟不啄者，不可食。

7. 诸肉不干，火炙不动，见水自动者，不可食之。

8. 肉中有如朱点者，不可食之。

9. 六畜肉，热血不断者，不可食之。

父母及本身命肉，食之令人神魂不安。

10. 食肥肉及热羹，不得饮冷水。

11. 诸五脏及鱼，投地尘土不污者，不可食之。

12. 秽饭馁肉臭鱼，食之皆伤人。

13. 自死肉，口闭者，不可食之。

14. 六畜自死，皆疫死，则有毒，不可食之。

15. 兽自死，北首及伏地者，食之杀人。

16. 食生肉，饱饮乳，变成白虫。一作血蛊。

17. 疫死牛肉，食之令病洞下，亦致坚积，宜利药下之。

18. 脯藏米瓮中有毒，及经夏食之，发肾病。

19. 治食自死六畜肉中毒方。

黄柏屑，捣服方寸匕。

20. 治食郁肉，漏脯中毒方。郁肉，密器盖之，隔宿者是也。漏脯，茅屋漏下，沾着者是也。

　　烧犬屎，酒服方寸匕，每服人乳汁亦良。饮生韭汁三升，亦得。

　　21. 治黍米中藏干脯，食之中毒方。

　　大豆浓煮汁，饮数升即解，亦治狸肉、漏脯等毒。

　　22. 治食生肉中毒方。

　　掘地深三尺，取其下土三升，以水五升，煮数沸，澄清汁，饮一升，即愈。

　　23. 治食六畜鸟兽肝中毒方。

　　水浸豆豉，绞取汁，服数升愈。

　　24. 马脚无夜眼者，不可食之。

　　25. 食酸马肉，不饮酒，则杀人。

　　26. 马肉不可热食，伤人心。

　　27. 马鞍下肉，食之杀人。

　　28. 白马黑头者，不可食之。

　　29. 白马青蹄者，不可食之。

　　30. 马肉、豚肉共食，饱醉卧，大忌。

　　31. 驴马肉合猪肉，食之成霍乱。

　　32. 马肝及毛，不可妄食，中毒害人。

　　33. 治马肝中毒人未死方。

　　雄鼠屎二七粒，末之，水和，日再服。屎尖者是。

　　又方

　　人垢，取方寸匕，服之佳。

　　34. 治食马肉中毒欲死方。

　　香豉（二两）　　杏仁（三两）

　　上二味，蒸一食顷，熟，杵之服，日再服。

　　又方

　　煮芦根汁，饮之良。

　　35. 疫死牛，或目赤，或黄，食之大忌。

　　36. 牛肉共猪肉，食之必作寸白虫。

　　37. 青牛肠，不可合犬肉食之。

　　38. 牛肺，从三月至五月，其中有虫如马尾，割去勿食，食则损人。

　　39. 牛羊猪肉，皆不得以楮木、桑木蒸炙，食之令人腹内生虫。

　　40. 啖蛇牛肉杀人，何以知之？啖蛇者，毛发向后顺者，是也。

　　41. 治啖蛇牛肉，食之欲死方。

　　饮人乳汁一升，立愈。

又方

以泔洗头，饮一升，愈。

牛肚细切，以水一斗，煮取一升，暖饮之，大汗出者愈。

42. 治食牛肉中毒方。

甘草煮汁，饮之即解。

43. 羊肉其有宿热者，不可食之。

44. 羊肉不可共生鱼、酪食之，害人。

45. 羊蹄甲中有珠子白者，名羊悬筋，食之令人癫。

46. 白羊头黑食其脑，作肠痈。

47. 羊肝共生椒食之，破人五脏。

48. 猪肉共羊肝和食之，令人心闷。

49. 猪肉以生胡荽同食，烂人脐。

50. 猪脂不可合梅子食之。

51. 猪肉和葵食之，少气。

52. 鹿肉不可和蒲白作羹，食之发恶疮。

53. 麋脂及梅李子，若妊妇食之，令子青盲，男子伤精。

54. 獐肉不可合虾，及生菜、梅李果食之，皆病人。

55. 痼疾人，不可食熊肉，令终身不愈。

56. 白犬自死，不出舌者，食之害人。

57. 食狗鼠余，令人发瘘疮。

58. 治食犬肉不消，心下坚，或腹胀，口干大渴，心急发热，妄语如狂，或洞下方。

杏仁（一升，合皮，熟，研用）

上一味，以沸汤三升，和取汁，分三服，利下肉片，大验。

59. 妇人妊娠，不可食兔肉、山羊肉，及鳖、鸡、鸭，令子无声音。

60. 兔肉不可合白鸡肉食之，令人面发黄。

61. 兔肉着干姜食之，成霍乱。

62. 凡鸟自死，口不闭，翅不合者，不可食之。

63. 诸禽肉，肝青者，食之杀人。

64. 鸡有六翮四距者，不可食之。

65. 乌鸡白首者，不可食之。

66. 鸡不可共胡蒜食之，滞气。一云鸡子。

67. 山鸡不可合鸟兽肉食之。

68. 雉肉久食之，令人瘦。

69. 鸭卵，不可合鳖肉食之。

70. 妇人妊娠，食雀肉，令子淫乱无耻。

71. 雀肉不可合李子食之。

72. 燕肉勿食，入水为蛟龙所啖。

73. 鸟兽有中毒箭死者，其肉有毒，解之方。

大豆煮汁，及盐汁，服之解。

74. 鱼头正白，如连珠至脊上，食之杀人。

75. 鱼头中无腮者，不可食之，杀人。

76. 鱼无肠胆者，不可食之，三年阴不起，女子绝生。

77. 鱼头似有角者，不可食之。鱼目合者，不可食之。

78. 六甲日，勿食鳞甲之物。

79. 鱼不可合鸡肉食之。

80. 鱼不得合鸬鹚肉食之。

81. 鲤鱼鲊不可合小豆藿食之，其子不可合猪肝食之，害人。

82. 鲤鱼不可合犬肉食之。

83. 鲫鱼不可合猴雉肉食之，一云，不可合猪肝食。

84. 鳀鱼合鹿肉生食，令人筋甲缩。

85. 青鱼鲊不可合生胡荽，及生葵，并麦酱食之。

86. 鳅鳝不可合白犬血食之。

87. 龟肉不可合酒果子食之。

88. 鳖目陷凹者，又厌下有王字形者，不可食之。

89. 其肉不得合鸡鸭子食之。

90. 龟鳖肉不可合苋菜食之。

91. 虾无须及腹下通黑，煮之反白者，不可食之。

92. 食脍饮奶酪，令人腹中生虫，为瘕。

93. 鲙食之在心胸间不化，吐复不出，速下除之，久成癥病，治之方。

橘皮（一两）　大黄（二两）（《肘后》《千金》用三钱）　朴硝（二两）

上三味，以水一大升，煮至小升，顿服即消。

94. 食鲙多不消，结为癥病，治之方。

马鞭草

上一味，捣汁饮之，或以姜叶汁，饮之一升，亦消；又可服吐药吐之。

95. 食鱼后中毒，两种烦乱，治之方。

橘皮

浓煎汁服之，即解。

96. 食鯸鮧鱼中毒方。

芦根

煮汁服之，即解。

97. 蟹目相向，足斑目赤者，不可食之。

98. 食蟹中毒，治之方。

紫苏

煮汁，饮之三升。紫苏子捣汁，饮之亦良。

又方

冬瓜汁饮二升半，食冬瓜亦可。

99. 凡蟹未遇霜多毒，其熟者，乃可食之。

100. 蜘蛛落食中，有毒，勿食之。

101. 凡蜂蝇虫蚁等，多集食上，食之致瘘。

# 果实菜谷禁忌并治第二十五

1. 果子生食，生疮。

2. 果子落地经宿，虫蚁食之者，人大忌食之。

3. 生米停留多日，有损处，食之伤人。

4. 桃子多食令人热，仍不得入水浴，令人病淋沥寒热病。

5. 杏酪不熟，伤人。

6. 梅多食，坏人齿。

7. 李不可多食，令人胪胀。

8. 林檎不可多食，令人百脉弱。

9. 橘柚多食，令人口爽，不知五味。

10. 梨不可多食，令人寒中，金疮产妇亦不宜食。

11. 樱桃杏多食，伤筋骨。

12. 安石榴不可多食，损人肺。

13. 胡桃不可多食，令人动痰饮。

14. 生枣多食，令人热渴，气胀，寒热。羸瘦者弥不可食，伤人。

15. 食诸果中毒治之方

猪骨（烧灰）

上一味，末之，水服方寸匕，亦治马肝漏脯等毒。

16. 木耳赤色及仰生者，勿食。菌仰卷及赤色者，不可食。

17. 食诸菌中毒，闷乱欲死，治之方

人粪汁，饮一升。土浆，饮一二升。大豆浓煮汁，饮之。服诸吐利药，并解。

18. 食枫柱菌而哭不止，治之以前方。

19. 误食野芋，烦毒欲死，治之以前方。其野芋根，山东人名魁芋，人种芋，三年不收，亦成野芋，并杀人。

20. 蜀椒闭口者有毒，误食之，戟人咽喉，气病欲绝，或吐下白沫，身体痹冷，急治之方。

肉桂煎汁饮之，多饮冷水一二升，或食蒜，或饮地浆，或浓煮豉汁饮之，并解。

21. 正月勿食生葱，令人面生游风。

22. 二月勿食蓼，伤人肾。

23. 三月勿食小蒜，伤人志性。

24. 四月八月勿食胡荽，伤人神。

25. 五月勿食韭，令人乏气力。

26. 五月五日勿食生菜，发百病。

27. 六月七月勿食茱萸，伤神气。

28. 八月九月勿食姜，伤人神。

29. 十月勿食椒，损人心，伤心脉。

30. 十一月十二月勿食薤，令人多涕唾。

31. 四季勿食生葵，令人饮食不化，发百病，非但食中，药中皆不可用，深宜慎之。

32. 时病差未健，食生菜，手足必肿。

33. 夜食生菜，不利人。

34. 十月勿食被霜生菜，令人面无光，目涩，心痛，腰疼，或发心疟。疟发时，手足十指爪皆青，困委。

35. 葱韭初生芽者，食之伤人心气。

36. 饮白酒，食生韭，令人病增。

37. 生葱不可共蜜食之，杀人。独颗蒜，弥忌。

38. 枣合生葱食之，令人病。

39. 生葱和雄鸡、雉、白犬肉食之，令人七窍经年流血。

40. 食糖蜜后，四日内食生葱蒜，令人心痛。

41. 夜食诸姜蒜葱等，伤人心。

42. 芜菁根多食之令人气胀。

43. 薤不可共牛肉作羹，食之成瘕病，韭亦然。

44. 莼多食，动痔疾。

45. 野苣不可同蜜食之，作内痔。

46. 白苣不可共酪同食，作䘌虫。

47. 黄瓜食之，发热病。

48. 葵心不可食，伤人。叶尤冷，黄背赤茎者，勿食之。

49. 胡荽久食之，令人多忘。

50. 病人不可食胡荽及黄花菜。

51. 芋不可多食，动病。

52. 妊妇食姜，令子余指。

53. 蓼多食，发心痛。

54. 蓼和生鱼食之，令人夺气，阴咳疼痛。

55. 芥菜不可共兔肉食之，成恶邪病。

56. 小蒜多食，伤人心力。

57. 食躁或躁方

豉浓煮汁饮之。

58. 钩吻与芹菜相似，误食之杀人，解之方。《肘后》云：与茱萸、食芹相似。

荠苨（八两）

上一味，水六升，煮取二升，分温二服。钩吻生地，旁无他草，其茎有毛，以此别之。

59. 菜中有水莨菪，叶圆而光，有毒，误食之，令人狂乱，状如中风，或吐血，治之方。

甘草煮汁，服之即解。

60. 春秋二时，龙带精入芹菜中，人偶食之为病，发时手青腹满，痛不可忍，名蛟龙病，治之方。

硬糖（二三升）

上一味，日两度服之，吐出如蜥蜴三五枚，差。

61. 食苦瓠中毒，治之方。

黎穰煮汁，数服之解。

62. 扁豆，寒热者，不可食之。

63. 久食小豆，令人枯燥。

64. 食大豆等，忌啖猪肉。

65. 大麦久食，令人作癣。

66. 白黍米不可同饴蜜食，亦不可合葵食之。

67. 荞麦面多食之，令人发落。

68. 盐多食，伤人肺。

69. 食冷物，冰人齿。食热物，勿饮冷水。

70. 饮酒食生苍耳，令人心痛。

71. 夏月大醉汗流，不得冷水洗着身及使扇，即成病。

72. 饮酒大忌灸腹背，令人肠结。

73. 醉后勿饱食，发寒热。

74. 饮酒食猪肉，卧秫稻穰中，则发黄。

75. 食饴，多饮酒，大忌。

76. 凡水及酒，照见人影动者，不可饮之。

77. 醋合酪食之，令人血瘕。

78. 食白米粥，勿食生苍耳，成走疰。

79. 食甜粥已，食盐即吐。

80. 犀角箸搅饮食，沫出及浇地坟起者，食之杀人。

81. 饮食中毒，烦满，治之方。

苦参（三两）　苦酒（一升半）

上二味，煮三沸，三上三下，服之，吐食出，即差，或以水煮亦得。

又方

犀角汤亦佳。

82. 贪食，食多不消，心腹坚满痛，治之方。

盐（一升）　水（三升）

上二味，煮令盐消，分三服，当吐出食，便差。

83. 矾石生入腹，破人心肝，亦禁水。

84. 商陆以水服，杀人。

85. 葶苈子，敷头疮，药成入脑，杀人。

86. 水银入人耳，及六畜等，皆死。以金银着耳边，水银则吐。

87. 苦楝无子者，杀人。

88. 凡诸毒，多是假毒以投，元知时，宜煮甘草荠苨汁饮之，通除诸毒药。

# 参考文献

［1］南京中医学院金匮教研组．金匮要略译释［M］．南京：江苏人民出版社，1959.

［2］中华人民共和国卫生部中医研究院．金匮要略语译［M］．北京：人民卫生出版社，1963.

［3］张仲景撰，何任等整理．金匮要略（中医临床必读丛书）［M］．北京：人民卫生出版社，2005.

［4］王叔和撰，贾君等整理．脉经（中医临床必读丛书）［M］．北京：人民卫生出版社，2007.

［5］尤怡．金匮要略心典（中医经典文库）［M］．第2版．北京：中国中医药出版社，2009.

［6］陈纪藩．金匮要略（中医药学高级丛书）［M］．第2版．北京：人民卫生出版社，2011.

［7］熊曼琪．伤寒论（中医药学高级丛书）［M］．第2版．北京：人民卫生出版社，2011.

［8］王洪图．内经（中医药学高级丛书）［M］．第2版．北京：人民卫生出版社，2011.

［9］张树生．神农本草经理论与实践（全国高等中医药院校研究生规划教材）［M］．北京：人民卫生出版社，2009.